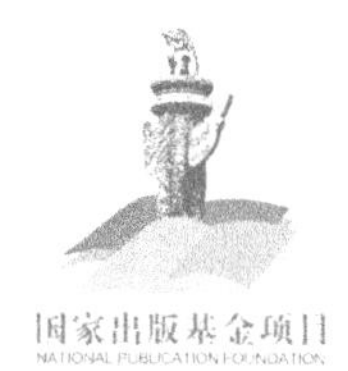

"十三五"国家重点图书出版规划项目

工程科技发展战略研究丛书

健康老龄化发展战略研究

闻玉梅 等　著

上海科学技术出版社

图书在版编目(CIP)数据

健康老龄化发展战略研究 / 闻玉梅等著.—上海：
上海科学技术出版社，2017.12
（工程科技发展战略研究丛书）
ISBN 978 - 7 - 5478 - 3825 - 9

Ⅰ.①健… Ⅱ.①闻… Ⅲ.①老年人—医疗保健事业
—研究—中国　Ⅳ.①R199.2

中国版本图书馆 CIP 数据核字(2017)第 288379 号

健康老龄化发展战略研究
闻玉梅 等　著

技术编辑　张志建　陈美生
封面设计　赵　军
责任校对　翟　红

上海世纪出版(集团)有限公司
上海 科 学 技 术 出 版 社　出版、发行
(上海钦州南路 71 号　邮政编码 200235　www.sstp.cn)

字数 285 千字
2017 年 12 月第 1 版　2017 年 12 月第 1 次印刷
ISBN 978 - 7 - 5478 - 3825 - 9/R · 1512

内 容 提 要

    本书根据建设中国特色社会主义新时代的指导思想，以战略思维为主体，适当融入一些实例，阐述了当今老龄化的现状与趋势，以及老龄化带来的健康与医疗的重大需求。"健康老龄化"的宗旨是最大限度地提高老年人健康，减轻国家与人民的负担，建设和谐与稳定的社会，造福全体人民。全书对实施健康老龄化提出可行性的战略目标，并对健康老龄化的内涵、机遇、策略等加以论述。重点提及在发展战略中应将"医老"与"养老"共同列为解决我国老龄化的重要策略，建立并发展具有我国特色的新型老年医学综合管理服务体系与老年医学学术体系。本书为我国健康老龄化指明了具有战略性、指导性和可行性的方向。

    本书的读者对象为政策制定及管理人员，临床医学、基础医学、保健、老龄及社区工作者，以及医学院本科学生、研究生等。

"工程科技发展战略研究丛书"
学术顾问

"工程科技发展战略研究丛书"编委会

本书主要编写人员

复旦大学上海医学院

闻玉梅　赵　超　傅　华　袁正宏　王　宾　彭伟霞

复旦大学附属华东医院/上海市老年医学临床重点实验室

俞卓伟　保志军　孙建琴　阮清伟　马永兴　陈　洁　王姣锋　张　艳
谢　华　黄一沁　胡晓娜　陈艳秋　洪　维　徐丹凤　程　云　白姣姣

复旦大学附属华山医院/国家老年疾病临床医学研究中心(华山)
名字带下划线：华山医院静安分院

徐文东　陈　靖　董　强　吴　毅　罗心平　李益明　董竞成　吴学勇
赵重波　贾　杰　闻　杰　邬剑军　鹿　斌　王　骏　杜茂信　高　稳
何志杰　杨　青　邱彦群　熊　茜　王海鹏　刘　威

上海交通大学医学院附属瑞金医院

宁　光　毕宇芳　王天歌

复旦大学附属眼耳鼻喉科医院/复旦大学上海医学院眼科学与视觉科学系

孙兴怀

药物制剂国家工程研究中心

王　健　侯惠民

壹听健康听觉医学中心

段吉茸

复旦大学护理学院
胡　雁　谢博钦　王君俏　梁　燕

上海市人民政府参事
彭　靖

上海市医学科学技术情报研究所/上海市卫生发展研究中心
丁汉升　王常颖　杜丽侠　谢春艳　陈　多　杨　燕

复旦大学公共卫生学院生物统计教研室
赵耐青

上海嘉善网络科技有限公司
蔡建靖

浙江大学传染病诊治国家重点实验室/感染性疾病诊治协同创新中心/
浙江数字医疗卫生技术研究院
李兰娟　王占坤　郑　杰　吴　炜

上海市静安区卫生和计划委员会
丁晓沧

江苏省人民医院
王　虹　占伊扬　杨志建　丁国宪　吴剑卿

上海市中国工程院院士咨询与学术活动中心
何　军　顾锡新　李　静

丛书序

　　习近平总书记在 2014 年两院院士大会上强调指出：中国科学院、中国工程院是国家科学技术思想库。两院要组织广大院士，围绕事关经济社会及科技发展的全局性问题，开展战略咨询研究，以科学咨询支撑科学决策，以科学决策引领科学发展。

　　当前，世界范围内的新一轮科技革命和产业变革加速演进，信息技术、生物技术、新材料技术、新能源技术广泛渗透，带动以绿色、智能、泛在为特征的群体性技术突破。重大颠覆性创新不断涌现。世界各大国都在积极强化创新部署，创新战略竞争在综合国力竞争中的地位日益重要。科学发展需要科学决策，科学决策需要科学咨询。面对复杂多变的国际环境和国内发展形势，破解改革发展稳定难题、应对国内外复杂问题的艰巨性前所未有，迫切需要健全中国特色决策支撑体系，大力加强中国特色新型智库建设。

　　中国工程院是国家工程科技界最高荣誉性、咨询性学术机构，是国家的工程科技思想库。围绕国家经济社会发展中的重大工程科技问题开展战略研究，支撑重大问题的科学决策，这是国家赋予中国工程院的重要任务，党中央、国务院寄予很大期望。

　　中国工程院在 20 多年的咨询工作中，积累和形成了六条宝贵经验：一是服务国家重大战略需求，是中国工程院组织开展战略咨询的根本出发点；二是振兴中华的强烈社会责任感和历史使命感，是激励广大院士以战略咨询服务国家发展的不竭动力；三是基于科学的调查研究提出客观独立的咨询意见，是中国工程院开展战略咨询的重要特色；四是战略研究与咨询服务各方面工作综合协调、统筹兼顾，是战略咨询取得成效的重要基础；五是发挥战略科学家的核心作用、组织多种形式的咨询团队，是战略咨询取得成效的关键因素；六是注重调查研究、强调科学求真、倡导学术民主，是战略咨询取得成效的重要保障。这些经验对于我们在新形势下进一步加强中国特色新型智库建设具有重要的借鉴意义。

上海作为改革开放的排头兵、创新发展的先行者，在全面实施长江经济带发展战略，大力建设国际经济、金融、贸易和航运中心的过程中重任在肩。加强与上海乃至长三角地区的科技合作，也是中国工程院思想库建设的重要组成部分。早在 2001 年，中国工程院就率先与上海市人民政府成立合作委员会，组建了上海市中国工程院院士咨询与学术活动中心（简称"上海院士中心"）。上海院士中心充分发挥院士专家智囊团作用，深耕工程科技领域决策咨询，一系列咨询研究成果广获各方赞誉，影响力逐步辐射国内外。2012 年，为进一步深化院市合作，为上海、区域乃至国家经济社会发展提供前瞻性、战略性、全局性的咨询意见和决策依据，双方又成立了中国工程科技发展战略研究中心（上海）（简称"上海战略中心"）。数年来，上海战略中心不辱使命，开展了一系列战略咨询，形成了一系列汇聚着院士专家智慧的研究成果。

近日，上海战略中心策划将近年来的咨询成果集结为"工程科技发展战略研究丛书"出版。丛书立足上海，面向全国，紧密围绕我国工程科技发展的关键领域和上海建设具有全球影响力的科技创新中心的战略布局，围绕若干工程科技领域发展的咨询研究成果，为上海科创中心建设和国家工程科技发展提供了前瞻性、战略性和全局性的智库支撑。

丛书各辑由长期活跃在相关领域第一线的院士专家主导研究，在翔实的研究成果基础上凝练出切实可行的发展战略建议。丛书汇聚了上百名院士专家的集体智慧，具有较强的原创性、权威性、实用性和前瞻性，可为从事相关研究领域的工程科技人员提供研究参考，亦可为工程科技战略规划提供决策咨询。

最后，衷心感谢为丛书的出版付出辛勤努力的各位院士专家。

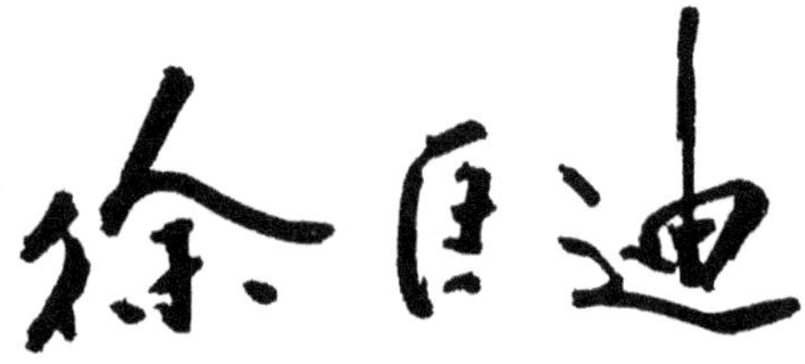

2016 年 5 月 17 日

丛书前言

为充分发挥院士的智囊作用，促进地方经济发展和工程科学技术水平的提高，中国工程院与上海市人民政府充分依托和发挥上海特殊的地域、经济，以及院士多、专业覆盖面宽的优势，于 2001 年 7 月成立合作委员会，并在合作委员会的领导下创建了上海市中国工程院院士咨询与学术活动中心。2012 年 12 月，为进一步深化院市双方战略咨询合作、推动区域工程科技思想库建设，双方成立了全国首个工程科技领域的地方咨询机构——中国工程科技发展战略研究中心（上海），旨在充分发挥区域工程科技智库功能，积极组织院士专家围绕事关科技创新发展全局的长远问题，为上海、长三角乃至国家相关部门科技决策提供准确、前瞻、及时的建议。中国工程科技发展战略研究中心（上海）的建立，对于发展现代科技服务业具有重要的探索和示范作用，对于支撑国家工程科技思想库建设也有重大意义。

中国工程科技发展战略研究中心（上海）自成立以来已先后组织院士专家承担了近 20 项"中国工程院重点咨询研究项目"及"上海市软科学研究计划项目"，内容涵盖燃气轮机、海洋工程装备、医疗器械、大数据、集成电路、能源互联网、航空航天、智能制造、老龄化、生活垃圾处理以及上海具有全球影响力的科技创新中心建设等众多领域。每个项目均由中国工程院院士领衔，合作单位不仅有上海交通大学、复旦大学、同济大学、华东理工大学、上海大学、中国航天科技集团公司第八研究院（上海航天技术研究院）、上海社会科学院等高校和研究机构，还有中国商用飞机有限责任公司、中航商用航空发动机有限责任公司、中信泰富特钢集团等大型企业，以及上海市船舶与海洋工程学会等行业协会。在项目实施过程中，院士专家多次带队赴全国各地开展实地调研，深入了解当地相关领域产业发展情况，并召开系列研讨会和咨询会，集思广益、畅所欲言。所形成的咨询报告凝聚了上百位院士和专家的智慧与心血，在科学决策中发挥了重要作用。其中《燃气轮机发展战略研究》和《健康老龄化发展战略研究》等咨询成果在第一时间送交国务院、国家发展和改革委员会、工业和信息化部、科学技术部、国家能源局、国家卫生和计划生育委员会、中国工程院、上海市人民政府等国家和地方有关部门，为国家重大战略布局的科学决策提供了参考。

鉴于这些咨询报告资料丰富、理论体系完整、观点鲜明，具有较高的学术水平和应用参考价值，中国工程科技发展战略研究中心（上海）决定将这些咨询研究成果进行系统总结，以"工程科技发展战略研究丛书"的形式出版，以反映我国工程科技若干重点领域的科技发展战略成果。

当前，上海建设具有全球影响力的科技创新中心已经列入国家"十三五"规划纲要，是一项国家战略，建设的目标任务已十分明确，各项工作已经到了全面深化、全面落实的关键阶段，事关国家发展全局，任务艰巨繁重，必须解放思想、破解难题、改革攻坚。希望这套丛书的编辑出版，能为上海具有全球影响力的科技创新中心建设中的重大科技项目和重大创新工程布局等提供咨询建议，又能为建立与上海具有全球影响力的科技创新中心相适应的重大创新战略和重大科技政策等体制机制改革提供依据，也能为专家学者的研究工作和有关部门的战略决策提供参考。

最后感谢为丛书出版付出辛劳的各位院士专家！

2016 年 3 月

前　言

中共中央总书记、国家主席、中共中央军委主席习近平曾对老龄工作作出了重要指示强调，有效应对我国人口老龄化，事关国家发展全局，事关亿万百姓福祉。要立足当前、着眼长远，加强顶层设计，完善生育、就业、养老等重大政策和制度，做到及时应对、科学应对、综合应对。习近平同志在十九大报告中再次明确指出："积极应对人口老龄化，构建养老、孝老、敬老政策体系和社会环境，推进医养结合，加快老龄事业和产业发展。"

自 1999 年起我国已进入老龄化。中国人口基数决定了老龄人口规模十分巨大。据预测，到 2050 年，全世界老年人口将达到 20.2 亿，其中中国老年人口将达到 4.8 亿，几乎占全球老年人口的四分之一。我国人口老龄化与其他国家相比，有以下主要特点：第一，增长速度快；第二，在社会经济不太发达状态下进入人口老龄化，"未富先老"，经济实力不强增加了解决老龄化问题的难度；第三，老年群体的疾病具有慢性病多、病程长和难以治愈等特点，因此占用了较多的医疗资源。我国已经确诊的慢性病患者超过 2.6 亿人，其中以老年人为主，慢性病导致的死亡占总死亡人数的 85%，导致的疾病负担占总疾病负担的 70%。

因此，"健康老龄化"是老龄化社会和谐与稳定发展的重要基石。全面、科学地认识并实施健康老龄化是国家可持续性发展、促进人民生活美好幸福的必要途径。没有健康，老龄化社会将是拖累国家发展的沉重负担，是老年群体享受生活乐趣的最大障碍，也是广大家庭经济困难的主要根源。

在中国工程院及中国工程科技发展战略研究中心（上海）的联合支持下，本书课题组自 2013 年开始，经过对已有资料及数据分析、问卷调查、个别访谈、实地考察以及与相关职能部门及医疗预防机构座谈讨论，在原有医学科技与临床医学专家的基础上扩大邀请了卫生政策、卫生管理、公共卫生、医疗体制改革、保险业、信息业、药学、企业等领域的 15 位院士及专家加盟，从而大大提升了课题从战略角度分析的咨询质量，在此基础上完成了战略报告，后经中国工程院学术委员会讨论通过后，上报国家有关部门。该报告总结归纳后，发现我国对"养老"做了较多的分析，并制定与实施了相应的对策；但是对在老龄化社会"医老"的积极作用及重要性尚未引起足够的重视。因此我们凝练出以强化"医老"为核心，以领导管理体制改革为龙头，提出了发展老年医学系统工程的途径及对社会与经济发展贡献的战略纲要。并阐述了在老龄化社会中，"医老"与"养老"是有区别、有分工但又密切联系、不可或缺的"两只手"。

本书建议的核心是：在健康老龄化发展战略中应将"医老"与"养老"并列为解决我国老龄化的重要策略；"医老"的定义是为实现健康老龄化而建立的综合、主动、科学的医学系统工程，高效服务老龄群体。不同国家由于社会经济发展阶段和文化背景不同，"医老"有其不同的内涵。在我国，"医老"是指根据我国实际情况，建立并发展具有我国特色的新型老年医学管理服务体系与老年医学学术体系，达到以较少的经济投入，获得较大的社会效益，为国家解忧，为人民谋福。

近年来，我国已在"医老"方面做出了重大部署与举措，包括加强老年医学的教育、人才培养与建立国家临床医学研究中心等。为了进一步全面认识与推广"医老"的理念，以下提出几个误区：

（1）认为"医老"已融合在"养老"之中。其错误在于没有认识"医老"是根据我国的老龄化社会特点及需求而构建，有独立特色的一项系统工程，不能简单化为养老事业的附加品。如果仅在养老机构中设立简易门诊或雇用有一定技术的护理人员，那么随着老龄社会的加速，只会不断增加政府及社会的负担，难以从根源上解决问题。

（2）认为"医老"就是为老年患者看病及健康服务。我国老龄化的特点是"未富先老"。随着老龄群体数字增加，医疗技术的更新，医疗费用将不断大量飙升，如果没有一项通过"医老"，主动计划，建立完整的老年疾病谱分析、预防、早诊、早治、防止并发症及康复、护理体系，仅是被动地应付，将会陷入越来越被动的处境。

（3）认为在部分医院内已设立了老年医学科，已涵盖并满足了老年群体的医疗需求。应该强调的是，目前设有老年医学科的医院为数甚少，上海市 43 家三级甲等医院中仅有 17 家设有老年医学学科，且主要业务为干部保健。老年群体的疾病有自身特点，表现为数种疾病同时存在，而且容易发生并发症。因此需要一套完整的医学体系作为保障，如老年医学应包括老年生理学、老年病理学、老年药理学、老年免疫学、老年预防医学等相关内容，不是几所医院的老年医学学科所能涵盖。

（4）"医老"存在的主要问题是低端护理员不够。这一"近视眼"型的认识完全忽视了"医老"的完整含义，在需要护理员的同时，更急需有志于老年医学科研、临床、预防的高端人才及研发现代化医学器械的人才。中国的老龄化将延续至 2050 年，面对这一问题要有前瞻性，发展要有科学性。只有有序地发展老年医学学科，建立好培养人才、留住人才的制度，优化现有的晋升等体制，才可真正解决人才缺失的问题。

（5）"医老"的经费缺口较大，需要依靠政府、社会及医疗保险逐步慢慢解决。这是一种消极等待的观点。殊不知，单纯等待只会积累与激化矛盾。通过"医老"结合医改，有计划地将预防置于首要地位，达到将重点前移，将医疗及健康服务转向基层以达到重心下移，将可缓解矛盾。同时，在吸引社会及企业资源时，要防止过多突出高端医疗的"锦上添花"。政府可考虑创新性地引导老年群体及其子女群主动消费，缓解"医老"的经费缺口太大之忧。在高度警惕一些动机不纯的商业活动欺骗、损害老年人及其家庭的利益的同时，要动员有资质、有信誉的企业与高校及研究所合作，提高老年医学的学术水平与转化，协同创新落实健康老龄化。

（6）解决了"养老"，"医老"自然迎刃而解。这种认识有"本末倒置"的错误。"养老"和"医老"虽然密不可分，但是健康老龄化是"养老"的前提。"医老"可被视为上游；"养老"可被视为"下游"。当老龄群体基本保持健康，"养老"的服务与保障所导致的人力与财力的负担才有可能逐步缓解。正确认识"养老"与"医老"的主次与先后，将为解决面对我国老龄化社会诸多问题奠定基础。

只有在克服上述误区后，"医老"才可能得到跨越式发展。

本书介绍了课题组调研的内容并做了有关分析，对有关政策等提出了建议；

不仅提供了建设"医老"的设想，也介绍了一些雏形模式。对于影响我国老龄群体的多种疾病也进行了干预与治疗的阐述。此外还包括了对老龄护理、康复人才的培养，老龄化企业的发展等提出了可供参考的意见。

在本书的编撰和统稿中，除得到各方相关专家的大力支持外，华东医院保志军教授及复旦大学上海医学院赵超副教授作出了极大的贡献，在此表示衷心的感谢。

由于本书编写者的多元化，全书难免有部分重复或疏漏，还望读者给予指正。

希望本书的出版，能为我国健康老龄化做些贡献，为国解忧，为民造福。

复旦大学上海医学院

中国工程院院士

闻玉梅

2017 年 11 月 25 日

目　录

第 1 章
人口老龄化现状及发展趋势

世界与中国人口老龄化是社会发展的趋势与潮流。中国人口老龄化对我国经济社会的全面协调可持续发展产生了深刻的影响，也对我国养老保障、医疗保障、养老服务及老年卫生服务提出了严峻挑战。本章介绍了世界与中国人口老龄化的现状与趋势，指明了对健康老龄化的前瞻性战略性研究的必要性。

1.1　世界人口老龄化概况

1）联合国世界人口资料分析

根据联合国世界人口年鉴：2013—2016 年世界人口老龄化各年的简况见表 1-1。表 1-1 显示 2016 年世界人口数较 2015 年世界人口同比增加了 0.82 亿（1.1％），2016 年人口增加数有下降趋势。2015 年中世界人口总数 73.36 亿，≥65 岁为 8％。从 1999 年（60 亿）到 2011 年（70 亿）12 年间，人口增加了 10 亿，同样与从 50 亿（1987 年）到 60 亿（1999 年）所花时间相同。尽管 20 世纪后半叶快速的增长速度已放缓，但世界人口增加仍处于快速度（2015 年世界人口数较 2013 年增加 1.99 亿），老年人期望寿命更长，≥80 岁老年人是增长最快的年龄。发达国家人口数 2016 年与 2015 年相同，均为 12.54 亿。欠发达国家人口数 2016 年较 2015 年增加 8 200 万人（1.4％）；最不发达国家 2016 年较 2015 年增加 2 400 万（2.6％）。最不发达国家增加人口数百分比高于世界和不发达国家人口数增加百分比。

表 1-1　2013—2016 年世界不同区域人口数、≥65 岁百分比及出生预期寿命

	年　份	世　界	发达国家	欠发达国家	不发达国家
人口总数（亿）	2013 年	71.37	12.46	58.91	8.86
	2014 年	72.38	12.49	59.89	9.16
	2015 年	73.36	12.54	60.82	9.38
	2016 年	74.18	12.54	61.64	9.62
≥65 岁（％）	2013 年	8％	17％	6％	3％
	2014 年	8％	17％	6％	4％
	2015 年	8％	17％	6％	4％
	2016 年	8％	18％	7％	4％
出生预期寿命（岁）	2013 年	70	78	68	61
	2014 年	71	79	69	61
	2015 年	71	79	69	62
	2016 年	71	79	69	62
男性预期寿命（岁）	2013 年	68	75	67	59
	2014 年	69	75	67	60
	2015 年	69	76	68	60
	2016 年	70	76	68	61
女性预期寿命（岁）	2013 年	73	82	71	62
	2014 年	73	82	71	62
	2015 年	73	82	72	63
	2016 年	74	82	72	64
2030 年中（亿）		85.05	12.95	72.10	13.02

2) 人口老龄化及可持续发展的现实

联合国(UN)经济和社会事业部(department of economic and social affairs)人口司(population division)2015 年发布的世界人口老龄化(world population ageing)及可持续发展的问题。

关于世界人口老龄化未来发展的某些重点问题：我们应该关注人口老龄化及可持续性发展的相关问题。

(1) 未来十年全球人口老龄化加速。≥60 岁世界人口的百分比从 1980 年的 8.5% 到 2015 年的 12.3%，预测到 2050 年将增至 21.5%。

(2) 全球预计的大部分人口增长发生在南半球。老年人口一直是并将继续保持女性占优势。

(3) 对于老年人，他们期望各方面的经济支持：劳动收入、财富、其家庭及公共计划对老年人的关注。因老年人生活不能自理，家中其他成员应从经济方面给予支持。

(4) 保健系统必须改变，以适应老龄化人口持续变动的需求。由于人口的年龄增长，非传染性疾病增加，会增加对保健及新的预防与治疗的措施的需要。

(5) 不少国家已使失能的发病率及严重性有所减少，进而使人们存活达到更高的年龄，老年人总数增长可导致非传染及非遗传性失能的增加。

表 1-2 所示为从 1980 年到 2015 年、2030 年、2050 年各年龄组的总人口与女性及男性人口增长概况，显示随着年份的变动，人口总数大幅度增长。

表 1-2　各年龄组(岁)全球人口数(下表以千为单位)

年龄	合　计				女　性				男　性			
	1980	2015	2030	2050	1980	2015	2030	2050	1980	2015	2030	2050
总计	4 439 632	7 349 472	8 500 766	9 725 148	2 210 586	3 642 266	4 216 506	4 831 701	2 229 046	3 707 206	4 284 250	4 893 447
0~14	1 571 989	1 915 808	2 009 791	2 072 893	768 662	925 434	974 351	1 009 705	803 327	990 374	1 035 440	1 063 188
15~59	2 490 999	4 532 757	5 088 569	5 560 289	1 229 858	2 231 348	2 493 656	2 713 086	1 261 141	2 301 409	2 594 913	2 847 203
60~64	117 509	292 727	407 564	532 941	61 764	149 978	207 479	268 663	55 745	142 749	200 085	264 278
65~69	102 032	215 047	339 529	450 288	55 924	112 428	176 005	231 776	46 108	102 619	163 524	218 512
70~74	74 740	153 207	260 426	367 208	42 849	82 024	138 577	192 702	31 892	71 183	121 849	174 506
75~79	46 702	114 652	193 066	307 088	28 002	64 057	106 168	164 480	18 701	50 595	86 899	142 608
80~84	—	71 450	113 476	223 491	—	41 969	65 056	123 814	—	29 480	48 420	99 677
85~89	—	37 062	56 222	130 743	—	23 347	33 919	76 080	—	13 715	22 303	5 466
90~94	—	13 389	24 042	57 779	—	9 181	15 568	35 982	—	4 207	8 474	21 797
95~99	—	2 922	6 836	18 753	—	2 144	4 792	12 694	—	778	2 045	6 058
≥100	—	451	1 245	3 676	—	355	936	2 720	—	96	309	956

表 1-3 所示为 3 个年龄组老年人占总人口的百分比，从 1980 年到 2015 年、2030 年及 2050 年的变动，清楚地显示老年人百分比的显著增长，如在总计中 1980 年≥60 岁、≤79 岁，从 1980 年 5.8% 增加到 2050 年的 16.0%，≥80 岁从 1980 年 0.8% 增加至 2050 年的 4.5%。高龄老人显著增加，表明了老年人及高龄老年人的快速增长趋势。

表 1-3　老年人各年龄组百分比及预期百分比(%)

	年　龄	1980	2015	2030	2050
	60～64	8.5	12.3	16.5	21.5
合　计	65～89	5.8	8.3	11.7	16.0
	≥80	0.8	1.7	2.4	4.5
	60～64	9.6	13.3	17.8	23.0
女　性	65～89	6.8	9.2	12.8	17.4
	≥80	1.1	2.1	2.9	5.2
	60～64	7.4	11.2	15.3	20.1
男　性	65～89	4.9	7.4	10.6	14.7
	≥80	0.5	1.3	1.9	3.7

表 1-4 所示为各年龄组预期寿命，≥65 岁年龄组 1980—1985 年预期寿命为 14.1 岁，到 2045—2050 年为 19.3 岁。≥80 岁年龄组 1980—1985 年预期寿命为 6.5 岁，到 2045—2050 年为 9.6 岁，从而表明失能及需要特殊照顾人群将显著增长，这也是必须面对的现实。

表 1-4　预期寿命(岁)

年龄	合　计				女　性				男　性			
	1980—1985	2010—2015	2030—2035	2045—2050	1980—1985	2010—2015	2030—2035	2045—2050	1980—1985	2010—2015	2030—2035	2045—2050
0	62.0	70.5	74.6	74.1	0	64.3	72.7	76.8	59.7	68.3	72.4	75.1
60	17.4	20.2	22.0	23.2	60	18.8	21.5	23.3	15.8	18.7	20.6	21.9
65	14.1	16.5	18.2	19.3	65	15.3	17.7	19.3	12.6	15.2	16.9	18.1
80	6.5	8.0	9.0	9.5	80	7.0	8.5	9.6	5.7	7.3	8.2	8.9

每个老年人的赡养比，即赡养系数(support ratio)从 1980 年到 2050 年，由 10.1% 降至 3.9%。老年人及高龄老人显著增加，但赡养系数却显著下降，这也是必须面对的严峻现实。

1.2　中国人口老龄化现状

根据中华人民共和国国家统计局资料：我国人口老龄化有数量大、增长快、高龄化等特点。我国近年人口概况见表 1-5。

(1) 2017 年 2 月 28 日国家统计局公布 2016 年末全国内地总人口 138 271 万人，比上年末增加 809 万人，其中：城镇常住人口 79 298 万人，占总人口比重(常住人口城镇化率)为

57.35％，比上年末提高 1.25 个百分点。其中，男性 7.081 5 亿，占 51.2％，女性 6.745 6 亿，占 48.8％。其中，0～15 岁（含不满 16 周岁）2.443 8 亿，占 17.7％，16～59 岁（含不满 60 周岁）9.074 7 亿，占 65.6％，60 周岁及以上 2.308 6 亿，占 16.7％，其中，65 周岁及以上 1.500 3 亿，占 10.8％。提示中国老龄人口正快速增长期。

（2）2016 年 2 月 29 日公布，2015 年末全国内地总人口 13.746 2 亿，比上年末增加 680 万人，其中：城镇 7.711 6 亿，占 56.10％，乡村 6.034 6 亿，占 43.90％，其中，男性 7.041 4 亿，占 51.2％，女性 6.704 8 亿，占 48.8％。其中，0～15 岁（含不满 16 周岁）2.416 6 亿，占 17.6％，16～59 岁（含不满 60 周岁）9.109 6 亿，占 66.3％，60 周岁及以上 2.220 0 亿，占 16.1％，其中，65 周岁及以上 1.438 6 亿，占 10.5％。

（3）2015 年 2 月 26 日公布，自 2014 年末中国内地总人口为 13.678 2 亿，其中城镇常住人口为 7.491 6 亿，占总人口比重为 54.77％。乡村常住人口为 6.186 6 亿，占总人口比重为 45.23％。其中，男性 7.007 9 亿，占总人口比重 51.2％，女性为 6.670 3 亿，占总人口比重为 44.8％。60 周岁及以上 2.124 2 亿，占总人口比重 15.5％，65 周岁及以上 1.375 5 亿，占总人口比重 10.1％。2014 年 65 周岁及以上 1.375 5 亿，2011 年 65 周岁及以上 1.228 8 亿，增加 0.146 7 亿，为 14.67％。

（4）2014 年 2 月 24 日公报显示，2013 年末全国内地总人口为 13.607 2 亿，比上年末增加 668 万人，其中城镇常住人口为 7.311 1 亿，占总人口比重为 53.73％，比上年末提高 1.16 个百分点。全年出生人口 1 640 万人，出生率为 12.08‰；死亡人口 972 万人，死亡率为 7.16‰；自然增长率为 4.92‰。全国人户分离的人口为 2.89 亿人，其中流动人口为 2.45 亿人。60 周岁及以上 2.024 3 亿，达 14.9％，65 周岁及以上 1.316 1 亿，达 9.7％。

表 1－5　2013—2016 年国家统计局中国老龄化简况（亿）

年份	总人口	≥60 岁人数	占比（％）	≥65 岁人数	占比（％）
2013	13.607 2	2.024 3	14.9	1.316 1	9.7
2014	13.678 2	2.124 2	15.5	1.375 5	10.1
2015	13.746 2	2.220 0	16.1	1.348 6	10.5
2016	13.827 1	2.308 6	16.7	1.500 3	10.8

根据联合国人口年鉴公报，中国内地及港、澳、台与日本、澳大利亚 2013—2016 年人口老龄化概况，见表 1－6，显示中国人口 65 周岁及以上的百分率 2014—2016 年均为 10％，略高于 2013 年的 9％。

表 1－6　中国与日本、澳大利亚人口老龄化概况（2013—2016 年）

	年　份	中国内地	中国香港	中国澳门	中国台湾	日　本	澳大利亚
人口总数（万）	2013	135 740	720	60	2 340	12 730	2 310
	2014	136 410	720	60	2 340	12 710	2 350
	2015	137 190	730	70	2 350	12 690	2 390
	2016	137 800	740	70	2 350		

（续表）

	年　份	中国内地	中国香港	中国澳门	中国台湾	日　本	澳大利亚
≥65%占比	2013	9%	14%	8%	11%	25%	14%
	2014	10%	15%	8%	12%	26%	14%
	2015	10%	15%	8%	12%	26%	15%
	2016	10%	16%	9%	13%		

表 1-7 显示中国人口出生预期寿命近年来有显著增长：2000—2004 年间，出生预期寿命为 71 岁，2005—2006 年出生预期寿命为 72 岁，2007—2009 年出生预期寿命为 73 岁，2010—2011 年出生预期寿命为 74 岁，2012—2015 年出生预期寿命为 75 岁。2016 年出生预期寿命男性为 76 岁，女性为 78 岁。中国人口出生预期寿命在 16 年中增加 6 岁，而同期世界人口预期寿命仅增长 4 岁，发达国家人口预期寿命仅增长 3 岁。

表 1-7　中国与日本、澳大利亚人口出生预期寿命概况（2013—2016 年）

	年　份	中国内地	中国香港	中国澳门	中国台湾	日　本	澳大利亚
合　计（万）	2013	750 000	83	82	79	83	82
	2014	750 000	84	82	80	83	82
	2015	750 000	84	83	80	83	82
男　性	2013	730 000	81	79	76	79	80
	2014	740 000	81	79	76	80	80
	2015	740 000	81	80	77	80	80
	2016	750 000	81	80	77		
女　性	2013	770 000	86	86	83	86	84
	2014	770 000	87	86	83	86	84
	2015	780 000	87	86	83	87	84
	2016	780 000	87	86	83		

注：数据来源于联合国人口年鉴［United Nations Population Reference Bureau (PRB)：2010-2016 World Population Data Sheet］。

老年人赡养的现实情况严峻。2015 年 7.3 名 20～64 岁者赡养 1 名 ≥65 岁者，2030 年 3.6 名 20～64 岁者赡养 1 名 ≥65 岁者，较 2015 年减少一半。我国人口老龄化仍处于发展趋势之中，表 1-8 所示为开展积极老龄化工作的重要性与必要性。

表 1-8 显示我国人口老龄化仍处于发展趋势之中，预计 2050 年老年人口系数将高达 17.63 及 21.33，体现了开展积极老龄化工作的重要性与必要性。

表 1-8　我国人口老龄化的发展趋势

年　份	1982	1985	1990	1995	2000	2010	2025	2050
全国总人（万）	100 379	104 900	114 333	119 700	127 000	133 972	149 800	154 700
≥60 岁老年人（万）	7 665	8 600	9 821	11 600	12 900	17 764	26 400	33 100
老年人口系数（%）	7.64	8.20	8.59	9.69	10.18	13.26	17.63	21.33

（俞卓伟，保志军，阮清伟，马永兴，陈洁，王姣锋）

1.3　国外健康老龄化状况

国外对老年群体的医疗与保障可分为医疗保险体系(养老)与老年医学体系(医老)两大方面。对于前者,各国根据其不同的经济水平及历史而有所不同。

1.3.1　国外医疗保险(养老)体系

国外医疗保险(养老)体系的主要内容为医疗保障经费的来源与缴纳方法。

鉴于发达国家建设时间较长,国家的医疗保险制度较为完善,且沿用多年,已成为长期的完整体系,但随执政的政府更换会有些微调。如美国的养老保险制度分为三个层次。第一层次是社会保障养老保险制度,其资金来源于社会保障税。社会保障税由全国强制性统筹,雇主和雇员各缴纳 50%。第二层次是雇主养老金计划,包括公共部门和私人部门。第三层次则是个人储蓄养老金计划,即在个人自愿、联邦政府提供税收优惠的情况下,设立养老金账户。

德国养老保险制度也类似,包括法定养老保险、企业补充养老保险和私人养老保险。法定养老保险的覆盖面较广,既包括一般的年老养老金,也包括职业康复、职业能力或就业能力丧失养老金及遗嘱养老金。原则上,所有雇员都是法定养老保险的义务参保人。法定养老保险资金主要来源于雇主和雇员缴费,此外,法定养老保险每年还获得国家补贴,约占当年养老保险总支出的五分之一。

英国的养老金包括基本养老金和附加养老金两部分。凡是超过法定退休年龄的公民都可得到基本养老金,而附加养老金只有平时按规定金额交纳社会保险金的公民退休后方可得到。附加养老金的多寡由公民交纳的社会保险金时间的长短决定。交纳保险金的时间越长,附加养老金就越多。

瑞士的养老保险也是由"三个支柱"构成,包括强制性的基本养老保险、补充性的职业养老保险和个人自愿的商业养老保险。

印度的宪法虽然规定全国城乡居民均享有免费医疗,其医疗保险金大部分由家庭支付,小部分由企业与政府补贴。但是由于强调了对弱势群体的保障,医疗服务的质量与效率存在一定问题。因而印度国内同时存在公私两套医疗体系。

日本的医疗卫生体系包括医疗系统和保健系统,医疗体系分公办与民营,后者约占医院的70%。根据日本的国民健康保健体制,国民去医院或诊所就诊,须先经保险组织审核合格后,才可就诊,之后 30% 由个人支付(老人支付 20%),其他 70%～80% 由国民健康保险基金支付。

根据各国医疗保险的具体情况,各国设立了一定数量及质量的养老机构,但在发展中国家均存在一定的供不应求的问题。

1.3.2　国外老年医学(医老)体系

因单纯养老并不能解决健康老龄化的诸多问题,发达国家较早已同时对发展及研究老年医学做了部署。

1974 年，美国国家卫生研究院（national institutes of health，NIH）已成立了老年医学研究所（aging institute），其主要研究方向为老龄化过程、老龄化相关的疾病、老龄化人群的特殊问题与需求、发展相关的新技术。重点为阿尔茨海默病（过去称为老年性痴呆），并已在美国各州建立了阿尔茨海默病中心。此外，在弗吉尼亚大学、南加州大学、匹兹堡大学均有独立的老年医学研究所。

2003 年德国分子生物技术研究所提出了研究老龄化的重要性，2005 年成立莱布尼茨老年研究中心，分别从事老年机制的研究与老年相关病的研究两大部分。2007 年马普研究所建立了老年生物学本质及长寿研究所（institute for biology of aging research on the nature of ageing and longevity），主要从事有关基础性研究。

英国牛津大学于 1998 年成立了人群老龄化研究机构（population aging），以研究全球老龄化（重点为非洲、拉丁美洲、东欧及日本）的进展为目标，动态地进行监测，并提出对策，提出整合老年认知与生物学衰老的重要性。牛津大学出版的杂志有 *age and ageing*。英国在 2011—2012 年对 10 000 名不同年龄对象做了健康检查及疾病分类（图 1-1），与我国的老年疾病谱有较大差别。

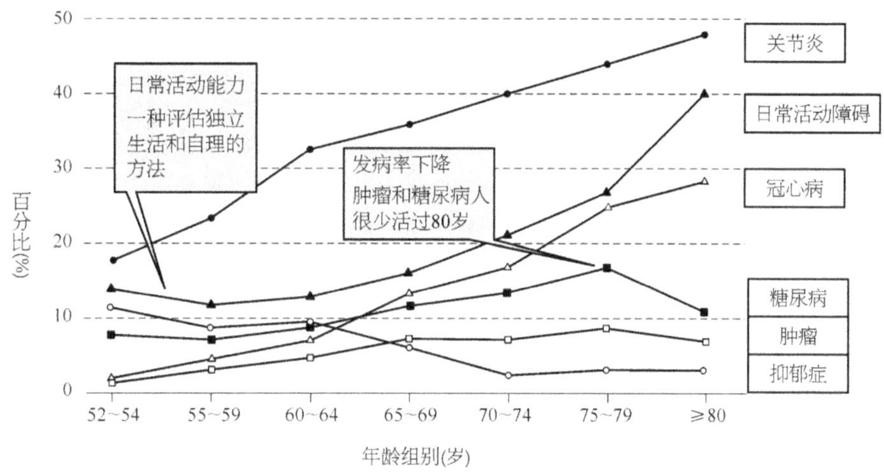

图 1-1　英国对 10 万人不同年龄组健康情况的调查（2011—2012 年）

加拿大在 2002 年成立老年医学研究所，涉及的领域为：健康与成功的老龄化，老龄化的生物学机理，老年认知障碍，老龄与自主功能的维持，对老年人的健康服务。

日本的老年研究原来由企业启动（Japan institute for the control of aging，Nikken. Sen. Co，Ltd.），自 1985 年建立以来，首先推出了测定 DNA 损伤诊断试剂盒，以后开发了多种与老龄化相关的医学、生化、药学的产品及技术。以后建立了全国及地方的老年医学研究机构，均设有基础研究以及临床与医院两大部分，互相联系与整合。2011 年，欧洲老年医学杂志发表论文对欧洲比利时、捷克、丹麦、德国、爱尔兰、西班牙、瑞士及英国的老年医学及从事老年医学队伍的分析，除了高度发达国家外，其他国家均存在对老年医学不够重视，以及愿意从事老年医学工作队伍的缺失问题。

有关老年医学科研论文的专业杂志,迄今全球已有 SCI 收集的 28 本专业杂志,包括衰老与心理健康、老年医学教育、应用老年学杂志、老年流行病学、老年神经病学、老年护理学等。

1.4　启 示 及 对 策

由前文分析可知,全球人口老龄化仍在快速进行,对人口老龄化的对策、目标及要达到的标准,实际上是可持续发展的问题,保健系统必须适应,并能应对老龄人口的需要,特别是失能人口的增长,使预期达到高龄后仍能维持较好的健康状态,甚至 ≥65 岁、≥70 岁者尚具备劳动能力。因而推进健康老龄化,需要从生命全程的角度,对所有影响健康的因素进行综合、系统的干预,可以延长老年人的健康预期寿命,改善老年人的生活质量,可以更好地满足老年人的健康养老需求,减轻家庭的养老和医疗负担,最大限度地抵消老龄化给社会带来的消极影响,促进社会和谐发展。健康老龄化已被纳入《"健康中国 2030"规划纲要》《"十三五"国家老龄事业发展和养老体系建设规划》《"十三五"深化医药卫生体制改革规划》《"十三五"卫生与健康规划》等国家战略及规划中,有助于及早应对、科学应对、综合应对人口老龄化。而 2017 年 3 月更是由国家卫生计生委、国家发展改革委、教育部等 13 部门联合发布了《"十三五"健康老龄化规划》,将发展目标定为:一是公平可及、兼顾质量的老年公共卫生服务体系不断完善,老年人健康管理水平不断提升;二是有序衔接、综合连续的老年健康服务体系基本形成,为老年人提供综合连续的整合型服务,基本满足老年人健康服务需求;三是更加公平、更可持续的基本医疗保障制度体系不断完善,探索建立长期护理保险制度;四是老年健康相关政策制度体系更加完善,健康老龄化各项工作全面推动、持续发展。虽然国家总人口数增速减慢,但老龄人口仍在快速增长,世界及中国老年赡养系数在未来一段时间将更加降低,而中国年轻人口不足,人口"红利"消失殆尽,尽管政府已于 2015 年 10 月推出全面实施"二孩"政策,但因人口老龄化导致高龄人群增速更快,需要国家及社会做出更大的努力以应对。目前老年人的"医""养"问题,尤其需要我们对健康老龄化进行前瞻性、战略性的研究。

(闻玉梅,赵超,保志军,袁正宏)

第 2 章
老年人群对健康与医疗的重大需求

老年人器官功能出现不同程度的衰退，导致容易罹患疾病，而且老年人的疾病有其自身特点，因此，老年人群对于健康和医疗的需求有特殊性。本章从心脑血管疾病、神经退行性疾病、运动障碍、代谢疾病、老年人免疫和感染疾病、视觉与听力疾病、老年人营养障碍等危害老年人群的严重、多发疾病入手，分析发病特点，提出对健康与医疗的重大需求，并论证发展趋势和挑战。同时，阐述老年人失能和疾病，对康复、护理以及老年人健康相关产业的需求。

2.1　老年人心脑血管疾病

2.1.1　老年人心血管疾病

1）老年心血管疾病流行病学特征

《中国心血管病报告 2016》概要指出：随着我国社会经济的发展，国民生活方式发生了显著的变化。尤其是人口老龄化及城镇化进程的加速，中国心血管病危险因素流行趋势明显，导致心血管病的发病人数持续增加。据推算我国目前心血管病现患人数高达 2.9 亿，其中脑卒中 1 300 万，冠心病 1 100 万，心力衰竭 450 万。根据 2010 年第六次全国人口普查数据，测算我国高血压患病人数为 2.7 亿；心血管病死亡率居首位，高于肿瘤和其他疾病，占居民疾病死亡构成的 40% 以上。老年人的心血管病发病率高于普通人群，《中国人口老龄化和老龄事业发展报告（2014）》表明，至少患有一种常见慢性疾病的老年人占 50.75%，其中患高血压老年人占 28.52%，心脏病老年人占 12.22%，卒中及脑血管病老年人占 8.31%。

（1）目前我国老年人群心血管疾病主要表现为下述流行病学特征：

① 高血压病、冠状动脉粥样硬化性心脏病（简称冠心病）、心房颤动、退行性心脏瓣膜病、慢性心力衰竭是老年心血管病的主要病种。1991 年全国高血压抽样调查资料显示，我国≥60 岁人群的高血压患病率为 40.4%，老年人单纯收缩期高血压患病率为 21.5%，占老年高血压患病总数的 53.2%。杨书文等研究显示老年高血压患病率男性 56.69%，女性 54.78%，高于 2002 年全国水平（49.1%），而北京市另一项调查显示北京市老年人高血压患病率高达 63.2%，2013 年上海市 60 岁及以上老年人口慢性病患病率调查显示高血压患病率为 51.6%。上海市静安区某社区 60 岁以上老年人进行慢病患病率整体抽样结果显示高血压患病率更是高达 70.7%。我国目前各地区冠心病患病率报道不尽一致，2003 年安徽省军区离退休干部的患病率为 42.79%，2006 年上海市某养老机构的老年人患病率为 42.79%，2010 年济南市某医院 65 岁以上体检人群患病率高达 52.88%，2013 年上海市老年人冠心病患病率为 26.3%，以及至 2017 年上海市某社区 65 岁以上老年人群整群抽样调查显示冠心病患病率为 13.08%。

② 老年心血管疾病的患病率和病死率随年龄增加而逐步增加。据《中国心血管病报告 2005》公布的资料，我国 60～65 岁、65～70 岁、70～75 岁、75～80 岁、80 岁以上人群冠心病死亡率分别为 71.5/10 万、161.4/10 万、305.6/10 万、499.59/10 万、2 761.1/10 万。《2015 年中国卫生和计划生育统计年鉴》显示我国人群 2002—2014 年急性心肌梗死（acute myocardial infarction，AMI）病死率逐年上升，并随增龄而增加。75 岁以上、80 岁以上和 85 岁以上年龄组 AMI 病死率城市男性分别为 84.68/10 万、207.26/10 万和 685.94/10 万；2004 年一项对我国 14 个省份和直辖市自然人群中 29 079 例 30～85 岁人群的流行病学调查提示：我国房颤总患病率为 0.77%，标准化后的患病率为 0.61%。男性患病率约为 0.9%，略高于女性

（$P=0.013$）。房颤患病率在 50～59 岁人群中仅为 0.5％，在≥80 岁人群中高达 7.5％。另一横截面调查显示经年龄调整后，我国≥35 岁男性的房颤患病率为 0.74％，女性为 0.72％；<60 岁男女患病率分别为 0.43％和 0.44％，≥60 岁男女患病率分别增长至 1.83％和 1.92％。

③ 多种疾病并存，病情复杂多变，预后差。上海部分社区老年人共病患病模式及其影响因素分析显示高血压是各种共病最为常见的组成病种。老年人群共病患病率为 22.26％，其中患任 2 种慢性病者 16.02％，最常见模式依次为高血压＋糖尿病（8.14％）、高血压＋冠心病（6.35％）和高血压＋脂肪肝（5.20％）；患任 3 种慢性病者 5.18％，最常见模式依次为高血压＋冠心病＋糖尿病（2.03％）、高血压＋糖尿病＋脂肪肝（1.75％）和高血压＋冠心病＋脂肪肝（1.02％）。而在老年患者中，房颤很少表现为唯一独立的疾病。通常合并存在与房颤相关的其他疾病，比如高血压、冠心病、心力衰竭、瓣膜病、糖尿病以及甲状腺疾病等。

（2）我国老年心血管疾病流行病学特点在不同地区和人群以及随时代变化中也表现出不同的差异，具体表现在：

① 地区分布。一方面为城市与农村的发病差异。农村近几年来心血管病死亡率持续高于城市水平。2005 年流行病学数据报道，60 岁以上人群的高血压全国城市患病率为 54.4％，农村为 47.2％，高出 7.2％；中国 2007 年慢性病自报患病率显示，我国城市 60～69 岁者脑卒中患病率（3.8％）高于农村（2.5％）。另一方面为东西部地区的患病率差异：60～69 岁者高血压的东部患病率（59.1％）高于中部（患病率为 56.8％）和西部（患病率为 53.9％）地区。

② 人群分布。表现为不同年龄和性别的患病率差异。年龄对患病率的影响总体趋势表现为随年龄增大患病率增加。性别对脑血管疾病（cerebrovascular disease，CVD）也有显著影响。根据王薇 2015 年的报道，2004—2010 年中国男女两性 CVD 死亡占总死亡的构成比分别为 38.2％和 44.3％。女性 CVD 死亡率以及 CVD 死亡占总死亡的构成比均呈持续增加变化，其中缺血性心脏病所占比例上升幅度最大。2001—2011 年，全国 162 家医院参加的 China PEACE 研究共收集 13 815 例急性心肌梗死住院患者。与 2001 年相比，2006 年女性急性心肌梗死住院患者人数增加了 1.85 倍，到 2011 年女性心肌梗死住院患病人数增加到了 2.65 倍。

③ 时间分布。老年心血管疾病呈逐年上升趋势，这一趋势可能与老年人口的比例增加，人均寿命延长，城市化进程的加快以及诊治手段的不断提高促使急性期存活患者增加密切相关。顾秀英等统计了 20 世纪 90 年代末，心脏病和脑血管病死亡率分别由 50 年代的 47.6/10 万和 39.3/10 万上升到 114.8/10 万和 149.5/10 万；我国在 1991 年和 2002 年的两次人群抽样调查表明，10 年间老年人群高血压患病率由 1991 年的 44.6％上升至 2002 年的 49.1％，增长了 4.5 个百分点，绝对值增长了 55％以上。钱军和等流行病学家预测在相当长一段时间内老年心血管系统疾病仍将呈上升趋势。

2）老年心血管疾病社会负担及卫生经济学评价

2000 年我国 60 岁以上人口达 1.33 亿，占总人口的 10％以上，已进入老年化社会。预测 21 世纪中叶，老年人口将达到 4 亿，占总人口的 25％左右，人口老龄化对社会压力巨大。人口老龄化对人群健康带来的影响主要是：患病率随年龄增加而升高，其中以慢性病为主，心血管疾病发病率高；多种疾病并存、病程长、致死致残率高，社会负担大。

　　根据《中国居民营养与慢性病状况报告(2015)》报道,心血管病是目前我国引起死亡人数最多的慢性病,排在城乡居民总死亡原因的首位,其中农村为 44.8%,城市为 41.9%。《中国心血管病报告 2016》概要也指出:2015 年中国医院心脑血管病出院总人次数为 1 887.72 万人次,占同期出院总人次数的 12.87%;其中心血管病占 6.61%,为各种疾病的首位;出院人次数中,冠心病占 36.20%;其余依次为脑梗死、高血压、颅内出血、急性心肌梗死。由此可见,心血管疾病和其并发症所带来的社会经济负担长期而沉重。有效地控制医药费用的支出有利于我国经济的可持续发展,也有利于病人获取最佳的治疗效果。对心血管疾病的治疗给予必要的经济学再评价,势在必行,意义重大。

　　(1) 经济学研究方法。经济学评价的最常用的测量方法之一为生存人年。该指标的计算是基于流行病学资料和随机临床试验结果。其他方法还包括生命质量调整年(quality adjusted life year,QALY)和权变价值,即基于意愿支付的经济价值。以高血压研究为例,Framingham 研究使用生命质量调整人年作为效果的测量。研究发现:初始血压水平高的患者,则成本效果比值较好;女性随着年龄的增长,治疗成本效果值增高,男性则相反。由此提出应根据不同性别、不同年龄组设立治疗方案,使其更符合成本效果分析。但现今此结论存在较多质疑。因此,决定哪种方案是优选方案,单单成本效果数据是不够的,需同时结合临床评价的可靠性。

　　(2) 老年心血管病的社会经济学特征:

　　① 该病涉及的人群范围广,其对社会经济必然产生不可忽视的影响。综合《中国居民营养与慢性病状况报告(2015)》及《中国心血管病报告(2014)》数据估算,全国有心血管病患者 2.9 亿,其中高血压患者 2.7 亿,卒中患者至少 700 万。中国人群死因前 3 位疾病依次为卒中、缺血性心脏病和慢性阻塞性肺疾病,卒中和缺血性心脏病占到全部心脑血管疾病死亡人数 90%。以冠心病心肌梗死为例,根据《2016 年中国卫生和计划生育统计年鉴》,2015 年中国城市居民冠心病死亡率为 110.67/10 万,农村居民冠心病死亡率为 110.91/10 万,与 2014 年(110.5/10 万、105.37/10 万)相比略上升。农村地区冠心病死亡率略高于城市地区,男性高于女性。尽管药物及介入治疗不断进步,但 AMI 死亡率呈快速上升趋势,农村地区 AMI 死亡率不仅于 2007 年、2009 年、2011 年数次超过城市地区,而且于 2012 年开始农村地区 AMI 死亡率明显升高,大幅超过城市平均水平,心血管疾病通过对劳动力的影响带来的国民经济生产的损害巨大。

　　② 由于老年人群心血管疾病的病因复杂性,造成了人群防治心血管疾病的困难性、艰巨性和持久性。其对多数患者带来的经济负担也将是长期的、沉重的。周尚成等对云南省石林县脑卒中经济负担的研究指出,脑卒中病人疾病总经济负担为 421 398.14 元,直接经济负担为 387 315 元,间接经济负担为 34 083.14 元,脑卒中给患者家庭带来了巨大的经济负担。翟屹等对 2003 年中国 35~74 岁人群高血压、冠心病和脑卒中的经济负担进行研究,得出直接经济负担分别为 201.5 亿、157.9 亿和 242.97 亿元,由高血压导致的冠心病和脑卒中的直接经济负担达 190.84 亿元,占这两种疾病直接疾病负担的 47.7%。胡善联等对中国急性心肌梗死的疾病经济负担研究中得出:25 岁以上人群因急性心肌梗死而损失的伤残调整生命年(disability adjusted life year,DALY)在 2000 年为 3.57 DALY/千人口,急性心肌梗死的疾病经济负担为 13~19 亿元,这其中大部分为 60 岁以上的老年人群。

3）老年心血管疾病诊断措施的特殊性

年龄的增长会导致机体的结构和功能发生一系列变化,因此老年人心血管疾病的表现、病因与进展都与年轻人有所差别。老年人群心血管疾病的症状特点是:由于起病隐袭、心力衰竭症状、心绞痛等症状不典型,导致疾病不能及时诊断,需要有人陪护、定期体检;由于体力活动受限,对一些心血管检查的耐受性降低,比如不能完成心电图运动平板试验、冠脉造影容易导致肾功能受损等;由于智力减退,对高血压、冠心病、心力衰竭等疾病的知晓率、治疗率和控制率低,对诊断手段不能充分接受;由于经济条件的限制,对一些昂贵的心血管检查,例如心脏 PET、MRI 检查等不能负担。因此,老年人因其活动的受限,便捷快速的诊断手段和可以随访的检查方法应该优先考虑。

（1）临床表现不典型、起病隐袭、病情多变。

老年患者机体敏感性差,临床症状多不典型,给诊断造成困难。由于常常合并多种疾病,病程较长,病情易反复,短期内容易出现较大波动。老年人神经中枢压力感受器敏感性下降,其血压易于在一天之内出现波动,主要是收缩压易波动,有血压忽高忽低的特点;外周血管及动脉僵硬度增加,血管弹性及回缩能力下降,因此很多老年人表现为高压增高,即出现脉压增大的现象,同时常有运动后头晕及心前区疼痛,给高血压诊断造成困难。在冠心病方面,老年人因合并症多、疼痛敏感性降低、体质弱、脏器功能减退等因素,常表现为无症状心肌缺血。或表现为不典型症状,比如气促、乏力、精神症状、头晕甚至晕厥等,临床上心律失常和非 Q 波心肌梗死检出率高,易并发泵衰竭。有报道显示 80 岁以上老年人冠心病漏诊率和误诊率高达 65%。老年房颤患者临床症状可表现为心悸、乏力、运动耐力下降、头晕等,房颤快室率可表现为心绞痛、心力衰竭、低血压等症状。仍有相当部分患者表现为隐匿性房颤或称为无症状房颤,直至因为心力衰竭或在常规体检中意外发现。老年人心衰症状通常不典型,无论是收缩功能不全还是舒张功能不全,最主要的症状是活动耐力下降。尽管呼吸困难和虚弱也是极为常见的临床表现,但是疲劳和乏力可以是其他多种慢性疾病的伴随症状,所以容易造成漏诊或误诊。

（2）诊断措施应根据老年人群的生理特点选择。

老年人群心血管系统的解剖及生理特点为:心脏左心室肥大、左心房扩大,心肌顺应性差、心脏舒张功能减低。动脉壁增厚、弹性差,动脉硬化随年龄增加而加剧,收缩压升高、舒张压低,动脉血栓事件增加,运动能力差。

① 合理选择检查手段:老年心血管系统的检查并无特殊,常用检查很多,包括心电图、动态心电图、心脏超声、冠脉 CT 造影、冠状动脉造影、心脏磁共振成像（magnetic resonance imaging,MRI）、心脏同位素检查等,可根据病史及体格检查大致判断并予合理选择。比如鉴于老年人高血压波动的特点,建议在高血压诊断和评估中首选动态血压监测。对于老年人,普通心电图无论是对阳性还是阴性结果都应审慎判读,因为合并症多且多为多支血管病变,可能造成心电图变化各异。24 h 动态心电图或远程事件记录仪可能有助于提高心肌缺血或缺血相关的心律失常的检出率,对疑诊冠心病的老年患者可以常规应用。老年人群,尤其是 80 岁以上高龄老人因为体弱、肌肉力量不足或心肺功能不全等原因,行运动负荷试验困难较大且存在一定风险。确有行负荷试验的必要性时,建议行药物负荷试验,比如腺苷负荷心肌核素、多巴酚丁胺负荷超声心动图等,检查过程中应密切监测患者的症状、体征以及心电图等变化。冠脉 CTA 是一项较好的无创性检查方法,但是由于老年人常普遍存在严重的冠脉钙化,钙化积分大于 100 分以上的严重钙化阶段可导致冠脉 CTA 诊断的特异性和阳

性预测价值下降,同时由于高龄老人可能存在心室率控制不佳、吸呼气屏气功能较弱而导致图像质量不能满足诊断要求。高龄老年人肾功能减退也是限制冠脉 CTA 检查的一个重要因素,应根据患者具体情况考虑是否需要调整对比剂用量和水化。心脏核磁共振可以帮助发现心肌梗死后心肌纤维化和微循环障碍,但是目前不作为常规检查手段。冠状动脉造影目前仍是稳定性冠心病诊断的"金标准"。尽管高龄可能增加冠状动脉造影风险,然而即使年龄>75 岁的患者有生命危险的风险仍然<0.2%,其他严重恶性事件的风险<0.5%。法国一项队列研究入选了 522 例 80 岁以上诊断为冠心痛的患者,其中 97 例稳定性心绞痛,这一队列研究结果显示对于单纯接受冠状动脉造影的患者未出现局部或全身并发症,表明冠状动脉造影在高龄人群仍较为安全,但仍需要兼顾患者的年龄、预期寿命、肾功能以及合并用药等情况。心脏超声技术可以无创且直观地显示心脏的结构和功能状态,进而成为目前诊断、评估心血管病的重要手段。对于活动不便的老年人,床旁心脏超声及掌上心脏超声的应用进一步扩展了超声技术的使用范围。张璐等选择了 200 例老年心血管病患者,对掌上超声及常规心脏超声进行了比较,证实掌上超声的有效性。

② 建立老年人社区健康档案:由于老年人症状不典型且合并症多,易造成临床漏诊或误诊。一项研究显示 80 岁以上人群,冠心病误诊率高达 65.2%,陈旧性心肌梗死误诊率达 62.1%,急性心肌梗死误诊率达 37.5%。因此,建立老年人群社区健康档案至关重要。健康档案是记录个体从出生到死亡的所有生命体征的变化以及与健康相关的一切行为与事件。通过以健康检查为基础,比较一段时间的检查资料和数据,可以掌握个体健康状况变化、疾病发展趋势、治疗效果等,有利于社区内特殊人群的健康教育、科学护理、预防保健以及康复指导。

③ 合理解释检查指标:例如急性冠脉综合征,cTnI 在诊断过程中具有决定性作用,但是老年人因合并症较多、可能因心肌损伤存在假阳性,仍需结合临床综合判读。老年人由于肾小球滤过功能的下降,一些炎症指标的参考范围也要做出相应调整,以 NT-proBNP 为例,年龄和肾功能都会影响到它的正常范围。

4)老年心血管疾病治疗措施的特殊性

对于老年人心血管病需坚持预防第一、防治结合、康复辅助的原则,它是一项系统工程,一项涉及全社会的长期的使命,应将常见老年心血管疾病防治纳入政府卫生服务政策中,给予人力、物力和财力的全方位保障。在资源分配、服务体系的运作及人事制度上为常见老年心血管疾病提供政策层面的支持。一方面需要社会和政府以及医疗结构结合家庭养老、社区养老、机构养老的特点,通过信息化整合病人资源、医疗资源;另一方面又需要营养师、护师、心理咨询师、心血管专科医生、全科医生和康复师、临床药师等组成的多学科队伍以专业化指导老年人心血管疾病的防治。2011 年中国高血压病指南指出政策面支持应包括:在经费开支方面支持适合当地高血压流行状况及经济条件的检出和管理方案以及药物治疗的优惠政策等;支持对所服务范围的社区医生提供定期培训;对复杂或难治的高血压患者做好双向转诊;将高血压的防治质量及效果作为基层医疗卫生服务中心业绩考核的主要评估指标。高血压防控主体应该是社区,需要建立健康档案,对高危人群、高血压病患者进行重点长期防控,建立规范化管理模式,利用区域联合体创建有效的双向转诊机制,并接受卫生主管部门的考核。

鉴于老年心血管疾病的流行病学特征、老年心血管生理变化及老年心血管疾病特点,未来针对老年心血管疾病的防治重点可能包括以下几点:治疗需要兼顾多种疾病,用药品种多;多器官功能受损,特别是肝肾功能减退、用药潜在不良反应风险大,应密切监测药物副作用;生理功能有别于普通人群,治疗目标应该具有老年特点,例如老年人动脉硬化程度严重,为保障主要器官血流灌注,降血压目标不同于一般人群,收缩压 150 mmHg 是合适的,降血压也不能过快。老年人群记忆力差,治疗方案应该简单,否则病人不能长期坚持,影响疗效。老年人群全身情况差,手术等创伤性治疗要慎重考虑,否则会导致病人恢复慢、并发其他问题而死亡。

临床发现老年心血管病具有长期性、反复性的特点,许多易发因素与日常生活方式密切相关。例如精神过度紧张、情绪激动、疲劳、寒冷刺激、感染、饮食不当等。因此,针对老年心血管病应当采取综合的预防与治疗措施,全面评估和综合治疗疾病。老年人治疗过程中需要特别注意的还有以下几点:

(1)护理与心理指导。老年患者因心理状况差异性较大,往往存在易焦虑、反应迟钝、固执、自我否定等情绪,需要充分研究实际精神状态和自我主动治疗意识水平,完善患者的自我情绪控制能力,尽可能地缓解患者的不良情绪。主动配合治疗,接受现实,改善老年患者的护理情绪,加强有效护理。对于较为复杂的病情,需要根据患者实际情况,采取合理的多次住院治疗,合理选择药物,确定治疗标准,并通过早期有效的康复护理以改善患者的临床疗效。

(2)安全、合理用药。老年人由于多脏器功能减退,尤其是肝肾功能的衰退,影响到对药物的吸收、代谢与排泄,对药物敏感性增强,用药时容易产生不良反应,所以需要关注安全、合理的用药指导。在用药时需关注药物的半衰期、代谢率与不良反应,并根据病人经济情况选择合适的药物、简单易记忆的方案,以减轻患者经济负担,增加依从性。对心血管病的治疗措施需综合评估老年患者的其他合并症,不求根治,重在改善生活质量,做到用药治疗的个体化。

(3)饮食起居指导。饮食受生理及心理的影响,老年病人由于消化吸收代谢降低,平日应以清淡、易消化、低脂、低盐、低胆固醇饮食为宜,少量多餐。多进食些瓜果蔬菜和优质蛋白。鼓励病人戒烟戒酒或控制酒量。少吃刺激性的食物。平时养成良好的休息与睡眠,消除疲劳,促进机体健康。

(4)运动指导。适宜运动可以起到健康、保健和预防作用。可以通过运动调身心,促进全身血液循环,增加心肌供氧,改善大动脉顺应性和微血管痉挛,防治血栓形成;并对老年患者心理状况改善有重要的辅助作用。

2.1.2　老年脑血管疾病

1)我国老年脑血管疾病负担

对于全球而言,目前脑血管疾病已经成为影响人群健康的主要问题之一。脑卒中是最常见的脑血管疾病,它具有发病率高、死亡率高、致残率高、复发率高、疾病负担重等特点。2013 年全球卒中患者总数达 2 570 万,新发卒中患者 1 030 万,因卒中死亡者为 650 万。

目前,卒中已成为我国首位致残和致死性疾病。2016 年《中国脑卒中防治报告》报道:现有卒中患者 7 000 万人,每年因卒中致死达 165 万人,每 21 秒就有一人死于脑卒中,每年因卒中致死者占所有死亡原因的 22.45%。40 岁以上居民随着年龄增长卒中患病率大幅上升,60~70 岁老年人群中卒中患病率达 3.71%,70 岁以上老年人群达 8.87%(图 2-1)。缺血性脑卒中年复发率高达 17.7%。卒中疾病负担高于全球水平,每年卒中造成的经济负担高达 400 亿元。全球疾病负担研究项目表明,我国卒中的脑卒中伤残调整生命年损失处于较高水平,为 881~1 040/10 万。随着生活方式的改变,卒中年轻化趋势特别明显,首次发病年龄以 60~64 岁年龄段比例最高,50~54 岁和 65~69 岁次之,以 65 岁为界,首次发病年龄在 65 岁以下的人群占 65.0％以上，40～64 岁劳动力人群中卒中患者所占的比例逐年升高，由 2011 年度的 47.52％上升到 2014 年度的 52.65％，由此可见，劳动力人群是卒中发病的主要人群。卒中后认知功能障碍发生率高，国内一个基于社区的横向研究发现，卒中后认知功能障碍的整体流行率为 80.97％，老年是其主要的危险因素之一。2014 年有一个关于我国北方农村地区老年人群 PSCI 的研究提出 60 岁以上老年人群中非痴呆认知功能障碍患者患病率为 23.3％。脑小血管病是另一种常见的与年龄相关的血管疾病，与缓慢累积的组织损伤有关，是最为常见的隐匿性脑血管病，我国王拥军教授曾以"雾里看花"喻之。国内相关流行病学的研究数据比较欠缺，但在老年人群中很常见。国内有关 CSVD 流行病学的研究数据比较欠缺，多数患者在发病早期可以不表现出任何明显的临床症状，量变导致质变，最终导致老年人功能丧失和认知能力下降等。总而言之，大多数脑血管疾病与年龄密切相关，包括脑卒中、脑小血管病、卒中后认知功能障碍以及卒中后情感障碍等，这些疾病随着年龄增长而增多，使老年人群的生活质量明显降低，同时也给家庭及社会带来了巨大负担。目前我国已进入了老龄化社会，上述的脑血管疾病需要被高度重视。

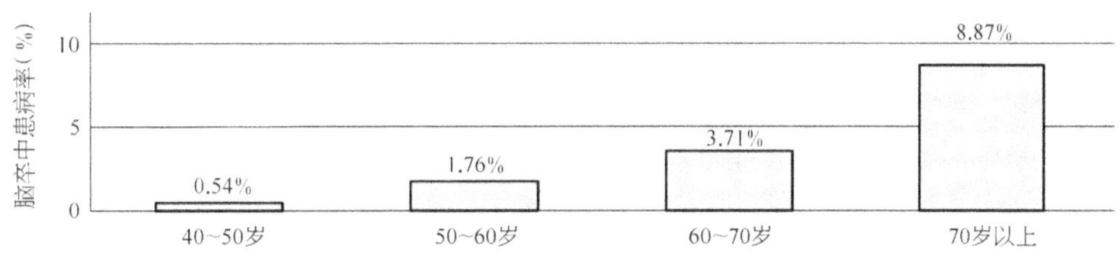

图 2-1　不同年龄段中国居民的脑卒中患病率

2）老年脑血管疾病所面临的科学问题

为了改善老年人群的生命质量，同时也为了减轻疾病带来的巨大负担，实施有效的防治方法很关键。疾病的"防"和"治"都很重要。我国目前"防"与"治"两方面是不相称的，人们欠缺"防"的意识，没有从长远的影响去注重当下的危险因素的控制，这也进一步导致老年脑血管病的"治"的棘手，通常发生急性卒中事件以后由于多系统的严重问题容易出现病情进展、容易短期内复发。所以及早有效预防是十分必要的。

脑血管病一级预防包括危险因素控制、头颈部动脉粥样硬化性疾病的干预以及预防血栓形成和血栓栓塞性卒中的抗栓治疗等。危险因素包括不可控因素（如家族史、年龄）和可控因素（高血压、血脂异常、糖尿病、吸烟、房颤、缺乏运动、体重超重、短暂性脑缺血发作），高血压是最主要的危险因素，其中老年脑血管病相关的主要危险因素包括高血压、血脂异常、糖尿病、吸烟、房颤、缺乏运动、体重超重、短暂性脑缺血发作。我国拥有庞大的卒中高危人群，最新的调查结果显示，我国现患高血压 2.66 亿、糖尿病 9 200 万、血脂异常 2.5 亿、吸烟 3.5 亿、心房颤动 770 万、短暂性脑缺血发作 2 390 万。由此可见，脑血管病预防需要多学科共同努力，加大社区科普宣传力度的同时，也需要其他兄弟科室在医疗工作中的帮助，因为在卒中事件发生之前，很多病患已经反复至内分泌科、心血管科、呼吸科等不同科室就诊。

2009 年脑卒中防治工程在全国启动，该工程秉承"关口前移、重心下沉、提高素养、宣教先行、学科合作、规范诊治、高危筛查、目标干预"的防控策略，相继在各省区市卫生行政管理部门建立了防控工作领导小组,积极推动建立以基地医院为防治技术中心的脑卒中防治网络体系。近年来,在上海社区人群对卒中救治的认识明显提高,很多的高危人群主动至医院的卒中筛查门诊进行咨询。脑卒中防治体系工程的长远获益是可观的。一个体系的建立、完善以及延续需要大量劳动和时间的付出,我们需要继续检查多级医疗系统的共同协作和努力,不断优化该工程项目,造福百姓。

3) 解决老年脑血管障碍的新技术和新方法

(1) 检测的新技术。实用的技术和方法可以帮助我们快速及时识别需要被积极干预的因素。近年来在脑血管疾病方面出现了很多可靠的新技术。关于头颈部动脉粥样硬化性疾病的检测方面,一些新型的无创检测方法被开展和推广,可以很敏感地发现易损斑块。主要有超微血管成像技术和高分辨率核磁共振成像技术。近几年头 CT 上一些可预测血肿增大的影像学标志物被发现,包括 CTA"点样征"、CT 混杂密度征和黑洞征。脑小血管病的诊断主要依靠临床表现结合特异的影像学标志物,目前 3T 场强核磁共振成像已在其临床诊断中得到广泛运用,但其对穿支动脉病变的敏感性不高,研究者发现 7T 场强核磁共振成像在诊断穿支动脉病变方面如新发的腔隙性梗死、脑白质高信号、微出血更有优势。

(2) 治疗的新方法。在疾病的治疗方面,医疗工作人员总是要权衡有效性、副作用、经济条件等多方面因素。希望给到患者的是最优的选择。近年来很多临床科研工作人员找到了一些新方法。针对 4.5 h 内的急性缺血性卒中,静脉溶栓是血管再通的首选方法;6 h 之内(后循环卒中时间窗扩大至 24 h)可选择动脉内治疗。在缺血性卒中的二级预防方面,突出了不同病因和个体差异的针对性治疗,指南上关于给予何种用药、是否给予联合用药和联合用药的时间长短有详细指导,非瓣膜性心源性卒中患者多了新型抗凝药物的选择。出血量大的老年脑出血患者可以尝试微创手术联合置管吸引手术的治疗方法,与常规开颅手术方式比较而言,不仅可有效提高患者术后生活质量,而且还能明显改善患者的神经功能。增加认知储备或许延缓脑小血管病患者的认知障碍症状的出现和加重。目前关于卒中后认知功能障碍的治疗效果是有限的,需要进一步探索新的方法。

关于老年相关的缺血性脑血管病,如果能做好"防"和"治"两手抓(及早控制危险因素;在急性期早诊断、早治疗,规范的二级预防用药),减少卒中发生和复发是有可能的。

(罗心平,高稳,王骏)

2.2　老年神经、精神障碍

2.2.1　帕金森病和帕金森综合征

1) 帕金森病

(1) 帕金森病的社会和个人负担。

帕金森病(Parkinson's disease,PD)是一种常见于老年人群的中枢神经退行性疾病。

1817 年英国医生 James Parkinson 将它确定为一种独立的疾病，2017 年是该病确立 200 周年。200 年来，对帕金森病的研究始终没有间歇，现阶段对疾病的认识比 200 年前跨进一大步，然而 PD 仍然是最常见的神经变性疾病之一，造成极大的家庭和社会负担。

帕金森病好发于 50～60 岁以上的人群，40 岁以下发病也不罕见，约占 5%～10%。中国的流行病学调查显示，65 岁以上人群的患病率为 1.7%，2005 年中国患病人数约 200 万。根据 Lix 等对加拿大 20 年的调查，患病率随社会经济发展不断增高，20 年患病率增加一倍。随着居民预期寿命不断提高，Dorsey 报道，2005 年美国帕金森病患者数量为 34 万，预计 2030 年可达 61 万；预计到 2030 年中国患病人数将翻番，达到 500 万，占全球患病者一半以上。不同年龄段年新增病例不同，从 3.26/10 万（40～49 岁）至 103.48/10 万（80 岁以上人群）。男性发生率明显高于女性。帕金森病明显增加死亡风险，是正常人群的 1.75 倍。PD 中位数存活时间约 15.8 岁，影响帕金森病人寿命主要因素包括诊断时高龄、男性、疾病严重度、动作迟缓严重和认知损害。

帕金森病的负担主要是药物治疗费用、住院治疗费用和劳动力丧失导致收入减少。疾病至中晚期后由于需要陪护照料，特别是病人出现精神症状和痴呆后，疾病负担显著增加。帕金森痴呆的比例接近 30%，不同流行病学调查采用标准不同，导致结果有很大差异。Sydney 研究显示 15 年随访，48% 发展为痴呆，随访 20 年，83% 发展为痴呆。

（2）帕金森病所面临的科学问题。

对于神经变性疾病的最佳治疗策略是神经保护或者神经调节治疗，迄今没有治疗达到该目标，主要原因是病因和病理生理机制尚未阐明。α-突触核蛋白异常折叠和沉积是目前最得到认可的 PD 病因机制，但是一些病人脑内没有 α-突触核蛋白异常沉积；还有病理研究发现 α-突触核蛋白沉积，临床缺乏帕金森病的症状，这些矛盾的结果都是亟待解决的问题。

帕金森病是遗传和环境共同作用的结果，双生子和流行病学研究支持这样的认识，但是如何相互作用并不清楚。某些基因突变一定致病，如 α-突触核蛋白的 A53T 突变，有些只是微效基因。有些病人携带不止一个易感基因，突变基因之间的相互作用如何依然有待阐明。

帕金森病在命名之初可以说是"罕见病"，随着社会经济发展、生活习惯改变和人群预期寿命的提高，罹患该病的数量不断攀升，我们正面临巨大的挑战。神经变性疾病的早期诊断是首先面对的难题，虽然非运动的前驱症状（如心境恶劣、便秘、嗅觉减退和快速眼动期睡眠行为障碍）提示神经变性可能存在，但帕金森病仍然是以运动迟缓作为核心表征，老年人自然的运动衰退给早期识别设置天然屏障。目前推荐的方法是当察觉出现上述几项表现应该及时就医，进一步判断是否存在帕金森病。老年人中常见轻度的动作迟缓，如果同时合并嗅觉减退和（或）RBD，以及黑质超声检查能够提高早期发现帕金森病的机会。高分辨的核磁共振也可以显示黑质小体，辅助诊断帕金森病。即使这样，我们仍然无法达到在神经变性初始阶段识别。临床诊断准确率也堪忧，根据最新的 MDS 临床诊断标准，临床诊断 PD 与医生临床经验有很大关系。另外临床诊断与病理不符的情况亦很普遍。60 例临床诊断为 PD 的尸检显示和病理诊断一致率约为 86.7%。如何提高早期诊断率和诊断正确率是临床面对的两大难题。

一旦诊断确定后，疾病程度的度量和治疗评估、随访是重要的治疗因子。目前依赖的是量表,但量表的缺陷是主观以及不敏感。更加客观、有特征性和敏感的生物标志物是临床和科研需要的。生物标志物的易得性也是需要关注的,脑脊液的生化指标,如 α-突触核蛋白含量下降,磷酸化 α-突触核蛋白含量增加是客观且特征性的,然而脑脊液获取不易,随访更加困难,使得从血液、尿液、唾液甚至毛发中获得生物标志物变得很重要。

在现阶段可使用的治疗中,不同表型的最适治疗,如何在超过 20 年病程的不同疾病阶段选择合适的治疗,涉及个体医疗范畴,更深层次是对个体以及疾病的精准认识。

（3）帕金森病诊疗的新技术和新方法。

目前治疗帕金森病的常用药物种类包括左旋多巴制剂、受体激动剂、COMT 抑制剂和单胺氧化酶抑制剂。经验丰富的专科临床医生会结合各种因素为患者确定一个适合的"个体化治疗"方案。已经确定的治疗方案不是一成不变的,需要根据患者病情变化进行调整。帕金森病是慢性疾病,每 3～6 月在专科门诊随访评估,根据症状变化调整用药。借助移动医疗的发展,慢性病的管理能够通过手机下载 app,通过将自己的运动情况、用药和治疗反应上传,医生可以实时了解自己患者的状况,及时调整治疗。帕金森病是慢病管理的良好模板,有效治疗、疗效的变化可以通过人工智能（artificial intelligence,AI）技术捕获和识别。随着人工智能的进一步发展,这种实时在线的医疗管理模式可以更精准,并且向其他慢性病扩展。

长期多巴能药物治疗和疾病进展会导致一段时间治疗后出现运动和非运动并发症,包括"开关"和异动现象。如何敏锐识别运动和非运动并发症是另一项工作。医用传感器,包括 iWatch、智能手机和电子手环正逐渐替代各种问卷和量表,帮助医生调整药物处方和剂量。

左旋多巴的单药治疗是最经济和有效的方法,传统的左旋多巴/多巴脱羧酶抑制剂主要为标准片,因为药物半衰期短以及胃肠功能障碍导致血药浓度波动大,最大的缺陷是容易导致治疗并发症。目前的新药开发包括缓释制剂、混合制剂、舌下含片、喷雾剂、左旋多巴/卡比多巴肠凝胶和皮下注射剂。最早在欧洲上市的左旋多巴/卡比多巴肠凝胶经双盲研究显示明显减少 PD 患者关期,开期延长,不明显增加异动。左旋多巴喷雾剂（CVT-301）经肺吸收,避免口服导致的胃肠吸收不稳定,而且起效迅速,10 min 即可发挥作用。左旋多巴/卡比多巴皮下注射剂（ND0612）的 Ⅰ 期临床试验证明药代动力学稳定,明显优于标准片。

非口服治疗包括脑深部电刺激（deep brain stimulation,DBS）。DBS 是将刺激电极在 MRI 和电生理记录精确定位下,通过立体定向手术准确植入特定治疗靶点。电极的外接脉冲发生器按照预设程序控制发送固定/可变频率的方波改善运动症状。目前治疗帕金森病的脑内靶点包括丘脑底核（subthalamic nucleus,STN）、内侧苍白球（globus pallidus internal,GPi）、丘脑腹中间核（ventral intermediate nucleus of the thalamus,Vim）和脚桥核（pedunculopontinenucleus,PPN）。目前临床最多选择 STN 和 GPi 作为治疗靶点。药物治疗联合脑深部电刺激能够极大改善病人生活质量,重新回归社会。

针对帕金森病病理性沉积成分 α-突触核蛋白开发主动和被动免疫治疗。疫苗 PD01A、PD03A 和单克隆抗体已经完成早期临床研究,显示具有良好的安全性,正招募病人开展后续临床研究。另一个针对 α-突触核蛋白的策略是防止其异常聚集,开发的 2 个调节剂（ANLE138B 和 NPT200-11）正准备临床安全性研究。

康复治疗能缓解 PD 的运动及非运动症状,还能提高患者的生活质量。帕金森病的康复治疗应以患者为中心,康复内容包括物理治疗、作业治疗、言语治疗、吞咽训练、心理治疗以及康复护理等。现代康复还包括传统中医理念、技术和无创性神经调控等。康复治疗的目标是帮助患者控制身体姿态、提升躯体控制力、保持身体平衡、提高稳定性、改善步态和灵活性、改善肌肉强直和提高核心肌群的肌力。康复治疗中的一个重要内容是步态训练。帕金森病摔倒的一个重要原因是出现冻结步态(freezing of gait,FOG),特点是起步和转身困难,表现为小碎步。有时候脚像粘在地上,双下肢快速交替屈伸,但是没有发生位移。轻症病人,一旦起步,行走基本如常。部分病人冻结步态与药效消失有关;一些与药物无关;还有部分服用左旋多巴后诱发冻结。在训练步行中加入视觉或听觉的外界暗示刺激(如增强现实或者虚拟现实)可以使行动更加协调。经颅磁刺激和经颅电刺激能够通过皮层刺激调定皮层—丘脑—基底节环路,达到改善运动的目标。

2)帕金森综合征

一些疾病的临床表现与帕金森病的相近,包括不典型帕金森症和继发性帕金森症,在临床实践中需要注意鉴别。需要与帕金森病相鉴别的常见疾病包括：特发性震颤、血管性帕金森综合征、进行性核上性麻痹、多系统萎缩、皮质基底节变性、正常压力脑积水和药源性帕金森综合征等。

帕金森综合征面对早期诊断困难、治疗效果差的困境,目前缺乏有效解决手段。帕金森综合征中发生率较高的是多系统萎缩(multiple system atrophy,MSA)和进行性核上性麻痹(multiple system atrophy,MSA)。MSA 是一组 30 岁以后发病的神经变性疾病,临床表现为自主神经系统功能紊乱合并小脑共济失调和/或帕金森症状。按照上述三组症状出现的先后和不同组合,MSA 可分类为多系统萎缩-小脑型(MSA－C)、多系统萎缩-帕金森症型(MSA-P)或者混合型。MSA－C 的平均发病年龄 58.4 岁,MSA－P 的平均发病年龄 62.3 岁。MSA 从发病到死亡的平均时间 7.51～9.8 年,MSA－C 的进展似乎更快。诊断时即存在严重自主神经症状的存活时间更短(从入组至死亡的平均时间是 1.8 年)。在东北亚,MSA－C 发生率明显高于 MSA－P,高加索人 MSA－P 发生比例较高。

多系统萎缩进展迅速,早期与帕金森病或者小脑共济失调差别不明显,容易被误诊,等意识到自主神经损害突出时,症状已很严重,加之疾病进展快,很短时间内丧失生活自理能力。因此寻找有价值的早期生物标志物尤为重要,但现有的研究,包括脑脊液 α－突触核蛋白的指标,各研究未显示 MSA 与 PD 有显著差异。如果结合 DJ－1 和 tau,能够提高检出率。分子影像检查(PET)通过分析疾病特征性代谢特征(Disease-related metabolic covariance patterns)有助于早期判断疾病性质,如 MSA－C 于小脑低糖代谢,小脑 FDG 摄取降低;MSA－P 于壳核摄取 FDG 降低。

多系统萎缩的治疗主要为对症处理,改善体位性低血压和排尿症状,治疗小脑共济失调症状和抗帕金森治疗。新的疗法正在涌现,包括针对 α－突触核蛋白的免疫治疗和小胶质细胞的抑制疗法。α－突触核蛋白主动免疫制剂 PD01A 和 PD03A 已完成Ⅰ期临床研究,正在开展Ⅱ期研究。小胶质细胞激活被认为与 MSA 致病机制相关,抑制剂 AZD3241yi 已完成Ⅱ期临床研究(结果尚未公布)。

进行性核上性麻痹(progressive supranuclear palsy,PSP)是一种 40 岁以后发病的 tau 蛋白沉积病,发病平均年龄约 65 岁,70 岁后多见。由于 PSP 表型多样,平衡减退和反复跌倒是 PSP 最常见首发症状,发病一年内已经出现摔倒,患者反复就医往往直至更多症状相继出现才被怀疑该诊断。从发病到诊断差不多 3 年，PSP 进展较快，诊断后存活期也仅约 3 年。PSP 病理特征包括神经纤维缠结和簇状星形胶质细胞，主要分布在黑质、红核、丘脑底核、苍白球、中脑、网状结构、兰斑和丘脑。

PSP 隐匿起病，疾病持续缓慢进展。经典的 PSP（Richardson 型）仅占 1/3，患病率在不同文献中差异较大，从 1.3/10 万到 4.9/10 万，年发病率从 0.3/10 万到 1.1/10 万。50 岁以上人群年发生率增至 5.3/10 万。

影像学是临床少数的支持证据之一，PSP 患者 MRI 可表现为不同程度的中脑萎缩、中脑导水管扩大，脑桥和小脑萎缩不明显，中脑/脑桥直径比值（<0.52）明显小于多系统萎缩（>2/3）和帕金森病（2/3）。同样由于 MSA 是脑桥和小脑中脚萎缩，而 PSP 是中脑和小脑上脚萎缩，因此计算（脑桥面积/中脑面积）×（小脑中脚直径/小脑上脚直径）获得的值，在帕金森病和不典型帕金森症中，PSP 患者最大。

PSP 无有效治疗方法，左旋多巴制剂仅轻度改善约 1/3 病人，对症处理是临床主要采取的策略。目前有临床应用前景的药物是 tau 蛋白的单克隆抗体、微管稳定剂和激酶抑制剂。

2.2.2　老年睡眠障碍

老年人睡眠总时间、深睡眠时间和快速动眼期睡眠有不同程度的减少，并存在入睡困难、节段性睡眠、早醒、睡眠浅、深睡眠少、睡眠质量差的特征，如果情节严重且长期存在可能导致或加重心脑血管疾病、神经心理疾病和神经变性疾病。

1）老年睡眠障碍的社会和个人负担

老人睡眠障碍的发生率为 49%～60%，其中失眠是最常见的，原因多种多样。其他睡眠障碍包括睡眠呼吸障碍、异态睡眠（如快速动眼睡眠期行为障碍）、昼夜节律紊乱、睡眠相关运动障碍（如不宁腿综合征和周期性肢动）等。

老年人的失眠发生率较高，夜间的失眠使得老人白天睡眠时间增多，加剧夜间入睡困难，同时减少白天活动时间，社会接触相应减少，导致社会心理和认知能力下降。老人为了改善夜间失眠服用苯二氮䓬类药物，增加摔倒风险。一些慢性疾病会导致和加重失眠。中国一项 Meta 分析显示，高于 43.7 岁人群中失眠比例约为 11.6%，男女差别不大。

睡眠呼吸暂停低通气综合征（sleep apnea hypopnea syndrome，SAHS）在 65 岁以上老年人出现响鼾、呼吸停顿和白天多度嗜睡的比例分别为 28.1%、12.9% 和 11.6%，最大危害是呼吸暂停和睡眠低通气。男性和吸烟者比例明显高于女性和不吸烟者。SAHS 是高血压、动脉粥样硬化、冠心病、心律失常、缺血性脑卒中和 2 型糖尿病的独立危险因素，而且与老人两个或两个以上慢性病密切相关。

异态睡眠，特别是快速动眼睡眠期行为障碍（rapid eye movement behavior disorders，RBD）在 α-突触核蛋白病常见，是 PD、MSA、弥漫性路易体（diffused Lewy body，DLB）痴呆的高危因素，强烈指向神经退行性变。

2）睡眠障碍的新技术和新方法

最近的研究显示，光照明显调节 PD 病人睡眠—觉醒节律，改善睡眠质量。借助新技术的各种睡眠疗法正逐渐兴起，包括枕头与音响结合的音乐疗法，记录睡眠时相的手环、头环都有助于改善睡眠。

（董强，赵重波，邬剑军）

2.3　老年代谢障碍

2.3.1　老年代谢疾病负担

进入 21 世纪以来,慢性非传染性疾病已成为世界范围内疾病负担与死亡的主要原因。根据 2012 年《中国卫生年鉴》,我国 60 岁及以上居民的主要死亡原因前五位中,有四项(恶性肿瘤、循环系统疾病、呼吸系统疾病、内分泌营养和代谢疾病)属于慢性非传染性疾病,而这 4 项疾病导致的死亡率占所有死亡的比例超过 80%。

表 2－1　2012 年全国 60 岁及以上居民死因及死亡率

序号	疾 病 名 称	死亡率(1/10 万)
1	恶性肿瘤	360.9
2	循环系统疾病	292.4
3	呼吸系统疾病	56.0
4	损伤和中毒	45.3
5	内分泌、营养和代谢疾病	24.0
6	消化系统疾病	23.4
7	传染病	10.6
8	泌尿生殖系统疾病	9.7
9	神经系统疾病	6.0
10	精神障碍	2.4

注：来源来自 2012 年《中国卫生年鉴》。

作为流行范围极其广泛、患病率增长迅猛的一类慢性非传染性疾病,代谢性疾病造成的公共卫生问题日益严峻。我国正经历着城镇化、工业化的快速转型,人们的生活方式经历着巨大转变,随之而来,糖尿病和相关代谢紊乱,如肥胖、高血压、高血脂,及其所导致的心脑血管疾病等问题日益突出,已成为影响我国居民健康和社会经济发展所面临的严峻挑战。以常见老年慢性病——糖尿病为例,早在 1980 年,我国的糖尿病患病率尚不足 1%,到 2007 年已增加到 9.7%,而在 2010 年该数据已达到 11.6%(图 2－2)。

根据上海交通大学医学院附属瑞金医院内分泌代谢病学科的研究结果,2010 年,全国 60 岁及以上的居民糖尿病患病率已超过 20%(图 2－3)。

随着我国老龄化程度的加速,糖尿病、高血压、冠心病、脑卒中、恶性肿瘤等慢性疾病发病率和患病率呈快速上升趋势,其高致残率和高死亡率给个人、家庭和社会带来了沉重负担。以糖尿病为例,2010 年我国糖尿病患者人数达 1.14 亿;所有糖尿病患者中,仅 30% 既

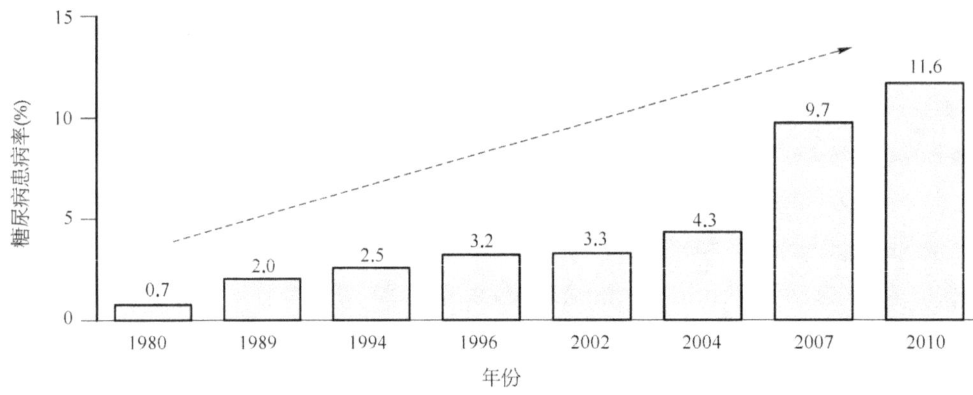

图 2 - 2　1980—2010 年我国糖尿病流行趋势

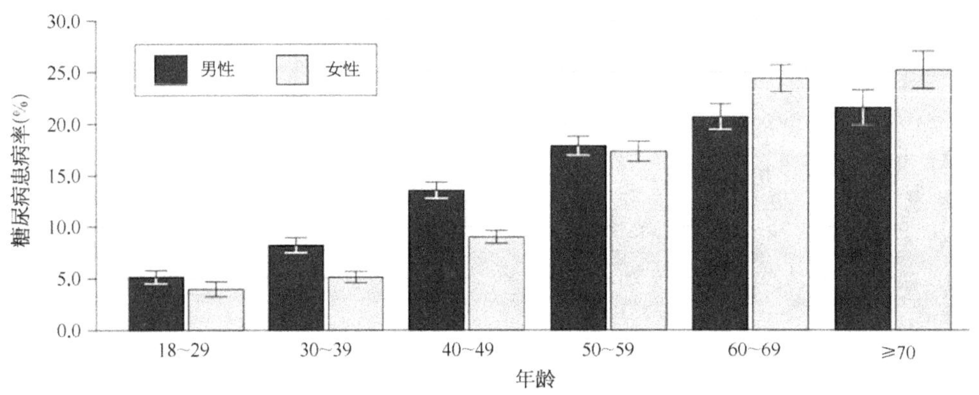

图 2 - 3　2010 年我国糖尿病患病率

往获得诊断。高达 70％的糖尿病患者并不知晓自身的疾病状态,为我国糖尿病的防控工作带来了严峻挑战。慢性病经济负担占我国疾病总经济负担的比例由 1993 年的 54％上升至 2009 年的 69％。慢性疾病的罹患人群多为中老年人群,尤以老年人群为重。发展和实施具有我国特色的医老科学体系极为必要。

各国专家都在群策群力地积极探索有效抵御慢性疾病的策略。1993 年,英国爱丁堡举行的"世界医学教育高峰会议"上提出:专科医生和全科医生应达成一种平衡,分工合作,以开展"以疾病为中心"的医疗健康服务。近年来,上海的新医改方案也明确指出,应通过建立区域医疗联合体,从而建立合理的分工协作机制,促进医疗资源合理流动。通过技术支持、人员培训等方式,带动社区卫生健康持续发展,提升基层医疗卫生服务机构的技术水平。以引导常见疾病的诊疗下沉到基层,通过社区家庭医生服务制,逐步实现社区首诊、分级医疗和双向转诊,以全面提升慢病的管理成效。然而多年以来,尽管政府部门多次强调临床资源整合在防治常见老年慢性疾病中的重要性,但实践情况却不尽如人意。

2.3.2　老年慢性病所面临的科学问题

当前我国在老年群体中慢病的防治工作不仅要降低发病率,更重要的是通过综合干预,尽可能地早期发现患者、减缓患者病情的进展，减少慢性并发症，减轻伴随的医疗负担。近年来国内外进行了与这类病防治相关的大型临床试验。随着现代信息技术的发展，以互联网为基础的远程医疗和数字保健为慢性疾病防治工作的个体化和高效率提供了全新契机。在美国、英国等已经启动了多个通过互联网、手机等实施综合干预的小型短期临床研究项目。这些研究证实，依托现代信息技术手段，可以提高慢性病的管理效果，辅助医护人员更好地开展临床治疗，尤其是可以提高临床工作的效率。

通过建立早期防治及适宜技术推广网络的基本信息平台，重点开展常见老年慢性病的综合防治体系、常见老年慢性病医院-社区无缝化管理模式及慢性并发症的筛查研究，可以提高群体常见老年慢性病预警能力，有效地推广常见老年慢性病早期生活方式干预及早期强化治疗；从而针对其中、重度常见老年慢性病患者推广早期干预治疗；通过建立疾病诊断新技术的转化及标准化技术平台，新技术转化及适宜技术推广，可以提升治疗效果，并在此基础上建立常见老年慢性病转化医学中心，优化疑难病诊治临床路径，形成以部分三级医院为主体的常见老年慢性病系统疑难疾病诊治中心、以部分二级医院为示范基地的转化模式，有效地整合三级医院的优质资源进行医疗扶贫，构建城乡一体化的医疗合作模式，促进上海乃至全国常见老年慢性病整体诊治水平的提高。

2.3.3　解决老年慢性病的新技术和新方法

以往国家针对慢性病的基础及临床研究支出虽然巨大，但真正转化应用于慢性病防治的研究成果较少。建立依托于大型队列研究的生物样本库，并在此平台基础上创建基于多维度、多组学、动态监测的新型数据信息库，将有助于发掘老年慢性疾病的风险预测与评估，开发新型治疗模式和靶点，开启慢性疾病医学研究转化新纪元。基于已发现与已证实危险因素，通过多种数学模型加权集成，精确遴选关键危险因素，创建包含中国老年人群特异遗传位点与环境危险因素在内的精准预警指标体系与预警模型，并完成独立人群的模型验证，进一步建立精准高风险人群，为老年代谢性疾病的早期精准干预提供准确可靠的信息支撑。研究结果将为糖尿病早期精准干预提供切实高效的评价手段，是综合防控、关口前移策略实施的关键前提与实现"健康老龄化"的重要科学探索。

（宁光，毕宇芳，王天歌）

2.4　老年运动障碍

2.4.1　老年脑卒中后肢体功能障碍

1）流行病学特征和疾病负担

中国是世界上人口最多的发展中国家，随着人口老龄化，近年心脑血管疾病发病率呈上升趋势，成为严重威胁中国居民健康的重大社会问题。

　　根据 2013 年中国卒中数据中心的调查显示，我国脑卒中总标化患病率为 2.13％，男性高于女性，农村高于城市，北方高于南方。其中男性标化患病率为 2.37％，女性标化患病率为 1.88％。据此测算，我国 40 岁以上人群脑卒中人数约为 1 148 万。从患病的年龄结构来看，卒中患者中，40～64 岁的劳动力人群占了近 50％，提示卒中发病年轻化趋势较明显。

　　基于洪震教授的论文《缺血性和出血性脑卒中的发病率与年龄的关系》和上海市 2010 年户籍年龄组人口数，初步估计可以得到预估上海市每年脑卒中新发病人数为 41 150 人，见表 2-2。

表 2-2　上海市 2010 年户籍年龄组数据

年龄组	调查人数	3 年脑卒中发病人数	平均年发病率	上海市户籍人口数	估计脑卒中每年发病人数
40～44	9 430	6	0.000 212 089	902 563	191
45～49	6 361	3	0.000 157 208	1 210 257	190
50～54	4 097	9	0.000 732 243	1 549 168	1 134
55～59	4 124	24	0.001 939 864	1 505 410	2 920
60～64	5 240	74	0.004 707 379	1 044 174	4 915
65～69	4 462	114	0.008 516 36	621 661	5 294
70～74	3 560	135	0.012 640 449	494 870	6 255
75 以上	4 331	229	0.017 624 875	1 148 883	20 249
合　计				8 476 986	41 150

　　全球疾病负担研究（global burden of disease，CBD）显示，2013 年在世界范围内，脑卒中已成为全球第二大致死疾病，在中国为第一位的死因，严重威胁人类健康。根据《2014 年中国卫生统计年鉴》，2013 年城市居民脑血管病死亡率为 125.56/10 万，农村脑血管病死亡率为 150.17/10 万。

　　脑卒中是由多种因素导致的一种疾病。调查研究证实，目前影响脑卒中发病的危险因素包括：高血压、糖尿病、血脂异常、心脏病、超重与肥胖、颈动脉重度狭窄、体力活动不足、吸烟、酗酒等。2013 年全国 60 万 40 岁以上人群脑卒中危险因素检出率统计分析显示，吸烟（男性）、血脂异常、高血压处于前三位，高血压是人群脑卒中发生的最重要危险因素之一。随着血压增高，脑卒中发生相对危险增加。

　　随着早期诊断和急性期治疗取得持续进展，脑卒中患者生存率显著提高。神经内科专家初步估计：致残脑卒中占脑卒中发病人数的 50％～75％，其中有 40％为严重瘫痪，尤其表现为严重肢体运动功能障碍，这些致残脑卒中患者需要进行康复治疗，非致残脑卒中患者仅需要预防性治疗。致残性脑卒中患者的治疗除了预防性用药，还需要理疗康复等费用，预估每次康复理疗费用为 100 元，每周 5 次，1 年为 52 周，保守估计（不包括住院治疗）需 26 000 元。由此每年脑卒中造成我国直接和间接经济负担约 400 亿元，是心血管疾病的 10 倍，这对家庭和社会都是灾难性的破坏。

2）老年脑卒中后肢体功能障碍的诊疗新进展

目前针对脑卒中后遗症的主要治疗方法有神经康复治疗和肢体功能重建。康复治疗的方法包括物理治疗(夹板固定、牵伸运动训练)、作业治疗(运动学习训练、强制运动诱导疗法、机器人协助下的运动作业治疗)和生物反馈治疗等,取得一定恢复到达平台期后进一步改善的难度很大。肢体功能重建的治疗主要包括畸形矫形、肌支部分切断、肌腱移位、关节融合等手术,但只能解决局部和外形问题,患肢功能仍然较差。选择性脊神经后根切断术(selective posterior rhizotomy,SPR)仅适用于部分肢体痉挛患者,对上肢的效果有限,患肢的力量和功能改善不理想。此外还有中医方法包括中药、针灸、推拿等,但效果仍然有限。总体上,目前脑卒中后瘫痪肢体的治疗,尤其是恢复上肢随意控制运动的治疗缺乏突破性进展,是临床上亟待解决的问题。

目前针对这一卒中后平台期肢体瘫痪患者治疗的主要神经恢复机制在于开发健存脑(包括病灶所在半球周围区域以及病灶对侧半球——健存半球)的代偿能力。这一过程取决于三个基础条件：健存脑储备的代偿能力;代偿中枢与脊髓运动神经元间的联系建立;外界刺激与健存脑之间的"反馈互动"。而其中外界能给予干预的主要集中在第 3 点,如何增加外界刺激条件与健存脑之间"良性"的反馈互动成为康复的关键。

复旦大学附属华山医院的徐文东课题组首次提出将健侧颈 7 神经移位技术应用于一侧皮层损伤后瘫痪肢体的功能重建(peripheral nerve rewiring, PNR)。它是通过显微神经外科手术进行健侧颈 7 神经移位(在颈部水平将健侧上肢约 20％的神经纤维至与瘫痪上肢连接,使瘫痪上肢的神经投射由损伤半球变为健侧半球),以恢复瘫痪上肢的功能(图 2 - 4)。这一方法突破性地增加了健存大脑和瘫痪肢体的新连接,诱发中枢代偿,实现健存大脑半球对瘫痪上肢的控制。手术安全、效果确切,取得 88％以上的多中心临床试验有效率。对于下肢瘫痪的治疗方法与上肢治疗方法有异曲同工类似之处,将下肢健侧腰 5 神经运动支的 1/2 切断,与患侧骶神经运动支端端吻合,经过 1～2 年的生长和康复治疗。可以明显改善患侧的足下垂,达到行走平衡,提高患者生活质量。

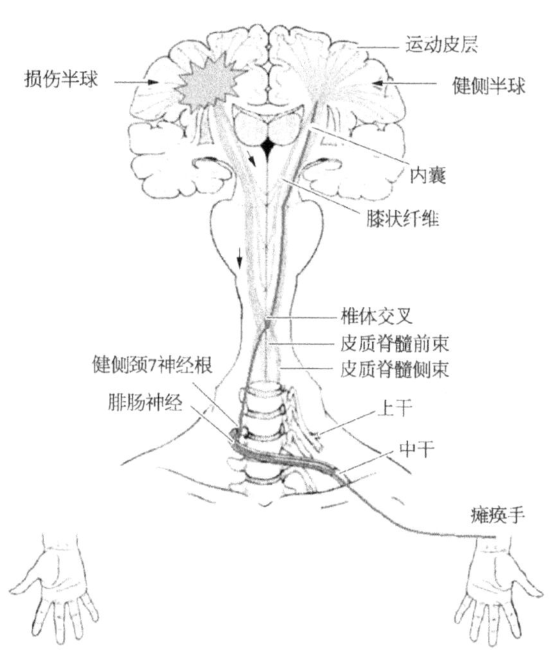

图 2 - 4　健侧颈 7 神经移位术

传统的康复治疗方法之所以效果有限,可能在于先天解剖的限制,即二者之间"桥梁"连接的容量始终未发生质的改变,即使拥有强大的大脑代偿能力和良好的外界刺激手段,也难以最大限度地进行"良性互动"。因此,建立健存大脑和瘫痪肢体新的连接,突破解剖瓶颈,既是临床面临的一大挑战,也是中枢损伤后肢体功能重建的关键所在。

2.4.2　老年周围神经卡压后运动障碍

1）流行病学特征和社会负担

老年周围神经卡压是临床常见病、多发病。其主要临床表现是手部麻痛、上肢无力，逐渐出现进行性加重的肌肉萎缩。自 1854 年 Sir James Paget 首次报道腕管综合征以来，已有 160 余年历史。诸多学者对其进行深入研究，其中包括 Wilshire 报道的胸廓出口综合征（1860 年），Guyon 报道的腕尺管综合征（1861 年），Panas 报道的肘管综合征（1878 年），Wartenberg 报道的桡神经浅支卡压综合征（1932 年），Roles & Mendsley 报道的桡管综合征（1972 年），Carr 报道的后骨间神经终末支卡压征（1985 年）等。在这些疾病中，腕管综合征和肘管综合征是造成老年人运动障碍的常见病。

腕管综合征是最常见的周围神经卡压，据美国骨科医师学会统计，其发病率约为每年 1‰～3‰，患病率为 5%。我国尚无明确统计。疾病导致劳动力和生产效率的下降，并增加医疗支出，造成平均每年每人 5 万～10 万元的经济损失。肘管综合征的发病率仅次于腕管综合征，但因它涉及手内在肌的功能，手内在肌一旦受损极难恢复和重建，故其造成手功能丧失的危害性强于腕管综合征，亦带来严重的社会经济负担。

2）老年周围神经卡压后运动障碍的诊疗新进展

老年周围神经卡压后运动障碍的治疗包括非手术康复治疗和手术治疗两大类。以腕管和肘管综合征这二种常见病为例，非手术治疗包括支具制动、皮质类固醇药物的使用和电刺激理疗等方法；手术治疗包括开放手术和内镜微创手术等。如何规范它们的诊断标准，并相应地运用合理治疗手段是提高疗效、降低冗余医疗成本的关键。

顾玉东院士带领的华山医院手外科团队在此做了大量的探索。以腕管综合征为例，提出临床体征和肌电图客观数据相结合的临床分型方法，体现出既往忽视的病程的重要性，直观易用，便于临床统一推广。在术式上，探索各种神经减压方法的利弊，得出切断腕横韧带即可，不做多余处理的最优松解方法，既取得良好临床疗效，又减少并发症和手术时间。

（徐文东，邱彦群）

2.4.3　老年骨质疏松性骨折后运动障碍

1）流行病学特征

我国从 1999 年开始进入老龄化阶段（图 2-5），目前是全球老龄人口最多的国家，到 2020 年预计老龄化人口达 1.76 亿，约占全世界老龄人口 24%。

李宁华对中国五大行政区 48 615 例 50 岁以上男女人群问卷调查结果显示，在国内部分地区 50 岁以上人群骨折调查中，疏松性骨折患病率为 26.6%。其中男性为 24.6%，女性为 28.5%，脊椎骨折患病率 13.3%，髋部骨折患病率 1.9%，前臂骨折患病率 4.0%。在上述常见骨折中，脊柱骨折发病率最高，而髋部骨折致残、致死率最高。两者并发症发生率相似。

骨质疏松性椎体压缩性骨折（osteoporotic vertebral compression fractures，OVCF）患者常表现为胸腰背痛、身高短缩、驼背，一般不伴有下肢神经损害表现。美国一项针对 OVCF 的研究表明，临床椎体骨折发病率白人女性约 16%，男性 5%。欧洲脊柱骨质疏松研究（European vertebral osteoporosis study，EVOS）中心调查显示老年男性脊柱骨折发病率

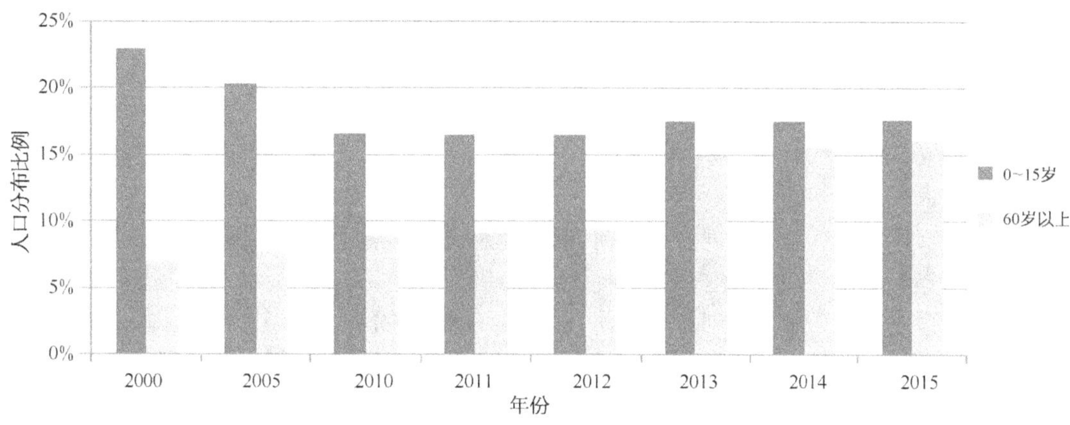

图 2 - 5　2000—2015 年部分人口构成比

为 4%～17%，女性为 7%～19%。在我国李石伦等人通过大样本研究发现 OVCF 发生率女性大于男性，其中胸腰椎骨折、Denis Ⅰ 型最常见。

髋部骨折主要表现为髋部疼痛、活动受限以及外旋畸形，无法下地活动。Dinesh 认为髋部骨折发病率和年龄正相关：在挪威 50 岁男性髋关节骨折发生率 3.99%，女性 9.2%。85 岁以上髋关节骨折发病率是 50 岁组的 3～4 倍。Cummings 等认为髋部骨折总体上女性发生率高于男性。刘松等研究发现老年髋部骨折发生率男女比为 1∶1.53。主要原因可能和女性绝经后激素水平的下降有关。髋部骨折主要分为股骨颈骨折和转子间骨折。在 65 岁以上的髋部骨折中，股骨颈骨折发生率高于转子间骨折。

桡骨远端骨折是指距桡腕关节面 2.5 cm 内的桡骨骨折。骨折常成粉碎性、累及关节面，易遗留畸形愈合和长期疼痛。桡骨远端骨折整体发病率约占全身骨折 1/6，美国全年发病人数约 100 000 人次。桡骨远端骨折每年依然有近 1% 的患者丧失自理能力，而且近半数患者 6 个月后仅达到一般甚至较差的腕关节功能恢复。

2）社会负担

据统计仅 2010 年，欧洲用于治疗骨质疏松症及相关并发症的费用就高达 370 亿欧元。美国每年骨折总治疗费用高达 200 亿美元。髋部骨折在骨折费用排行中占前三位。桡骨远端若按照 50% 手术率计算，则治疗总开支将超过 2 亿 4 000 万美元。在我国，髋部骨折造成的运动功能障碍最为严重，骨折后的老年人有近半数在骨折愈合后仍不能独立行走。椎体骨折通过卧床休息，一般急性疼痛会在数周内明显缓解。但长期卧床并发症和后凸畸形、慢性腰背痛会对患者产生长期负面身心影响。桡骨远端骨折虽使前臂活动受限，功能减退但很少有患者因桡骨远端骨折而完全丧失腕部功能，预后较好。常见骨质疏松性骨折中髋关节骨折死亡率最高。相比之下，桡骨远端骨折的死亡率几乎为 0。椎体骨折患者则多死于全身并发症，而非骨折本身。

3）治疗新进展

治疗骨质疏松症可从日常生活习惯开始，如戒烟、限酒，减少碳酸饮料和咖啡因的摄入，改善饮食（增加牛奶、海产品的摄入），坚持日常适度肌力锻炼及全身平衡性与协调性锻炼，适当户外活动，增加日照，防止跌倒（注意浴室、地面、台阶的行走）等措施。药物治疗主要包括促骨钙形成药物、抑制骨钙吸收药物和促进骨细胞生成药物。

骨质疏松性骨折发生后为了达到功能复位，早期功能锻炼的目的，在全身条件许可的前提下，骨质疏松性骨折还是建议手术干预。

（1）椎体压缩性骨折。经皮椎体成形术（percutaneous vertebro plasty，PVP）和经皮椎体后凸成形术（percutaneous kyphoplasty，PKP）引入国内仅 20 年来，由于创伤小，止痛效果迅速、有效，日常生活功能显著恢复，并且能够使患者早期下地活动，避免了因长期卧床导致的一系列并发症，现被越来越多的外科医生和患者所接受。

（2）髋部骨折。股骨转子间骨折手术可分为髓外固定（DHS）、髓内固定（PFNA、InterTan）两大类。已有文献报道，对于稳定的股骨转子间骨折，髓内、髓外固定均能取得良好的效果。但对于 AO 分型在 2.1 型以上的不稳定股骨转子间骨折，由于骨折后缺乏内侧支撑，或伴有外侧阻挡缺失（A3 型），骨折稳定性极差。髓内固定较髓外固定力臂短，力学稳定性及防旋效果更好。另有研究显示，与 DHS 相比，PFNA 内固定失败率低，手术时间短，出血量少，手术切口小，对软组织的影响低，故可能对治疗骨质疏松性股骨转子间骨折更具优势。

股骨颈骨折后，行髋关节置换术可有效减缓术后疼痛，降低患者的死亡率。手术可选择的方式有人工全髋关节置换术及人工股骨头置换术。对于年龄介于 65～75 岁之间，健康状态良好，预期生存期 10 年以上的患者，宜行人工全髋关节置换术。术后远期效果好，但相对创伤较大，技术操作更复杂，因此其手术适用于身体健康状况较好、合并内科基础疾病少、术前综合评分较高的患者。对于不能满足上述条件的患者，可以考虑人工股骨头置换术。该手术操作相对简单，创伤及手术风险相对较小，短期内术后髋关节亦能恢复良好的功能，满足高龄患者生活质量的要求。但有研究显示其长期效果不如人工全髋关节置换术，且关节寿命更短，更早地需要二次手术，所以如何选择应根据患者的具体情况来决定。

（杜茂信，王海鹏）

2.5　老年感染与免疫障碍

2.5.1　老龄人口趋势与老年感染的挑战

根据推算 2015—2050 年间，世界 60 岁以上人口的比例将从 12% 提高到 22%。到 2020 年，60 岁以上的人数将超过 5 岁以下的儿童。2050 年，世界 60 岁以上的人口预计将达到 20 亿，远高于 2015 年的 9 亿。目前有 80 岁以上老年人 1.25 亿，到 2050 年，全世界这个数字将达到 4.43 亿，而中国将有 1.2 亿。大量老年人群面临疾病威胁，加之老年疾病的复杂性，也给社会带来卫生花费压力。老年人群的发病特点也与社会经济和环境等因素密切相关。经济发达地区老龄化一般更加严重，如上海年龄 60 岁的老人也已经超过 30%。随着中国经济的快速发展，我国将在 20 年左右时间内进入全面老龄化，而法国等国家却用时约 150 年。所以给我们准备的时间有限，我国人口基数大，社会负担更加突出。因此，充分分析我国老龄人口疾病的特点,并预测发病趋势,并在此基础上早做规划,可以为应对挑战提供更多机遇。

老年感染是一类严重危害老年人群健康的常见疾病,发病范围广、波及人数多、治疗难度大等特点,决定了该类疾病在老年疾病中的重要地位。而且老年感染也是导致老年人死亡的重要原因,特别是高龄老人。通过世界卫生组织的公开数据可以发现老年感染的流行病学特征和趋势。全球范围内,下呼吸道感染和腹泻仍位列引起死亡的十大原因之列,特别是在中低收入国家,情况尤为严重。下呼吸道感染仍然是最致命的传染病,2015 年全世界造成 320 万人死亡。从 2000 年到 2015 年,腹泻病死亡率几乎减少了一半,但在 2015 年仍然造成 140 万人死亡。同样地,同期结核病死亡人数减少,但仍是十大原因之一,死亡人数为 140 万。艾滋病不再是世界十大死因之一,2015 年死亡人数为 110 万人,而 2000 年为 150 万人。我国所处的西太平洋地区,卫生条件相对较好,但在 70 岁以上的老年人群中,下呼吸道感染仍是十大杀手之一。如图 2-6 所示,可清晰地看出引起老年人群死亡的重要原因。

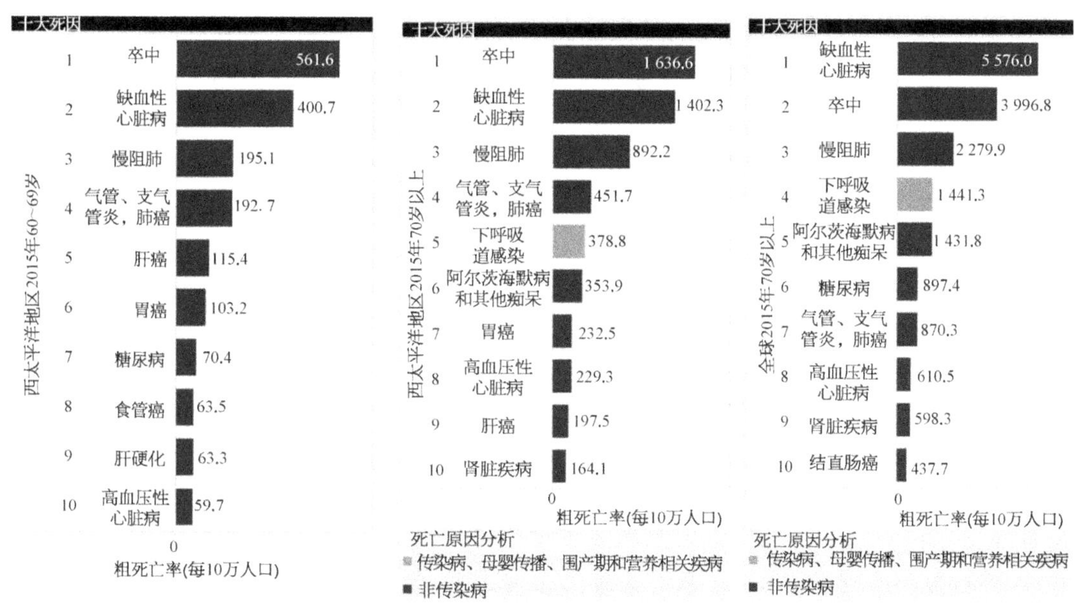

图 2-6　2015 年西太平洋地区 60～69 岁,及 70 岁以上老年人
前十位死亡因素与世界总体情况比较

下呼吸道感染在 70 岁以上老年人前十位死亡因素中分别排序第 5(西太平洋)和第 4(全球)。而在经济较发达地区的美洲(第 5)和欧洲(第 6),下呼吸道感染也是 70 岁以上老人死亡的重要原因。

2.5.2　老年感染的发病基础与特点

相对于其他年龄段的发病,老年感染有自身发病的特点和形成基础,分析该成因并进行预测,可为老年感染的预防和政策制定提供理论依据。

1) 老年免疫系统

机体的免疫功能是指由多种免疫屏障、免疫器官、组织细胞及免疫分子(抗体、细胞因子等)协调发挥免疫自稳、免疫监视和免疫防御的作用,保障机体正常的生理活动,可应对内在和外界的各类挑战。随着年龄的增加,免疫系统先后经历从不成熟到成熟,再到衰退的过程。遗传、感染、营养状态、环境等多种因素决定了这个过程的进展速度。随着年龄的增大,个体间的差异也逐渐变大,导致了发病的情形不同。目前,已经证实多种疾病与免疫系统密切相关,包括代谢类疾病、肿瘤、神经退行性病、感染等。其功能特点均受到增龄、衰老的影响而显示不同程度的功能减退。因此,研究免疫老化进程和老年免疫特点,是解决多种增龄相关疾病的重要问题。

学者和医务工作者通过对模式生物和人体进行多维度的研究,不断揭示免疫老化的规律,为免疫衰老评估提供了诸多可以参考的证据。老年免疫系统的特点包括:

(1) 免疫屏障功能的减退。皮肤和黏膜构成机体防御生物的第一道防线。呼吸道黏膜主要靠复层柱状纤毛运动,并借助分泌物黏附微生物,通过咳嗽等方式将病原体排出体外;胃酸则可杀灭大多数细菌,正常肠道菌群通过代谢等多种调节机制抑制有害菌的生长;呼吸道及消化道黏液中含有溶菌酶、补体和抗体(sIgA),以及多种免疫细胞,协同起抗感染作用;尿液中的氨和尿道黏膜上的 sIgA 对微生物均有抑制作用。老年人的上述天然免疫屏障随着年龄增长而减退,并常遭既往感染或创伤损害,导致防御能力下降,可成为多种病原入侵的门户。

(2) 免疫器官退化。胸腺伴随年龄增长而退化,腺体萎缩,胸腺细胞减少,取而代之的是脂肪与结缔组织。老年人胸腺重量仅为成年人的 $30\%\sim40\%$,以致腺体分泌减少,导致各类活化免疫细胞产生能力减弱,包括 T 细胞、NK 细胞等分泌细胞因子的能力下降。胸腺退化是老年免疫衰退的最重要特征。一般认为,在健康老年人中骨髓干细胞的增殖力和活力可基本保持不变,可能由于其他原因导致了它们的潜能受限,包括其他疾病,如感染、代谢障碍或外界因素。而免疫器官的退行性改变,直接导致了免疫效应细胞功能受限。如吞噬细胞数量减少,趋化能力减弱等;NK 细胞活性下降;杀伤性 T 细胞的活化异常;调节性 T 细胞反应性降低等。最终表现出的结果往往是对刺激的应答反应低下。

(3) 免疫功能调节变差。正常的免疫功能需要通过神经—内分泌—免疫轴,以及免疫网络中细胞因子的调控,协调发挥正常免疫功能。而这种调节变弱后,继发不论是免疫应答低下,还是异常活化,都表现为免疫调节功能的减退。例如老年人中 T 细胞抑制性上调,B 细胞抗原呈递能力增强,优先诱导 Th1 和 Th17 反应,同时,上调的调节性 T 细胞却不能抑制 Th17 反应,导致促炎症反应。因此,老年人发生自身免疫性疾病更高,同时,慢性感染也更容易发生。免疫老化导致的结果如图 2-7 所示。

2) 老年人感染的病理生理基础

老年机体的器官、组织和细胞水平功能都表现为一个阶梯式减退,即在一段时间内,维持一定的稳态平衡,经过一段时间后,由于内外因诱发或者打击,造成机能一次下降,继而又维持在下降后的水平上,达到一段时间的平台期,直至下一次下降。这个过程的变化由复杂的病理生理学基础造成,而后果是对于抵御感染的能力和感染后引起的损害能力的下降。

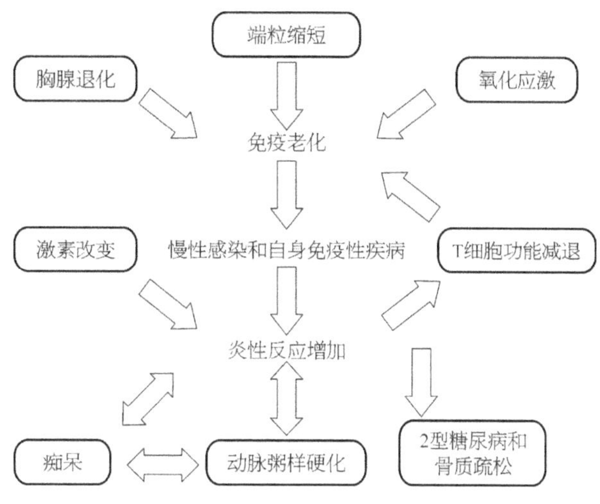

图 2 - 7　免疫老化导致的后果

(引自 C. Castelo-Branco & I. Soveral，Gynecol Endocrinol 2014)

2.5.3　老年感染疾病的流行病学与临床特征

1）流行病学特征

（1）病原谱的特点：老年感染性疾病既具有与一般感染性疾病的特点，又有自身的独特之处。对于能引起人类感染的病原普遍易感，但是转归却与一般成人不尽相同，多数是由于其独特的免疫特征和病理生理学基础决定的。另外，老年人的感染谱也有自身特点。相比于成人，持续性感染和机会感染更多见，如潜伏病毒（如 CMV、HSV）的反复发作，真菌和原虫的感染。这种现象特别容易出现在高龄和长期缺少运动的养护老人中。原有的基础病变是基础，而感染又加重了原发疾病的危害，如糖尿病并发感染加重酮症酸中毒发生。

（2）传染性：老年人群发生感染的转归有自身特点，特别是一些持续性病毒感染病，在老年人群中更容易慢性化，而使老年人成为潜在带菌者，是传染源的一部分。

（3）流行性：大部分老年感染的流行性与一般成人类似，但有些老年人易感的感染有自身特点。例如机会感染和医院内获得感染，往往在看护和住院老人中易发，应该引起重视。

（4）免疫性与致病性：老年人的免疫功能和病理生理学基础决定了他们对感染疾病的抵抗能力较弱；而慢性病多，就诊和住院次数较多，也加重了院内感染的机会。康复后，机体可产生相应的特异性抗体，老年人也一样，但是免疫功能的不同，决定了不同老年人免疫应答的强弱和维持时间的不同，也影响着疾病的转归。随着增龄，老年人的个体差异更大，对于感染疾病的结果差别也更大。对于高龄人群，各种器官的功能减退明显，减弱了人体的正常防御屏障，加大感染疾病的易感性。机体抵抗外界刺激能力显著下降，导致感染疾病转归更差。多病共存和慢病基础，也是老年感染疾病高发的重要原因。

2）老年感染临床特征

（1）症状与体征的不典型：老年人个体间差异较大，对感染的反应性不尽相同，加之老年人的基础疾病较多，患病后常缺乏典型症状和特征。有时病情虽然严重，而症状和体征却轻微，甚至缺如。发热是感染的重要标志，但老年人反应性差，即使病情严重，也未必出现高热。这可能与其基础代谢低，体温调节中枢功能减退等有关。急性感染时，血白细胞计数可能没有相应增高等。

（2）病程长、恢复慢：老年人耐受性较强，反应不敏感，某些感染性疾病发病较隐匿，待出现明显症状而就诊时常已过数日，故易延误诊治。又因老年人机体代谢水平较低、再生修复能力低下，使疾病治愈较慢，恢复延缓。有时病情迁延，易导致慢性。

（3）并发症多、死亡率高：老年人机体机能较差，功能减退，基础疾病又较多，一旦发生感染性疾病，更容易出现并发症，加重原有疾病的危害，导致病情变化迅速、复杂，增加了治疗的难度。并发症的发生是病情严重的重要标志之一，也是老年感染疾病死亡率高的重要原因之一。

（4）耐药高发：老年人在生命过程中感染发生次数多，接触到耐药病原的概率增多，另外抗感染药物用时次数多，累计时间长，老年感染病程长，都加大了耐药株的发生概率，需要引起重视。

（5）药物不良反应高发：由于老年人重要脏器的衰老，使药物的吸收、分布、代谢和排泄都发生改变，导致药代动力发生改变。肝脏、肾脏功能减退，药物易在体内积蓄，加大不良反应的发生，导致老年人药物的有效剂量和引起不良反应，甚至是中毒反应的剂量较接近。

2.5.4　老年感染的趋势与挑战

随着社会的发展，特别是生活方式的改变，也在改变着老年人的生活，影响着他们的健康。交通方式的进步，使得老年人的活动范围更广，出行次数增加，接触感染的机会也会增加；寿命的延长，导致了过去较少出现的疾病也随着增龄而产生；辅助医疗设备的使用，在延长生命同时也会增加某些感染的发生，如植入体内的管件着生细菌生物膜；器官移植后抗排斥药物的使用，加大了机会性感染的概率，等等。这些飞速的变化，让老年人群的感染谱和感染疾病的特征也在悄悄地发生着变化。感染性疾病不再是随着经济发展、生活提高后会逐渐消失的疾病，反而随着增龄进程，越来越多的新发和再发感染性疾病会影响着老年人群的健康，给健康老龄化的目标带来新挑战。

而面对挑战，医务工作者和学者在进行着不懈探索，通过对感染机制和免疫衰老机制的研究，找出特异性改善免疫方法，使得免疫系统保持活力成为可能。2017 年欧洲生物化学与分子生物学学会杂志 *EMBOJ* 发现一种骨桥蛋白（osteopontin）的减少是老化的造血干细胞低能的原因，而增加该蛋白可以让老年人的造血干细胞恢复活力。另外，对免疫衰老的评估，为老年人感染的预防和尽早干预提供了参考标准。对老年人感染谱的研究，为老年人疫苗的研发提供支撑。通过基础临床的协作和双向转化研究，能为控制老年人感染疾病做出贡献。

（赵超）

2.6　老年人视听障碍

2.6.1　老年人听力障碍

听力障碍是老年人患病率最高的慢性疾病症状之一，加之随着我国人口老龄化的加剧，老年听力障碍的发病率呈现逐渐增加的趋势。听力障碍严重影响老年人的生活质量，导致老年人的心理、生理疾病，同时还增加了家庭、社会和国家负担，严重限制了个人、社会乃至国家的整体发展。要解决这一社会问题，需要政府、社会、患者共同参与。本节将从老年听力障碍的患病率情况、科学认识入手，阐述治疗和干预老年听力障碍的重要性、主要方法、当前面临的问题，并提出可行性建议。

2.6.1.1　老年听力障碍的患病率情况

听力障碍是人类最常见的感觉功能障碍，广泛影响人的健康。据世界卫生组织（World Health Organization，WHO）1997 年颁布的最新标准，听力障碍定义为以较好耳计，500 Hz、1 000 Hz、2 000 Hz 和 4 000 Hz 4 个频率的非助听听阈级的平均值≥26 dB。听力障碍的分级标准见表 2-3。

表 2-3　听力障碍的分级标准

听力障碍分级	较好耳平均听力损失(dB HL)
正　常	≤25
轻　度	26~40
中　度	41~60
重　度	61~80
极重度	≥81

致残性听力障碍，也称听力残疾。WHO 将成人听力残疾定义为，较好耳上述 4 个频率永久性非助听听阈级平均值≥41 dB，即中度及以上的听力障碍。

以此为标准，据 2017 年 WHO 报道，全球约 3.6 亿人存在听力残疾，患病率为 5.3％，预计到 2050 年 6 月，听力残疾的人数将达到 12 亿。根据 2016 年我国四省听力障碍流行现况调查推测，中国目前有超过 2 亿人口存在听力障碍，患病率为 15.84％；而听力残疾的人数超过 7 000 万，患病率为 5.17％。

根据美国 1991 年一份调查问卷，65 岁以上老年人常见的十种慢性症状中听力障碍和耳鸣这两项都与听觉有关，其中听力障碍的患病率位居前三，仅次于关节炎和高血压，平均每 1 000 个老年人中，就有 295.2 人存在听力障碍，远远大于视觉障碍的患病率。随着人口老龄化的趋势，到 2040 年前后，我国 65 岁及以上老年人占总人口的比重将超过 20％，老年听力障碍人群的数量将随之增多。

而听力障碍的患病率是随年龄增长而增高的，在各年龄段中，听力障碍者以老年人为主。2006 年第二次全国残疾人抽样调查显示，全国有老年听力残疾者 2 045 万，患病率为 11.04％，其中男性 1 122 万，女性 922 万；老年人单纯听力残疾人群 1 540 万，患病率为 8.31％。而据 2016 年我国四省听力障碍流行现况调查，我国 60 岁以上老年人在听力障碍人群占到一半以上，超过 1 亿人口，且 75 岁以上的老年人听力障碍患病率更是高达 78.21％。

2.6.1.2　老年听力障碍的科学认识

据于丽玫等对全国老年听力残疾人群的调查显示，老年听力残疾的原因中，老年性耳聋占 66.87％，而原因不明性耳聋占 8.91％，中耳炎占 8.62％，全身性疾病占 5.2％，噪声与爆震占 3.54％。随着经济的发展和医疗卫生事业的进步，中耳感染、耳毒性药物、噪声等原因所致听力障碍的比例在逐渐降低，而随着人口老龄化，老年性聋已经是老年听力障碍的主要致病原因。

老年性聋是指由于年龄的增长，人体的听觉器官随同身体其他各组织器官一起发生的缓慢、进行性的老化过程，并出现听力减退的生理现象。老年性聋的病因复杂，其发病机制目前尚未完全阐明。可能的发病机制不仅包含听觉系统衰老过程，还受到环境、遗传等因素的影响，而且相当多的患者是各种综合因素混杂导致。目前的研究表明，老年性聋的发病可能与下列因素有关。

（1）外环境因素。环境因素主要包括噪声暴露，化学因素暴露，医疗因素，毒性化学物质，全身健康状况，激素、酒精、尼古丁的摄入，饮食和社会经济学因素等。这些因素造成的损伤再加长年累月的累积，可增加患老年性聋的风险。

与老年性聋发病相关的基因也可能是通过增加人体对噪声的敏感度而起作用的，在导致听力损失时，噪声和老化可能是相互累加或相互作用的。

（2）内环境改变。衰老是自然界的必然规律，随着年龄增长，人的生理和心理在不断发生着变化，内耳和听觉中枢传导通路的改变、血液流变学与血管病变、离子循环异常等生理改变都可能导致老年性聋。

（3）基因突变。老年性聋的发病年龄、发展速度及进展形式等存在较大个体差异，即老年性聋的遗传易感性。遗传易感性的存在使得易感者对环境危险因素具有敏感性（例如噪声、耳毒性药物），接触同样的环境因素易感者发生老年性聋的年龄可提前，听力下降程度更重。可见，遗传异质性为老年性聋听力下降个体差异的主要原因，其在老年性聋发生发展过程中所起作用的比例约为 35％～55％。

综上所述，老年性聋病因复杂，是多环节、多因素共同作用的结果，涉及生理、病理、生化、分子等各个方面。不同病因或诱因作用的详细病理及分子生物学机制仍需要不断探索研究。

2.6.1.3　老年听觉康复的方法

大部分老年听力障碍者最大问题并非听不到声音，而是不能听清楚他人讲话，特别是噪声环境中言语识别很差，不仅影响日常的交流，还由此为老年人带来压抑感、孤独感、焦虑、易怒等心理和情绪困扰，影响生活质量，因此应积极防治。老年听觉康复的方法主要有防治听力损失，听力检查发现听力损失，及时使用助听辅听装置干预。

老年听力障碍的致病因素多，有些可预防，有些可治疗。从预防的角度，老年听力障碍的预防措施主要包括控制诱发病因，及时治疗耳科疾病；从治疗的角度，老年听力障碍的治疗主要为耳科疾病的治疗和新技术的使用（如基因治疗、干细胞治疗）。

（1）控制诱发病因。控制导致病理损害的疾病病因，例如噪声性聋的听力保健、耳毒性药物的合理使用、积极治疗全身性疾病等。

① 避免长期噪声暴露。噪声可以导致许多健康问题，其中听力损失是长期噪声暴露的最常见后果。老年人在日常生活中，要尽量避免长期接触高强度噪声，做到在有噪声的环境下佩戴耳塞或降噪耳机，尽量远离枪炮声或大声音乐，从阻隔噪声源、削弱噪声强度等方面预防噪声性聋。

② 避免使用耳毒性药物。使用某些药物治病或人体接触某些化学制剂后，引起听神经系统中毒性损害而产生听力下降、眩晕甚至全聋，这类药物即耳毒性药物，引起的听力障碍称作药物性聋。耳毒性药物致聋目前尚无理想的治疗方法，重点以预防为主。

③ 积极治疗全身性疾病，防治易感因素。老年性聋为多因素疾病，有关老年性聋易感因素的研究相对比较多，很多系统性疾病，如甲状腺功能减退、糖尿病、高血压、高脂血症影响循环的心脑血管疾病，都可引起内耳毛细胞损失及听觉神经变性，导致听觉功能的减退和不同程度的听力下降，从而诱发和加速老年性聋的发生。

因此，对于老年人来说，积极治疗全身性疾病，保持良好的作息规律，节制脂肪摄入，忌酒戒烟，加强身体锻炼等可最大限度地避免发生老年听力障碍。

针对遗传易感因素方面，随着分子生物学技术的发展，越来越多的老年性聋易感基因被揭示，遗传学家通过提供遗传咨询和干预，使得具有老年性聋易感家族后代减少获得的遗传易感基因的概率，或敲除老年性聋遗传易感基因等，从而防治老年性聋的发生。

（2）及时治疗耳科疾病。包括防止听力损失演变为听力残疾的措施，如早期发现、慢性中耳炎的治疗方法、防止听力损失的外科手段。

按照听力损失的部位、发生原因，听力损失的类型主要有传导性、感音神经性和混合性三种。传导性听力损失是由于外耳和（或）中耳的某些病变，导致声波的传导障碍而造成的听力损失。感音神经性听力损失是由于内耳或听神经或中枢病变或功能障碍引起的听力损失。混合性听力损失是指同时患有传导性和感音神经性听力损失。

传导性听力损失可通过药物或手术等医疗手段治疗，而感音神经性听力下降通过医疗手段治疗几乎是不可能的。

随着耳科学的发展和显微外科技术的提高，传导性听力损失的药物和外科治疗水平都有了长足的进步。当老年人有耳痛、耳闷、外耳道流脓等耳部不适时，应当及时到耳鼻喉科就诊，以控制并消除耳部疾病，避免传导性听力损失的病变向上累及内耳，引起感音神经性听力损失的病变而不易治疗，从而演变为听力残疾。

（3）基因治疗。基因治疗是指将外源基因通过基因转移技术导入靶细胞或敲除致病基因，以纠正或补偿因基因缺陷和异常引起的疾病。从广义讲，基因治疗还可包括从 DNA 水平采取的治疗某些疾病的措施和新技术。

目前，通过耳聋基因筛查及检测避免部分先天性耳聋患儿的出生及对部分耳聋易感人群进行指导已经应用于临床并取得显著社会及经济效益。针对老年性耳聋的研究目前主要包括两方面：

一方面是查找致病基因。由于老年性耳聋为发病的多因素性及显著的个体差异，致病基因研究进展缓慢，老年性耳聋是多基因遗传，还是单一基因作用所造成的单基因遗传尚不清楚，目前多数学者倾向于多基因遗传。另外，各项研究表明，凋亡相关基因、神经营养因子相关基因、细胞及功能恢复基因、细胞周期调控基因等都将是老年性耳聋基因研究的热点。

另一方面通过基因导入来恢复和改善听觉器官。目前在老年性耳聋动物模型上的研究已取得令人鼓舞的结果。但由于老年性耳聋的基因致病的复杂性，其应用于临床仍面临诸多技术、经济及伦理问题，目前仍有很多工作需要完成。

（4）干细胞治疗。应用干细胞移植治疗老年性耳聋的关键在于产生新的毛细胞或螺旋神经节细胞以恢复内耳的功能。目前已有很多学者对老年性耳聋的干细胞治疗进行各种研究，取得很多进展。

基因治疗与干细胞治疗取得的进展让人们看到了从根本上防治老年性耳聋的可能，但干细胞治疗与基因治疗一样，目前还局限于理论及动物实验阶段，其治疗人类内耳疾病的临床应用前景虽然很广阔，但仍然有很长的路要走。相信随着科学技术的进步、研究的深入及动物实验的大量开展，干细胞、基因治疗必将取得突破，老年性耳聋的防治必将会进入全新时代。

2.6.1.4　老年听觉康复的现状、面临的问题和建议

积极有效地预防和治疗老年听力障碍是改善老年人生活质量的重要途径之一。但是由于老龄化属于自然规律，在全身情况基本正常的老年人群中，仅50%左右的老年人能够正确认知自我听力情况。2016年胡向阳等针对我国四省听力障碍流行现状的调查也发现，近50%的听力障碍者未发现自己患有听力障碍或不确定听力障碍发生的时间。与此同时，国外数据表明，从一个人发现自己有听力困难到寻求专业帮助的时间至少有8～20年，国内患者寻求专业帮助的时间可能还要晚。

佩戴助听器是老年听功能障碍患者的主要辅助康复手段之一。据WHO最新报道，全球助听器的产量只能满足不到10%的需求，在发展中国家更是只能满足不到3%的需求，可见听力障碍者人数之多。然而，根据美国Marke Trak VII机构在2005年一项调查显示，国外老年听力障碍人群中选配助听器的比例为45.3%，而我国存在听力障碍的老人选配助听器的比例仍达不到10%。近几年，国内的专业期刊数据显示，我国存在永久性听力障碍的患者中大约只有3%购买了助听器。另有调查显示，在已经选配助听器的老年人中，约有25%～40%的老年人不佩戴或偶尔佩戴助听器。

针对如上现状，目前，中国老年听觉康复处于起步阶段面临的主要问题是：

（1）对老年听力障碍的认识不足，听觉康复有限。由于受到传统思想的影响，目前我国老年听力障碍的康复还没有引起包括他们自己在内的家庭、社会和政府的足够重视。而且，国内学者调查发现，即使一部分对听力障碍进行干预而配戴了助听器的老年人，其选配的助听器大部分仍是性能较低和/或单耳助听器为主（约85%），远不能达到康复需要，也没有接受系统的康复咨询和训练，因此，康复效果不明显，配戴的积极性和质量也不高。

（2）老年听觉康复的费用高。听力障碍干预成本高。在我国销售的主要助听器品牌中，以某品牌助听器为例，依具体型号从240美元到3 400美元不等，若选配中位数价格的助听器单台需要919美元，双耳选配需要1 838美元。一些人听力障碍极其严重，可能需要更

加昂贵的解决方案,如人工耳蜗,因此解决这一问题的实际成本更加高昂。

(3) 听力学工作者数量严重不足,专业水平参差不齐。中国正处于极度缺乏能提供高质量听力服务的专业人员的阶段。据不完全统计,中国约有不同水平的听力学工作者 1 万名,为全国 13.7 亿人提供服务。中国的听力学工作者与服务人数的比例(1∶137 000)相较于美国(1∶9 000)处于极度匮乏状态。美国有着 13 000 名全职听力学家,几千家助听器经销商,同时为 3.14 亿人口提供服务。

建议加大对听力学相关专业院校的资金投入和支持在目前国内听力学专业生源很少的情况下,建议有条件的国家医学类大中专院校开设相关专业,增加专业人员数量,对于有多年听力学专业教学经验的优秀院校应扩大招生数量,并且开办相关的听力学成人教育,鼓励从业者定期参加职业教育培训。

国家应增加对听力学教育资金投入,创造更好的办学条件和减少从业人员继续教育的费用;可以通过最大限度地扶持优秀的助听设备生产或销售企业,让这些具有培训条件的优秀企业协助国家开设相关的职业教育培训班,成立实践基地。

国家应最大限度地加大对助听器验配机构的指引和规范,这样将有助于规范行业发展、保证服务质量、提高助听器使用者满意度,不仅可以保证助听器验配机构数量和稳步的发展,而且能提高我国助听器验配服务的整体水平。

(段吉茸)

2.6.2　老年人视觉障碍

眼睛是人类感官中最重要的器官,正常视功能是我们获取大部分信息的源泉,人一生中约有 80％以上的信息知识和记忆都是通过视觉功能获取的。视觉是一个精密而复杂的光学折射成像和神经传导、认知系统,任何环节出现问题都会导致视觉障碍,不仅直接影响对外界事物的感官和信息传递,而且对其工作选择、生活质量、社会交往及人际关系都有着深刻的负面影响。

视觉障碍主要分为视觉器官的光学系统疾病和神经系统疾病。前者如晶状体混浊形成白内障所造成的视觉障碍,它可以通过有效的手段来去除并重新建立,达到复明或者提高视觉功能的目的;而后者如黄斑变性所造成的视觉障碍往往是不可逆转的,即便是目前最新的治疗手段也只能有限地控制疾病进展和维持已经受损的视觉功能。其中与老年人视觉健康密切相关的代表性眼病是白内障(视觉信号的光学成像,在全人群致盲因素中的比例占到 33％,但可手术治疗复明)和黄斑变性(视觉信号的神经转导,在全人群致盲因素中的比例占 1％,属于中心视力受损、不可逆性致盲),临床上也仅有这两个眼病,分别称之为年龄相关性白内障(age-related cataract)和年龄相关性黄斑变性(age-related macular degeneration, AMD),从中也可看到其疾病发生发展与人体衰老的密切关联。

2009 年世界卫生大会(world health assembly)上通过了 WHO 盲及视力低下的新标准,视力低下是以日常生活远视力为标准,分为轻中重三级:双眼中好眼的日常生活远视力大于等于 0.3 而低于正常为轻度;大于等于 0.1 而小于 0.3 为中度;大于等于 0.05 而小于 0.1 为重度;好眼日常生活远视力低于 0.05 为盲。造成视力低下的原因也多种多样,按照其程度不同大致可以分为视力残疾和常见功能性眼病。视力残疾包括低视力和盲。传统低视力是指双眼视力得到最佳矫正后,好眼的视力大于 0.05 而低于 0.3,且无法通过药物、配镜、手术等措施提高。2010 年 WHO 估计全球有 2.85 亿视力低下者,其中 3 900 万为盲人。包括盲在内的 80％的视力低下者是可以避免的,并指出如不采取积极措施,至 2020 年全球盲及视力低下人数将翻一番,其中预计 90％的视力残疾人群将生活在发展中国家。根据 2006 年第二次全国残疾人抽样调查统计,我国单纯视力残疾人约 1 233 万,接近总人口的 1％,如果包含多重残疾者,则达 2 003.50 万人。全国每年新增盲人 45 万人,新增视力低下者 135 万人,即在我国每分钟就会出现一个盲人,3 个视力低下患者。卫生部组织的全国九省市(包括上海)低视力与盲的抽样调查(2007—2008 年):50 岁以上人群中,以日常生活视力标准,<0.3 的患病率为 10.8％;最佳矫正视力标准,<0.3 的患病率为 5.3％。2009 年上海市统计 70 岁以上盲的患病率为 0.71％,视力残疾的患病率达 12.94％。WHO 指出(2010 年)视力低下更常发生于中老年人群中,82％的盲人和 65％的中、重度视力低下者发生于 50 岁以上人群中。通过数据趋势分析推测以及中国卫生部《2010 中国卫生统计年鉴》显示我国的实际低视力人群均在 2 000 万人以上。如此众多的视力残疾患者不仅自身丧失了劳动力和独立生活能力,同时也给患者家庭及社会造成极大的经济和社会负担。有统计资料报道称每年仅这类疾病就会给国家造成数千亿元的巨大损失。WHO 曾对 70 多个国家地区的调研显示,人类最恐惧的是死亡,其次是失明。美国政府也将眼保健列为继心脑血管疾病和恶性肿瘤之后的第三位公共健康问题。因此,视力障碍已经成为危害我国居民健康的一个重要公共卫生问题,并且随着老龄社会的到来,如不采取积极有效的措施,其严重性和危害性还将更加突显出来。

2.6.2.1　年龄相关性视觉障碍的防治现状

临床眼科中与衰老密切相关且最具代表性的视觉障碍疾病就是白内障与黄斑变性,它们主要见于 50 岁以上人群,且其发生发展与年龄增加(即年老)成正相关。

1) 年龄相关性白内障

WHO 于 2014 年统计表示全球有 9 500 万患者因白内障相关疾病导致视觉障碍,占所有视觉障碍病人的 33％。白内障也是我国排第一位的致盲性眼病,2015 年统计约有患者 1 100 万例,且每年新增 80 万例。白内障发病率与年龄密切相关,许多大规模人群研究报道白内障的患病率随年龄的增长明显增加,不同类型白内障发病率亦有不同,蓝山眼科研究统计小于 55 岁人群中核性白内障发病率为 17.6％,皮质性白内障发病率为 4.4％,而在 75～84 年龄段老年人中两者发病率分别骤升至 87.3 和 46.7％。临床研究资料显示 80 岁以上的老年人白内障的患病率为 100％,它是晶状体老化后的退行性变,是多种因素作用的结果,其中年龄是最主要的因素。目前全球呈现老龄化趋势,我国人口老龄化更呈现加速发展的态势,年龄相关性白内障的人数也将随之明显增加。因此,结合医疗、政府和社会等多方面的协作配合全面开展白内障的防盲治盲工作至关重要。

白内障手术是目前治疗白内障成本效益最高、疗效最好的治疗手段,它是通过摘除混浊的晶状体(即白内障),再植入相应的人工晶体来重建视觉光学通路,达到复明和提高视觉质量的目的。WHO 预估 2020 年全球范围内会有 3 000 万人接受白内障手术。在过去的 20 多年中,随着白内障手术技术和策略的不断完善,每年百万人口白内障手术率(CSR,是评价白内障复明手术的一个重要指标)不断提高,发达国家已经超过 9 000,即便是印度也超过了 6 000。在全国眼科医生们的辛勤工作和积极努力下,加之国家和国际非政府组织开展了多样性的白内障防盲复明行动计划,大大促进了我国白内障复明手术的开展。2016 年我国

CSR 达 2 070,较"十一五"末期提高了 75%,提前完成了我国卫生计生委发布的《"十三五"全国眼健康规划(2016—2020 年)》目标。但是我国的白内障复明手术进展与发达国家相比仍有很大差距,国内也还存在地区差异大、贫困人口和地区复明率低等问题。

从全球范围内来看,白内障手术覆盖率都有所增加,手术效果也逐年有所提高,但是要减少随着发病率增加所引起的巨大社会负担还存在很多挑战,如高额的医疗费用,眼科医生数量不足以及政府资助经费和设施不足等。因此就目前状况,针对人类视觉健康包括可复明的白内障治疗,我们需要投入更多基础医疗设施,并且更加规范地培训更多具备熟练技能的眼科医生。

2)年龄相关性黄斑变性

黄斑是视网膜神经组织中视敏度最高的部位,黄斑部的病变可以引起中心视敏度(即通常讲的视力)的下降,严重影响了患者视觉功能。年龄相关性黄斑变性(AMD)是指一种由于视网膜黄斑区结构的衰老性改变引起中心视力进行性下降乃至失明的眼科疾病,就目前医学科学技术和手段是不可治愈的。AMD 可表现为双眼先后或同时发病,多见于 50 岁以上人群,并且患病率随着年龄的增长,该病发生的比例由 2%(40~49 岁)逐渐增加到 35%(>80 岁)。AMD 是经济发达国家 65 岁以上老年人群的首要致盲眼病,近年来也成为亚洲人群的重要致盲因素,仅美国的患病人数就多达 1 300~1 400 万人,并预测到 2020 年会增加 50%。预计全球 AMD 患者人数到 2020 年将达 1.96 亿,如果没有有效的预防措施,则 2040 年将达 2.88 亿。在中国,随着人口老龄化的进展,AMD 的患者也逐年增加,成为主要致盲眼病之一。我国流行病学调查研究显示,随着人群老龄化和生活方式的改变,AMD 发病率明显增加,50 岁以上人群中发病率高达 9.5%,晚期 AMD 的患病率约为 1%,预计我国 AMD 患者超过 500 万,晚期患者约有 300 万。

早期 AMD 主要表现为玻璃疣和色素分布改变,一般症状较轻或没有主诉症状;晚期 AMD 则因视网膜神经细胞损毁往往致盲。当疾病进展到一定程度后,AMD 主要以两种临床表现形式存在:地图样萎缩(干性或非渗出性 AMD),脉络膜新生血管膜(湿性或者渗出性 AMD)。干性 AMD 视力损害通常较为缓慢,而湿性 AMD 视力下降非常迅速(占到致盲性 AMD 的 80%~90%)并伴有明显的视物扭曲变形甚至中心视力的完全丧失。AMD 的诊断主要依靠患者的病史、症状,裂隙灯眼底检查、眼部光学相干断层扫描(OCT)以及视网膜荧光血管造影来进行诊断。由于引起 AMD 的病因机制尚不明确,且视网膜神经变性疾病的治疗还未突破,因此目前治疗干性 AMD 的方法几乎没有。针对湿性 AMD 的主要方法有激光光动力学治疗(PDT)、抗 VEGF 的生物制剂治疗、抗感染治疗和手术治疗等,其中针对湿性 AMD 新生血管的抗 VEGF 制剂眼内注射成为缓解和控制疾病的进程主要治疗措施。它虽可一定程度挽回一部分湿性 AMD 的急性视力下降,但是一旦视网膜神经细胞毁损,也就无能为力了。

中国正在步入老龄化社会,因此像 AMD 这类神经性致盲眼病将是目前和未来相当长一段时期严重危害中国人生活质量的重要疾病,也将给社会和家庭带来沉重的经济负担和精神负担。

2.6.2.2　新技术的开发与应用

1)年龄相关性白内障

在白内障的基础研究领域以及临床研究领域,我国与国际先进水平相比还存在着较大的差距。加强对年龄相关性白内障以及白内障带来老视的具体发病机制研究也是老年医学中一个重要的课题。通过蛋白组学、代谢组学和 miRNA 等技术手段，眼科临床学专家与生命科学的专家联合攻关，在老年医学快速进展的基础上，研发出延缓晶状体衰老的干预手段（如药物、激光），以及实现真正的生物仿生手术等，不仅是人类战胜视觉衰老退化的革命性突破，也将引领其他生物医学的创新发展。研发的重点方向包括：

（1）针对年龄相关性白内障发生机制的关键环节和位点，研发相应的干预药物是眼科老年医学面临的一项重大挑战。这一领域已经初显端倪，基础研究发现含有羊毛甾醇成分的滴眼液可避免促使白内障形成的相关蛋白质凝结成块，并在动物活体上得到验证。

（2）目前临床治疗上白内障超声乳化技术趋于成熟，随着材料学、仿生学和生物信息技术的不断进展，白内障手术已经逐渐从复明性手术转变为屈光性手术。

此外，在临床诊断方面，结合眼部成像的光学特点和目前医学影像学与信息工程学的优势，推出基于网络的自助式白内障筛查设备和系统，包括与白内障相关的视觉功能自评价，可以大大简化眼病筛查的成本（人力、时间等），更有助于患者及时就诊，并根据工作和生活的需求状况，辅助做出是否治疗的决策。

2）年龄相关性黄斑变性

与白内障相比较，年龄相关性黄斑变性的神经性致盲眼病研究是为眼科领域研究的重点和难点，并引起国家相关部委的重视，相继列入科技部"973"项目和国家自然基金委重大、重点项目等资助计划。虽然从视网膜神经细胞损伤的分子机制和重建的可能性等方面进行了系列探索性研究，取得了一些新的进展，包括发现了视网膜胶质细胞激活在神经性致盲眼病发生、发展中的重要作用，揭示了线粒体功能障碍参与视网膜神经元损伤的新机制，并提出了视网膜神经组织重塑是由胶质细胞活化引起的微环境改变和神经元损伤交互作用、共同参与所致的观点，但距离攻克这一神经性致盲眼病，还亟待专家学者们集中攻关研究和解决。

（1）随着老年社会的到来和生活水平的不断提升，AMD 的发病率不断增加，积极开展 AMD 罹患的高危因素以及相应的早期诊断和预警研究尤为必要。

开展以人群为基础的大型流行病学研究（如前瞻性队列）以掌握我国的 AMD 患者发病患病特点，寻找相关的危险因素，深入有关 AMD 确切病因的研究。协同应用蛋白组学、代谢组学、miRNA 表达图谱以及血清学检测技术来寻找 AMD 疾病的生物标记物是一项具有广阔应用前景的研究工作，近年来这方面的研发、验证和临床应用正深入开展中。它不仅有利于群体筛查 AMD，而且还能指导临床处理、监控个体 AMD 疾病的进展、评价治疗效果和疾病预后。比如针对 VEGF 在亚洲人以及我国 PCV 亚型 AMD 患者的确切病理机制研究，不仅可以有利于早期诊断，也有助于适宜我国及亚洲特点的 AMD 患者防治新药的研发。

通过某些特定的生物标记物，比如对 AMD 的高危等位基因筛查，可以为那些处于高危的未发病患者提供有益信息，使得其通过适当的生活方式改变来消除发生 AMD 的危险环境因素。

（2）针对 AMD 病理过程的相关环节，研发相应的干预和治疗措施是防治 AMD 致盲的关键。

目前相关疾病的生物标记物研究主要有：一类是有关疾病发生发展评价的，包括预测、早期发病、进展或消退、诊断、疗效评价等；另一类是与治疗干预相关的，涉及药学和生物技术产业。针对 AMD 的生物标记物研究应着力于寻找与 AMD 相关的危险因素，包括筛查和诊断，用于预后判断的信息，以及指导治疗决策等，尤其是对于易感人群和暴露于危险因素的人群，可以早期发现和预后判断，并及时给予合适的干预。

（3）对已经发展到晚期的 AMD 患者，可以进行低视力助视和康复训练。

这是针对中心视力明显受损已无法挽回的患者，如何最大化挖潜其残余视觉功能并进行科学训练以提高视觉功能的一类措施。AMD 的视觉康复治疗主要包括各类助视器的应用、视觉功能训练等。助视器的选择包括各类放大镜、阅读镜、辅助照明设备或者闭路电视等。我国已经在此领域成为国际低视力助视产品的主要供应商，但如何协同临床眼科与视觉科学、神经科学密切合作研发具有自主知识产权的高端智能化低视力助视产品和康复技术，主要是针对 AMD 中心视力障碍的新一代头戴式助视器，是我们面临的挑战。英国牛津大学最新研究成果智能眼镜 OXSIGHT 即将首先进入中国市场，将对众多的中国低视力患者带来意外的帮助。

2.6.2.3　低视力助视及康复

由于目前医学科学的限制，晚期 AMD 导致的中心视力显著下降进而形成低视力甚至盲的状态在短期内还难以完全改变。AMD 引起的阅读能力下降可出现用药错误，面容认知能力下降显著影响生活质量，行动能力下降使发生摔跤和骨折的概率升高等。针对其残留的周边视力，可以借助一些相应的设备和技术得到一定程度的改善，减少它带来的这样一系列后果，还有着积极的社会意义。

在低视力助视与康复治疗这一领域，除了研发新型低视力助配器以外，还应关注低视力人群视觉通路功能重塑及视觉训练，以及低视力及盲的跨感知觉重塑研究。

当 AMD 患者的眼部状态稳定后，低视力康复能够更好地帮助患者利用残存的视觉功能，提高生活自理能力。由于晚期 AMD 的黄斑功能丧失，患者会在病变区边缘形成新的注视中心（preferred retinal locus，PRL）。位于周边视野的 PRL 相对黄斑中心注视具有视敏度低、眼动控制差以及视觉拥挤效应强等特征，限制了患者的视觉功能。因此 AMD 的认知训练主要针对 PRL，以使其能够更好地发挥类黄斑的作用，包括更好的眼动控制能力、减少视觉拥挤效应的影响以及阅读速度的提高等；认知训练的方法则包括阈值上以及阈值训练等，多个研究提示认知训练能够改善 AMD 患者周边视力的认知功能。但是由于随着年龄的增长，大脑皮层的可塑性逐渐下降，并且当中心视力丧失后，视觉皮层可能自发产生一定的视觉皮层重塑以适应中心视力的丢失，因此 AMD 的认知训练效果具有明显的个体差异性。我国"脑计划"的实施，势必将视觉科学与神经科学紧密结合，有望解决其中的科学问题，并将成果转化应用于临床像 AMD 这类神经性致盲眼病的治疗与康复。

（孙兴怀）

2.7　老年人失能与康复

随着中国农村和城市居民期望寿命的逐渐增高，人口老龄化带来的诸多健康相关问题日益突显。增龄相关健康问题不仅限于人们传统关注较多的各类躯体疾病，如高血压、糖尿病、脑卒中等，还包括空巢化、孤独等社会问题带来的心理和行为障碍。衰老、疾病和疾病所致躯体障碍，以及心理、行为问题共同导致的老年人日常生活能力下降、社会功能衰退，恶化了老年人的生活质量，并加重家庭和社会负担。国际功能、残疾和健康分类（international classification of functioning, disability and health）明确指出了，功能健康应包括身体结构和功能、活动和参与等三个部分。失能在很大程度上是这三个部分共同作用的综合体现，是与老年人生活质量相关的重要课题，也是为力求使老年人度过一个有尊严而幸福的晚年所必须关注的重要问题之一。

康复医学作为较年轻和新兴的医学学科，与临床医学相比，更加关注各类躯体、心理和社会功能的问题，并积极采用各种干预方式促进不同基础功能状态人群的功能提升和恢复；这一特征与当今老龄化社会老年人失能问题突显的诉求不谋而合。本书将从老年的功能障碍的概况、老年失能的康复需求分析和对策以及我国现有老年失能康复服务体系及其发展方向三个方面入手，分析老年康复的现状以及发展，并结合复旦大学附属华山医院在老年康复领域所做的一些工作进行说明。

2.7.1 老年人失能的分类

现今我国老年人已经成为失能人群的主体。促进社会和谐发展，关注老年人功能障碍，已经成为当下避不开的话题。老年人失能包括躯体功能障碍、认知功能障碍和情绪行为问题、日常生活活动功能障碍以及社会参与功能障碍，是疾病和其他个人、家庭和社会因素共同造成的缺陷。需要注意的是，既往人们往往关注疾病所导致的较为严重、明显的功能障碍，但忽略了从健康状态到疾病状态其实是一个连续谱，许多老年人的临床症状和功能障碍程度虽然未达到疾病诊断标准，但对其日常生活功能、参与社会活动、提高生活质量已造成明显不良影响；且可进一步进展，或导致继发疾病，进一步损害老年人健康。比如老年人自觉的"虚弱""抑郁情绪""主观认知受损"等。这一类群体往往较明确的患病群体更为庞大，其带来的失能问题不容忽视。

1）躯体功能障碍

（1）老年躯体运动功能障碍。老年人随着年龄增长，身体器官的结构和功能逐渐发生增龄变化，机能逐渐衰弱，乃至发生各类疾病和损伤，导致不同程度的运动功能障碍。运动功能障碍往往又成为导致继发疾病的因素（如由于卧床而导致肺炎），或成为阻碍老年人发挥正常生活功能、参与社会活动的障碍。

与增龄相关的肌肉、骨骼、关节等运动器官损伤，心肺相关疾病导致其功能下降，神经系统疾病等都是常见导致老年人运动功能的疾病。运动器官疾病常见的包括骨质疏松、骨折（如股骨颈骨折、桡骨远端骨折等）、关节损伤（如半月板损伤、髋关节疾病等）等；心肺疾病常见有冠心病、各种原因导致慢性心功能不全、慢性阻塞性肺病等；神经系统疾病，如脑卒中、帕金森病等，也可由于运动中枢损伤而导致严重的躯体运动功能障碍。

除疾病外，衰老本身带来的躯体运动器官机能衰退、营养摄入不足等问题也可导致老年人运动耐力下降，运动相关损伤增多等问题。

（2）心肺功能障碍。由于衰老、不良生活习惯和疾病导致的心肺功能障碍是老年人群中常见的功能问题，在很大程度上限制了老年人的运动耐力和功能活动，并引起继发健康问题。

引起老年人的心肺功能障碍的常见疾病有慢性阻塞性肺病、肺炎、因各种原因而进行的开胸手术、冠心病、心律失常等。而与心肺功能障碍相关的不良生活习惯和危险因素包括长期吸烟、饮酒、肥胖、久坐少动等。对心肺功能障碍的干预，纠正不良生活习惯与治疗原发疾病等相辅相成，都不可偏废忽视。

（3）进食及排便功能障碍。随着脑卒中、脊髓炎、帕金森病等神经系统疾病发病率的增高，以及衰老伴随的器官退行性改变（如前列腺增生），以及部分药物的副作用，老年人中存在进食及排便障碍的人数逐渐增多，严重影响了老年人的生活质量，同时也是导致重大疾病的隐患（如由于误吸导致重症肺炎）。

2）老年认知功能障碍和情绪、行为相关问题

（1）老年认知功能障碍。认知功能包括注意、记忆、语言、思维逻辑和解决问题能力等多方面功能。正常的衰老过程一般伴随部分认知功能的逐渐减退，包括注意、记忆、执行功能等；但同时也有部分认知功能随着年龄增长可能得到更多发展，如抽象和深入思考的能力等。正常衰老相关的认知功能减退，一般不会严重影响日常生活功能，但可能影响老年人参与多种社会活动，开发晚年幸福多彩的生活的能力；也可能引起部分较为关注自身健康和智能状态的老年人的焦虑、抑郁情绪。

老年人病理状态的认知功能障碍主要由阿尔茨海默病、脑血管病（包括脑卒中）、帕金森病等神经系统疾病引起，其导致认知障碍的程度一般较重，且常呈进展性过程，药物治疗疗效有限，往往成为导致老年人日常生活能力下降、失去生活自理能力乃至残疾、死亡的重要因素。

（2）老年情绪、行为相关问题。老年人常见的情绪和行为问题包括抑郁、焦虑等情绪，以及淡漠、易激惹、怀疑等行为问题。这些情绪和行为问题常是与其他躯体疾病或功能障碍、认知障碍相关和伴随，但也可独立于躯体和认知障碍存在。值得注意的是，情绪和行为问题不仅造成存在该问题的老年人本身的生活能力、社会活动参与能力下降，其主观幸福感降低，而且还可大大加重其共同生活者、照料者的心理压力和健康负担，导致其生活质量的下降和难以承受的身体和心理双重压力。

3）日常生活活动功能障碍

日常生活活动包括躯体性日常生活活动和工具性日常生活活动，二者的下降是导致老年人独立性丧失的重要原因。躯体性日常生活活动包括吃饭、洗澡、穿衣、转移、如厕等最基本的生活活动，工具性日常生活活动指的是购物、煮饭、药物管理、骑车等高级的生活活动。老年人由于心肺功能、肌肉能量、关节活动度和认知能力等的衰退，常导致日常生活活动功能障碍。如常见股骨颈骨折的老年人不能步行和爬楼梯；脑卒中后的老年人常常导致运动、平衡、进食等功能的受限；存在认知障碍的老年人不能有效规划日常生活、解决问题；有慢性疾病的老年人，如糖尿病、冠心病等，由于体能和活动能力的下降，不能进行剧烈的日常生活活动等。改善老年人的日常生活活动能力，对于老年人生活质量的提高十分重要。

4）社会参与功能障碍

社会参与功能包括休闲和工作两方面。休闲和工作是老年人功能重要体现的两个方面。老年人参与社会体现了老年人的社会价值，丰富了老年人的生活，增加了老年人的信心，对于老年人的身心健康而言很有帮助。由于老年人失能所导致的老年人的运动功能，认

知功能等的下降是限制老年人社会参与功能障碍的主要原因。具体社会参与功能障碍体现在不能继续从事原有的工作或副业，不能参与生产和专业服务，不能从事家务活动，不能参加休息娱乐活动等。

2.7.2　老年失能的康复需求分析和对策

老年人随着年龄的增长，生理功能进行性的下降，最终导致失能。据统计，我国 $60\sim$ 90 岁老年人的残疾发生率为 21.9%，$65\sim74$ 岁、$75\sim84$ 岁、$85\sim90$ 岁老年人中因慢性疾病导致的活动受限绝缘体比例分别为 22%、25%、23%。如何提高失能老年人的生存和生活质量，一直困扰着广大的医务人员。过去，人们对于失能老年人的关注点主要集中于以疾病为中心的诊断和治疗上，但是单纯的疾病诊断并不能很好地预测患者的住院时间、生活能力、工作能力以及家庭和社会负担。但以功能为导向的康复医学填补了这一空白。关注老年失能康复，我们应了解现阶段老年失能康复的需求现状并给出相应对策。

如上所述，从健康到失能是一个严重程度的连续谱，不同严重程度的失能、不同原因所致失能的不同阶段，老年人对于康复的需求不同，其主要特征可概括如下：

（1）非进展性疾病所致老年人失能的康复需求和对策。临床常见的可导致老年失能的非进展性疾病包括脑卒中、骨折等。其特点是疾病所造成的失能在发病后近期一般最重（如无反复发作或继发其他疾病加重功能障碍），随时间进展患者功能有所恢复，以发病后近期恢复较快，远期则功能趋于稳定。对于这一类疾病所致的功能障碍，老年患者的康复需求因疾病所造成的功能障碍严重程度和病程阶段有所不同。

一般而言，非进展性疾病导致严重功能障碍的早期，患者常存在多种重大功能缺陷，且有病情波动的风险。此时的康复治疗，一方面需要尽早进行专业康复以最大程度恢复功能，一方面又需要保证患者的安全性；宜在综合医院病房进行。以脑卒中患者为例，目前一般认为发病 1 个月内为恢复早期阶段，发病后 $2\sim3$ 个月为恢复中期阶段，$4\sim6$ 个月为恢复后期阶段，超过 6 个月为后遗症期；早期和恢复期康复效果明显优于后遗症期，需尽早进行多方面的专业康复干预。但在疾病早期，脑卒中患者常存在偏瘫、言语障碍、吞咽困难、排便障碍等，有一定病情波动风险，护理难度也较高。这时，在综合医院康复病房进行康复干预，一方面有利于全面、科学地对患者进行功能评定、制定康复方案及实施康复干预，另一方面也有利于保障患者的安全和减少护理相关并发症发生。在综合医院进行早期康复干预的另一优点是有利于为患者制定专业的个性化康复指导方案，以便于后期在基层和社区医疗机构进行进一步康复干预。

非进展性疾病进入恢复期或后遗症期，部分功能缺陷程度较轻的患者已可回归正常家庭和社会生活，如残留有轻度的躯体不适或功能缺陷，则可能要求进一步的康复指导和间断性干预，可采用基层医院康复门诊结合家庭式康复。部分仍存在较明显功能障碍的患者（如脑卒中导致严重肢体运动功能障碍），则可采取基层康复医院、医疗护理机构和家庭病床结合的方式给予综合干预，并与三级医院康复科对接，给予必要指导。

（2）进展性疾病所致老年人失能的康复需求和对策。阿尔茨海默病、帕金森病等疾病呈进展性病程，患者的功能缺陷随疾病进展不可逆地逐渐加重，直至完全失去生活自理能力。此类患者在疾病早中期，仍有一定的生活自理能力，主要失能表现为特征性的运动、认知等功能障碍，可能伴随焦虑、抑郁等情绪问题和猜疑、易激惹等行为异常。主要康复需求在于针对特定功能的专业评定、干预、指导教育和获得辅具支持；可由三级医院康复科进行评定、制定方案，并进行指导，具体干预需要结合三级康复机构的资源进行。而在疾病晚期，患者功能往往退行严重，可至完全不具备生活自理能力（如卧床、需要留置鼻胃管进食、不能自主排便），需求重点转至护理和基本功能的被动康复，可结合家庭病床、基层康复护理结构等资源进行康复干预和护理。

对于老年进展性疾病患者的康复干预中不应忽视的一个问题，是对于其照料者存在的失能状况和健康问题的筛查发现，和给予积极的支持帮助。

（3）非疾病导致老年人失能的康复需求和对策。除疾病外，衰老本身及其相关的个人、家庭和社会不利因素，都可能造成老年人失能和生活质量下降。对于这类老年人，可进行相关知识和康复技能科普、康复指导和心理引导干预。既往的医疗和康复系统对这一群体关注较少，但随着老龄人口数量增大，有必要给予其进一步地关注，并开展积极的康复资源整合模式的探索。

2.7.3　我国现有老年失能康复服务体系与发展方向

相对于欧美和日本等发达国家，我国进入老龄化社会的时间较短。相对于欧美和日本等国家在老年失能康复方面具有较完善的管理和服务制度与经验积累，目前我国老年失能康复服务体系发展时间较短，却面临着远超欧美的老年失能人口数量和较大的专业人员缺口，仍面临着严峻的考验。目前，我国现有老年失能康复服务体系在大多数地区均采用三级康复网络服务的模式。近年来，结合社会需求又提出了社区康复服务模式。

1）三级康复网络

目前绝大多数地区均采取三级康复网络服务的模式。三级康复网络包含：第一级康复，即急诊医院病房内早期康复治疗；第二级康复，即康复中心或综合医院康复科病房的恢复期康复治疗；第三级康复，即社区层面的后遗症期的康复治疗。三级康复治疗模式的确立使康复得到了推广，老年失能康复也从医院走出，走向社区和家庭。

然而现阶段我国三级康复服务模式之间的联系尚缺乏紧密，上下级医疗机构间常不能做到及时、全面、有效的衔接。此外，目前区域康复服务体系内机构管理体系尚不很健全，各医疗机构间资源整合和统筹规划较为不足，功能划分尚欠明确，不利于整体康复服务体系建设；而双向转诊不通畅，则往往加剧各综合医院内滞留大量平台期患者，而基层医院医疗资源浪费的局面。此外，社区基层医院缺乏康复专业人才、康复干预手段较单一，康复理念和技术更新乏力，以及各个地区的康复发展水平差异较大也是目前我国康复体系面临的一些问题。

因此，如何加强三级康复机构之间的资源整合、相互联系，实现医疗资源合理利用，实现康复理念、技能和有康复需求的患者在网络体系内的顺畅迁移，是今后三级康复机构建设应考虑的问题。

2）社区康复服务模式

对于如何在社区开展康复服务，于健君提出了在社区建立一种新的社区康复服务模式即社区三级康复，又称"小三级"康复治疗服务模式。其中，社区一级康复是指患者在社区卫生服务中心进行的康复治疗；社区二级康复是指在社区卫生服务中心下属卫生站（即社区康复站）进行的康复治疗；社区三级康复是指在家庭进行的家庭康复治疗。基于社区的康复服务模式,为失能老年人的康复带来了另一种新的可能。老年康复是一个长期漫长的过程。以脑卒中为例,80%的患者主要在家庭中进行长期康复。康复的目的是使患者回归家庭和社会。社区和家庭康复使失能老年康复更加便捷和个性化,老年人在社区和家庭中可以得到家人和社区居民的帮助和关怀,对于本身功能的恢复而言也很有帮助,同时减少了不必要的资源浪费。

但是,目前社区康复服务模式的推广还十分有限,社区康复流程的规范性仍有欠缺。对于失能老年人的社区康复效果,缺乏相应的客观评估方法和阶段性的康复目标。如何积极调动患者、家属的参与,建立患者、家属和多学科团队共同参与的社区康复模式,并与上级医疗机构有效对接,获得比较理想的康复指导,是社区康复服务模式今后需要重点关注和解决的问题。

此外,社区康复由于技术水平有限,目前可利用的康复医疗设备、可开展的干预措施还比较有限。故而,与上级康复机构一起,进行"康复适宜技术"的修订和推广就显得尤为重要。所谓"适宜技术",是指简单易行、成本低廉、因地制宜、因陋就简,能够走出医院,送到社区,便于社区医务工作者、残疾人及其家属掌握、可以使广大群众受惠的技术。许多学者认识到,应该对患者家属及护工进行相关的康复知识培训与指导,充分发挥他们督促及协助康复治疗的作用,把康复治疗贯穿于患者的日常生活活动之中。开发和推广康复"适宜技术"存在功能缺陷的于老年失能患者及其照料者来说,简单、易行且实用,有利于进行长期家庭化的康复训练以改善失能状态。这也是社区康复体系可努力改进的重要方向。

结合三级康复医疗机构的"大三级"和社区康复机构的"小三级",可形成健全的三级康复网络,并以一级社区康复卫生中心作为"拐点"衔接两层三级康复机构,实现患者回归家庭、回归生活,如图 2-8 所示。

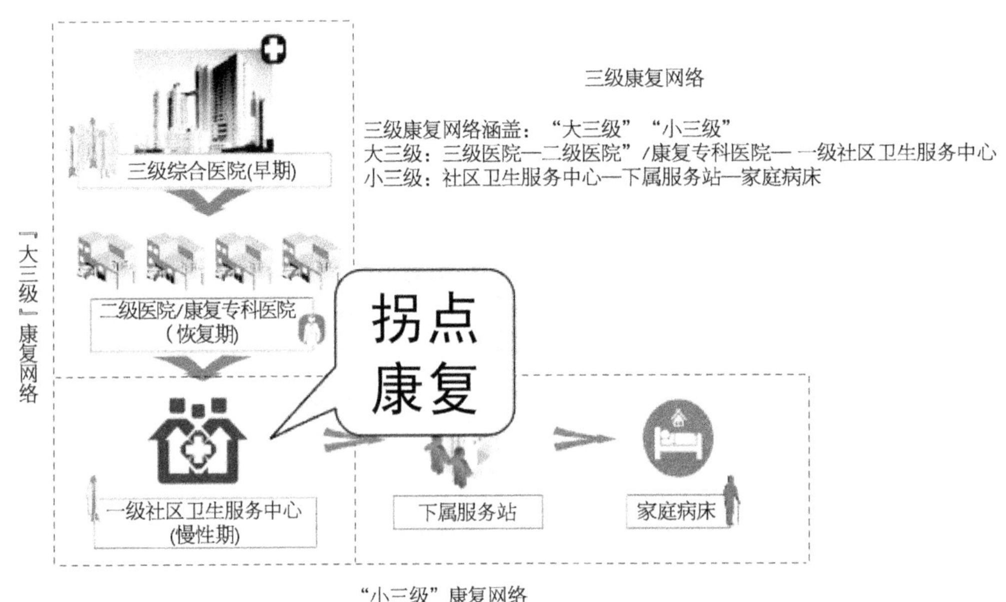

图 2-8 三级康复网络与拐点康复

老年人作为失能人群的主体,对于老年失能的康复的关注有助于老年人的整体生活质量的提高,以及减少老年医疗的成本,节约资源。随着社会对于老年失能康复的关注,老年康复事业将会越来越完善。

(吴毅,贾杰,何志杰,杨青)

2.7.4　老年失能护理

2.7.4.1　现状分析

1) 人口老龄化所带来的医疗护理需求

老年人的机体处于较为脆弱的状态,对疾病的易感性高,尤其各类慢性疾病的患病率增加。2012 年对上海某社区 1 096 位老年人随机抽样调查显示,社区老人的慢性病患病率高达 81.8%,11.7% 的老人患有 4 种以上的慢性病,且老年人对健康状况自评较差,仅 25% 的老人自评健康状况好。人口的老龄化以及当今社会环境下老年人的健康状况导致了医疗费用的大幅上涨。在 2000—2006 年,60~79 岁人群比 18~29 岁人群的医疗卫生支出约增加了 53%;相比于 18~29 岁城镇人群,60~69 岁和 70~79 岁城镇人群的医疗卫生支出分别增加了 59.1% 和 76.4%。从目前的医疗卫生支出趋势看,至 2030 年医疗卫生支出占 GDP 比重将达到 8%~10.6%,至 2050 年将有 40% 的医疗资源配置于老龄人口。

老年人躯体功能的减退与患病,使其对他人的依赖性增加,而社会的发展和人们对生活质量要求的持续提高,使老人在照护需求方面的多样性愈加明显,其不仅有生活照顾的需求(包括饥、渴、衣、住、行方面)、医疗护理服务需求(包括健康咨询、慢性病治疗、监控、症状管理和压疮、导管护理等特殊护理),更有精神慰藉、社会文化生活和实现人生价值的需求。2012 年对上海市某街道居家高龄老人的调查发现,居家高龄老人生活照顾需求的各项满足率在 81.5%~89.6% 之间,护理访视的各项满足率在 0%~35.3% 之间,精神慰藉的各项满足率在 84.3%~94.5% 之间。其中,非常满意的比例非常低。而且由家庭内部成员提供的服务满足率较高,如生活照料等;外部人员提供的服务满足率较低,如社区护士提供的上门访视等,这说明当今我国老人的照料资源仍集中在家庭内部。尽管目前城市社区照料资源发展较快,如社区日间照料中心、社区卫生服务中心上门访视等,但仍不能满足人口老龄化所带来的照护需求的迅速增长,尤其社区卫生服务资源在数量和质量上均不能很好地满足居家老人的需求。该调查还发现一方面老年人对社区卫生中心提供的上门访视服务数量不满意,另一方面身体状况较差的老年人却不愿意在社区卫生中心就诊,而倾向于去上级医院看病,表现出对社区卫生中心医疗护理服务质量的不信任,由此又造成了三级医院医疗卫生服务的高负荷。

2) 人口老龄化所带来的失能问题

(1) 失能定义及评价方法。随着人口老龄化的趋势的日益严峻,越来越多的老年人将面临一项与老化密切相关的健康问题——失能(disability)。"失能"是失去最基本的日常生活能力的简称。学术界通常用日常生活能力(activities of daily living, ADLs)来测定老年人独立生活能力,通过各种量表测量出 ADLs 指数,以此来反映老年人基本日常生活自理能力的情况。通常使用的日常生活能力量表包括基础性日常生活活动量表(basic activities of daily living, BADLs)和工具性日常生活活动能力量表(instrumental activities of daily living, IADLs)两部分。前者一般包括进食、如厕、穿衣、梳洗、行走和洗澡这 6 项必须每天反复进行的、最基本、最具有共同性的躯体活动;后者一般包括做饭、购物、打电话、做家务、洗衣、使用交通工具、服药、理财等人们独立生活所需要的关键性的、较高级的一些技能。

国际上对于失能老年人的定义是：因年老、虚弱、残疾、智障等而不能独立完成穿衣、吃饭、洗澡、如厕、行走、购物等任何一项活动的老年人。在我国，中国老龄科学研究中心课题组对于失能老人的定义是：选取"吃饭、上下床、洗澡、上厕所、穿衣和室内走动"这 6 项指标，以"不费力""有些困难""做不了"三个等级进行评分，有 1～2 项不能自理为轻度失能；3～4 项不能自理为重大失能；5 项及以上不能自理为重度失能。

（2）我国失能老年人的现状和失能程度构成。中国老龄研究中心老年人口状况调查数据显示了 2000 年、2006 年及 2010 年的全国失能老年人口并运用环比平均增长法预测了今后 5 年失能老年人的变化情况（图 2-9），调查发现我国失能老人的规模在逐年增加。调查显示，我国失能老年人口从 2000 年 854.9 万人增长到 2010 年 1 084.3 万人，预测到 2015 年将达到 1 239.8 万人。从轻、中、重度失能老年人占总体老年人的构成比上看（图 2-10），尽管我国失能老年占总体老龄人口的比重呈下降趋势，但重度失能老年人所占的比重却在逐渐增加。

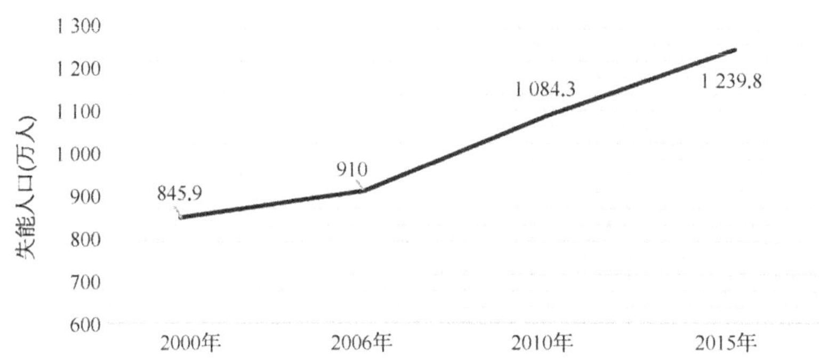

图 2-9　我国失能老人人口变化趋势

［资料来源：中国老龄科学研究中心课堂组.全国城乡失能老年人状况研究［J］.残疾人研究，2011(2)：11-16］

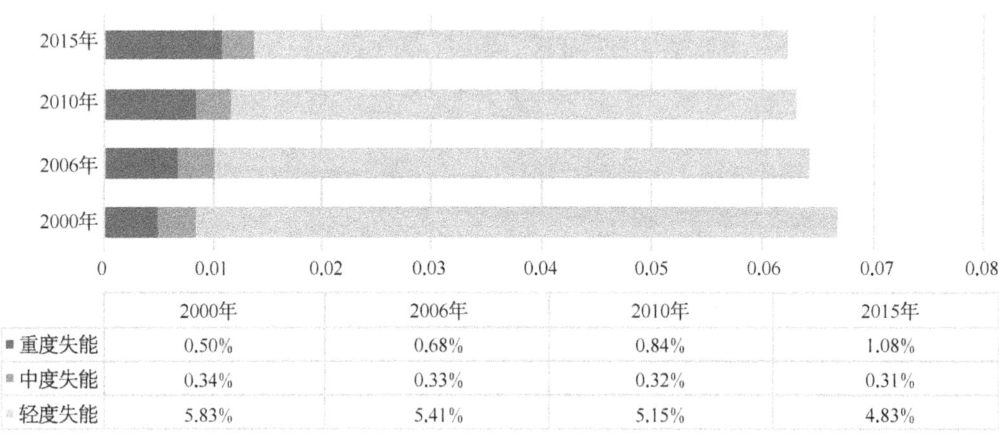

	2000年	2006年	2010年	2015年
▪ 重度失能	0.50%	0.68%	0.84%	1.08%
▪ 中度失能	0.34%	0.33%	0.32%	0.31%
▪ 轻度失能	5.83%	5.41%	5.15%	4.83%

图 2-10　我国失能老人所占总体老年人口比重

［资料来源：中国老龄科学研究中心课堂组.全国城乡失能老年人状况研究［J］.残疾人研究，2011(2)：11-16］

从 6 项 ADLs 具体指标上看(图 2-11),对各项目不能自理的失能老年人占我国失能老年人的构成比从高到低依次为:洗澡(26.6%)、上厕所(15.0%)、室内走动(13.1%)、穿衣(12.2%)、上下床(12.1%)、吃饭(9.6%);另外,对于这些项目,仅能部分自理的失能老年人占到我国失能老人的 4%~10%。由此可见,这些老年人日常基本生活能力欠缺,需要家庭或社会化的长期生活照料服务。

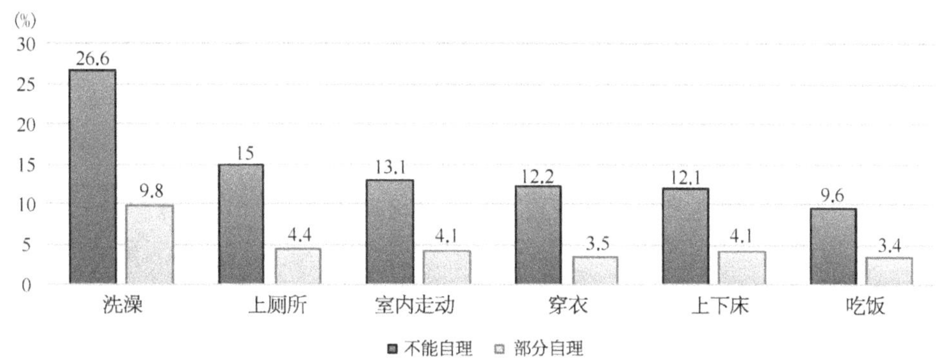

图 2-11　我国失能老人的失能程度构成(%)

[资料来源:景跃军,李元.中国失能老年人构成及长期护理需求分析[J].人口学刊,2014.2(36):55-63]

2.7.4.2　失能老年人所带来的照护负担

1) 失能老人所带来的昂贵长期护理费用

失能老人是老年人口中的脆弱群体,他们因完全或部分失去日常生活能力,所需要长期护理的概率最高、费用巨大。研究者海龙基于马尔科夫多状态转移模型,对我国 2010—2050 年间高龄老人长期护理需求进行量化预测。结果表明,我国失能高龄老人人口规模将从 2010 年 860.47 万人激增至 2050 年 4 764.52 万人,增幅高达 5.5 倍;而中长期高龄失能人口护理费用从 2010 年 1 020.47 亿元攀升至 2050 年 5 650.49 亿元,相当于占 2010 年国内生产总值的 0.25%~1.40%。此费用对于我国城乡居民家庭来说也将是一笔巨大的负担:根据该研究结果,以 2010 年为例,我国老龄失能老人人均护理费用为 5 603.61 元,而同年我国城市居民家庭人均纯收入为 19 109 元、农村家庭人均收入仅为 5 919 元。

同样地,胡宏伟等的研究也表明了我国老年护理需求,尤其是重度失能老人护理需求增速迅猛。该研究基于中国老年健康影响因素跟踪调查(CLHLS)纵贯数据,运用马尔科夫链方法估算老年健康状态转移概率;同时结合全国老年服务调查数据,估算和预测老年护理需求。预测结果显示,失能老年人口将从 2014 年的 8 255 万人上升至 2050 年的 2.19 亿人,所占老年人口总数比例将从 58.84% 升至 68.33%;而作为长期护理主要目标对象的重度失能老年人也将从 2014 年的 1 003 万人上升至 2015 年 3 774 万人,增幅接近 4 倍。对于失能老人长期护理服务状态的需求费用的预测结果表明,2014—2050 年失能老人的潜在护理需求将从 3 089.96 亿元增加至 42 694.34 亿元,而有效需求将从 1 172.42 亿元增加至 16 018.49 亿元,分别增加了近 14 倍。在服务需求类型方面,助餐、康复理疗、用药、健康咨询与管理这些护理需求规模最大;同时,代购陪购商品、陪同就医、临终关怀等护理服务需求增速迅猛，应予以重视。

2）失能老人所带来的沉重家庭照护负担

失能老人不仅给社区带来巨大医疗经济负担，也给家庭非专业照护者带来生理、心理等方面不同程度的负担，降低照护者的生活质量。"高龄体弱老人照护者需求和心理健康状况"课题组于 2010 年对上海 720 名居家高龄失能老人和其主要亲属照顾者进行了调查。调查发现照护者照护时间超过 3 年的占一半以上，52％的照护者每天照护时间在 4 h 以上；照顾者从开始照顾老人前到照顾后平均健康状态下降；仅 41％的照顾者认为自己的钱刚好够维持照顾老人的开支，25％的照顾者认为不够或非常不够；照顾者对现在生活的满意度和自我幸福感指数均为一般。

2.7.4.3　目前对失能老人护理上所存在的问题

1）居家部分失能老人的照料现状和存在的问题

尽管我国现代家庭养老功能日趋弱化，社区照料和机构照料模式在逐步发展，然而目前我国失能老人的长期照护主要还是依靠家庭。有研究发现，超过 70％的失能老人选择居家照护，主要的居家照护提供者为家庭成员、保姆或钟点工。家庭在失能老人的长期照护过程中不仅提供生活照料、经济供养，同时还提供不可替代的精神慰藉，在老年人的健康和幸福感维持中起着重要作用。因此，对于部分失能老人，建议尽可能居家接受照料。

然而，目前居家失能老人的照护几乎均由非专业护理者（家庭成员或保姆）承担。对于家庭成员照护者而言，长期照顾失能老人对其生理、精神、经济和社会上均造成巨大压力；另外，由于我国计划生育政策的实施，使得我国家庭成员数量减少、家庭结构多为"四二一""四二二"化，而家庭规模小型化直接导致部分家庭在照顾失能老人上缺乏人力资源。对于非家庭成员的居家照顾者，如保姆或钟点工等，一方面由于人员的紧缺、工作量较大，此类非家庭成员照顾者的服务价格较高，以上海地区为例，照顾失能老人的全职住家保姆的市场价格大约在 4 000～5 000 元/月，这对于经济状况普遍较差失能老人家庭而言是一笔较大的经济负担；另一方面，大多数此类照护者文化程度通常较低，多为外来务工人员，缺乏专业培训，同时人员的流动性较大，对失能老人情况不熟悉，这些都将严重影响对失能老人的照护质量。最重要的是，对于非专业护理者，不论是家庭成员还是保姆等，通常缺乏专业的长期照护知识，仅能提供基本的生活照顾或简单的医疗护理；然而，对于失能老人，尤其是重度失能老人的长期护理，需要具有一定的专业知识和技能。例如，对于存在大小便失禁重度失能老人，对其协助翻转、皮肤护理等均需专业的护理技能，以防止皮肤压疮的发生；对于存在吞咽困难的失能老人，需要照护者具备一定的食物准备和喂养的知识和技能，对于因吞咽困难放置长期鼻饲管的失能老人，更需要对鼻饲管专业的清洁、维护等护理技能。因此，对于居家照护，迫切需要建立一支专业化的居家老人照护队伍并提供监督管理机构，以提供专业化、高效的居家失能服务或咨询指导服务。

2）机构照护和社区照护对失能老人的照料现状和存在的问题

随着我国老龄化加速、失能人口的攀升，机构和社区越来越在养老中肩负着重要左右。机构养老是以养老院、福利院、敬老院等机构为场所，统一为老年人提供有偿或无偿的生活照料、医疗照护、康复等集中供养模式。社区养老是以社区为依托，以老年人日间照料、生活护理、家政服务和精神慰藉为主要内容，以上门服务和社区日托为主要形式，并引入养老机构专用化服务方式的模式。然而，目前养老机构和社区日间照料中心存在的突出问题是人员配置不足、普遍专用化程度不高。

在社区卫生服务中心，目前的医护人力资源尤其是护理人员的数量远不能满足社区失能老人护理需要。社区护士的总体学历又较二、三级医院护士低，多数社区护士没有接受过专门的老年护理培训，其专业知识、专业态度和专业能力均与高质量的老年护理服务存在差距。对多项社区护士的知识调查分析，社区护士目前掌握的知识不能完全满足社区护士工作内涵的拓展，与提供高水平护理服务的要求仍然存在差距。

在养老机构，护理服务队伍质量更为堪忧。在 2011 年对上海市 9 家有代表性的养老机构调查显示，护理员能较好地执行协助用药和生活护理，但对老人活动的照护、精神照护和危险管理意识和能力均较缺乏；养老机构的护士也仅能较好地执行生活护理和用药管理等简单服务，对于健康评估与病情预测等需要较高专业判断力的服务执行能力欠缺。此外，养老机构的护理员队伍不仅存在文盲和小学文化居多，没有受过系统的专业护理教育与培训，综合服务能力低等问题，而且由于目前护理员薪资低、工作强度大，人员流动性很强，这进一步影响了其护理服务质量。

3）对失能老人的照料需求评估不足

不论是居家、社区或机构模式，提供的失能照护应以失能老人的实际需求为基础。失能老人因其失去生活自理能力的程度不同，对护理的需求也不同。目前的养老服务实际提供过程中，由于对老年人的照料需求评估不足，存在着服务内容单一、配置不合理的问题。有研究分析了老年人的居家养老服务需求，发现老年人对不同类型的居家养老服务的需求存在差异，对医疗康复服务的需求最大，对生活服务的需求最小；与固定的经验判断不同，老年人的生活自理能力并不对其生活服务需求构成显著影响；对失能老人而言，其最需要的医疗康复服务、老年保健服务中心及居家养老服务站等资源往往不足以满足其实际需求。因此，对失能老人提供长期照护时，建议首先根据其失能程度评估其实际需求，力求在提供护理服务过程中做到有的放矢、供需平衡。

2.7.4.4　基于评估的失能老人分层专业化照护的设想

考虑到我国老龄化增速快、失能老人人口基数大，同时我国社会还面临着"未富先老"、现有养老资源紧缺的现状，对失能老人照护方式不应采取"一刀切"的形式，建议居家、社区、机构照料多种模式并存，根据老年人的失能程度和具体照护需求，提供分层次、专业化的失能照护。

1）专业照护人员的培养及团队建设

失能照护专业人才的培养和团队建设是保障失能长期护理质量的重要条件。目前我国失能照护人员主要存在的问题包括数量短缺、专业程度低、人员流动性大、人员层次不分明等。失能照护人员团队应由分层次的、多学科、专业化人员组成。从专业角度上划分，依据失能老人的医疗康复、生活服务和精神慰藉三大需求，失能照料团队中应包括提供失能评估、医疗、护理、康复、保健和医疗咨询的社区全科医生和专业护士，康复理疗师，营养师，接受过专业知识培训、持证上岗的护理员，提供社区服务管理、监督和公共事业管理的机构，提供生活照料、餐饮管理配送等的家政服务人员以及提供社会关爱、心理慰藉的社会工作者、义工等。

从专业人才培养角度上看，应分层次进行。首先，在目前的普通高等学校教育中的全科医学、护理学、康复医学、社会工作专业、公共事业管理等这些专业中培养针对失能老人照护的专门人才，以本科学制为主，满足各类照护机构对专门人才的需求；同时适当发展研究生及以上相关学历教育，培养失能长期照护研究、政策制定和管理人才。其次，利用职业技术教育学校，以大、中专职业教育学历为主，培养具有一定专业照护能力的介护人员或护理员，为居家、社区或机构的失能老人提供生活照护并能在专业护士和全科医生指导下提供一定的护理、用药等服务。再次，发展社会培训机构，设立短期失能照护专业培训项目并进行从业资质考核和认证，培养能够提供生活照护和简单失能照料的家政服务人员。

2）基于需求评估提供分层的专业化团队照护

对于失能老人的照护，建议首先对其进行详细的评估，评估其失能的轻、中、重度程度；照护需求以何种类型为主；评估其家庭人力、财力等的照护能力，所在社区的长期照护资源的配置和获得途径。根据评估的结果，判断失能老人应给予居家照护援助、咨询指导，或需要利用社区日间照料中心提供膳食供应、个人照护、康复保健、休闲娱乐等养老服务，还是需要入住专门的失能养老机构。因此，为了满足失能老人具体的照护需求，既要加强专门的养老机构或大中型医疗机构中老年专科医疗护理的建设，又要需要大力发展和完善社区医疗护理服务项目，同时注重社会养老资源的引入，建立以家庭为基础、社区为中心、机构为依托的多层次、专业化的失能照护服务体系，以适应不同失能程度的老人的健康保障需求和长期照护需求。

（谢博钦，王君俏，胡雁）

2.8　老年人营养障碍

老年人的生理变化主要是机体老化、功能障碍。老年人的基础代谢减低 $11\%\sim25\%$，合成代谢比分解代谢低。随着年龄的增加，老年人身体的组成逐渐改变，最明显的是体脂增加、瘦体重减少。瘦体重反应肌肉蛋白质，老年人肌肉占体重的比重比壮年期减少 40% 以上。肌肉纤维萎缩的结果是出现肌力衰退、易疲劳和腰酸腿痛等现象。老年人骨密度降低，骨总矿物质减少，使骨质变松变脆，极易发生骨折。一些软骨变硬，失去弹性，使关节的灵活性降低，脊柱弯曲，形成驼背。体细胞减少，水分含量降低和皮肤胶原纤维变性使皮肤出现皱纹。发根毛囊组织萎缩则易导致毛发脱落，色素减少导致头发发白。同时老年人还普遍出现精力不济、体力下降、记忆力下降、牙齿松动脱落、听力减退等。而且老年人的消化系统、呼吸系统、心血管系统、肾脏、神经系统、内分泌系统、免疫功能都随年龄增高而有不同程度的下降。各系统器官机能的衰退易导致老年人的免疫力和抵抗力下降，对疾病的易感性增加。

2.8.1　老年人营养不良和营养风险增加

老年人器官功能出现不同程度的衰退，如牙齿脱落、咀嚼吞咽功能下降、消化吸收能力减弱和瘦体组织量减少。慢病、共病及多重用药的影响，加上生活及活动能力降低，使老年人容易出现早饱和食物摄入不足，发生营养不良、贫血、骨质疏松、体重异常和肌肉功能衰退等问题，也极大地增加了慢性疾病发生的风险。2010—2012 年的全国营养与健康调查数据显示，我国老年人贫血患病率为 12.5%，75 岁及以上老年人的贫血率为 17.7%。蛋白质、维生素 A、维生素 D、钙、锌等微量营养素的摄入量低于推荐水平。中国营养学会老年营养分会 2012 年采用定点连续抽样法在中国五大城市（上海、北京、广州、成都、重庆）的 3 种机构（综合医院、社区卫生服务中心和养老机构）中调查发现，老年患者营养不良和营养风险的发生率分别为 16% 和 37%；低血红蛋白的发生率为 52.5%；低白蛋白的发生率为 25.1%。上海社区医院和养老机构 70 岁以上的老年人吞咽困难发生率 32.5%，年龄越大，发生率越高。有吞咽障碍的老年人，能量蛋白质摄入明显减少，营养不良和营养不良风险的发生率分别为 40.3% 和 38.6%。

老年人在能量、营养素摄入量，食物种类、形式、数量上都有着特殊的要求。少量多餐、食物细软，有助于增加食物摄入和消化。膳食摄入不足或者存在营养不良的老年人，要合理补充营养，由营养师进行膳食指导、饮食调整，选用强化食品，合理使用营养素补充剂，在医师和临床营养师的指导下口服营养补充肠内营养或特殊医学用途食品。合理营养有助于延缓衰老、防治老年常见病和并发症、提高生活质量、促进成功老龄化。

2.8.2　吞咽障碍

吞咽障碍是由生理老化或疾病引起的饮食困难，不能安全有效地把液体和固体食物由口送到胃内。据调查，社区老年人中发生率约 16%，住院老年患者 30%～40%，老年护理院、养老院的高龄老人 50% 以上存在吞咽障碍。吞咽障碍常见的临床表现如下：饮水时出现呛咳；吞咽时或吞咽后咳嗽；进食时发生哽噎；进食后食物粘着于咽喉内的感觉；在吞咽时有时会出现疼痛症状；进食时有口、鼻反流，进食后有呕吐；有经常且反复发生原因不明的肺炎；常出现隐性误吸。

吞咽障碍影响老年人的生活质量和营养状况，可发生呛咳、哽噎；因害怕误吸而减少饮水和进食量，导致脱水、体重下降、营养不良、贫血；增加吸入性肺炎、窒息和死亡风险。

改变食物质地和结构，能有效降低咀嚼吞咽的难度，改善老人的营养状况和生活质量。美国、英国、澳大利亚以及日本等国家都制定了相应的分级膳食标准。我国"老年膳食指导"卫生标准也明确指出，有咀嚼吞咽困难的老年人可选择软食、半流质、糊状食物和介护食品，液体食物应使用增稠剂，食物易于咀嚼吞咽、减少误吸。食物改性是吞咽障碍的基础治疗。液态食物，如牛奶、水、汤汁、果汁等最容易引起误吸。使用增稠剂可以增加黏稠度，降低食物的流动速度，有利吞咽时气管及鼻腔及时关闭，防治误吸和脱水。固体食物应当细软、均匀、不含团块、无刺无骨、不分散。也可经粉碎机搅拌成糊状或泥状食物，或者做成摩斯食品或介护食品，易于咀嚼吞咽、避免食品颗粒在咽喉部位的残留，减少吞咽引起的呛咳和肺部感染。吞咽障碍患者饮食护理要注意以下方面：

（1）坐位进餐是最安全的进餐方式，卧床病人床头抬高至少 30°。

（2）有义齿的老人，应戴上后进食。把食物放在口腔最能感觉到食物的位置，最好放在健侧舌后或健侧颊部，有利于食物吞咽。

（3）掌握好一口量，每次摄食入口量以 5 mL 左右或 1 小勺为宜。防止量过多，使食物从口中漏出或引起咽残留导致误吸。但是一次喂食量过少，难以诱发吞咽反射。

（4）前一口吞咽完成后再进食下一口，避免 2 次食物重叠入口的现象。

（5）进餐前后清洁口腔、排痰。

进餐的环境要安静、宽松，减少进餐者的分心，进餐时不要大声说话以保持轻松、愉悦的心情进餐，促进食欲。

2.8.3 瘦组织丢失、肌肉力量功能减退

1989 年 Rosenberg 首次提出"肌肉减少症"的概念，逐渐引起医学界的重视，2010 年欧洲提出了"老年肌肉减少症"的定义、诊断与鉴别诊断的专家共识。"老年肌肉减少症"是指与老年有关的进行性骨骼肌重量、质量与功能的衰减的一种临床综合征。表现为骨骼肌量的逐渐减少、肌力逐年下降，以及随之而来的一系列功能受损的表现，包括活动能力降低，步速缓慢、行走、登高、坐立、举物等各种日常动作完成有困难，逐步发展到难以站起、下床困难、步履蹒跚、平衡障碍、极易摔倒骨折等，增加了老年人残疾和丧失自理生活能力的风险，同时增加罹患关节炎、骨质疏松症、糖尿病及心脏病等危险，带来高额的医疗花费和经济负担。

老年人肌肉衰减的主要原因有：能量蛋白质摄入缺乏、长期卧床或活动减少、急慢性合并症、合成代谢激素减少、炎症因子产生等。充分认识肌肉衰减征并开展积极防治，对改善老年人生活质量、降低并发症和残疾具有重要意义。营养治疗和运动是防治老年肌肉减少症的重要措施。一方面要增加摄入富含优质蛋白质的瘦肉、海鱼、豆类等食物，另一方面要进行有氧运动和适当的抗阻运动。

2.8.4 老年人肥胖

随着年龄增加，劳动强度和活动量降低，老年人容易发生超重和肥胖。肥胖常伴发高脂血症、动脉粥样硬化、冠心病、糖尿病、胆结石及痛风等疾病。因此，对于 BMI 过高的老年人，应适当增加身体活动量并控制能量摄入，循序渐进地使体重维持在适宜范围内，切忌在短时间内使体重出现大幅度变化。

2.8.5 老年人体重丢失

研究资料表明，体重下降或 BMI 低的老年人容易疲劳，对寒冷抵抗力下降，增加感染、骨折风险，伤口愈合缓慢，死亡率和营养不良风险增加。"千金难买老来瘦"的传统观点必须要纠正。澳大利亚一项研究显示，65 岁以上老人中，BMI 22.0～24.9 者总死亡相对危险性最小。一项纳入了 19 个队列研究总共包括 1 141 609 例 50 岁以上亚洲人群、平均随访 9.2 年的 pooled meta 分析发现，BMI 在 22.6～27.5 死亡风险最低，正常体重偏低（20.1≤BMI≤22.5）或体重不足（17.6≤BMI≤20.0）引起死亡的风险分别增加 9％和 35％。中国营养学会建议老年人 BMI 最好不低于 20.0 kg/m²，最高不超过 26.9 kg/m²；另外尚需要结合体脂和本人健康情况来综合判断。体重过低或过高对老年人的健康都不利，营养师需要给予个性化营养评价和指导，时常监测体重变化。如果体重在 30 天内降低 5％以上，或 6 个月内降低 10％以上，则应该引起高度注意，应到医院进行必要的体格检查。

（孙建琴，谢华，陈艳秋，洪维，白姣姣）

2.9　老年人医疗保健用品需求

　　鉴于老人发病率高、常患病种多、病程长、慢性疾病需要长期甚至终生用药、高龄老人需要照护等特点,我国医疗资源近 50％用于了老龄人群。其中,医疗保健用品是预防和治疗老年疾病,尤其是老年慢性疾病的主要物资,是辅助和协助老人活动和运动的重要物品,是实现健康老龄化不可或缺的重要组成部分。临床上用量较大的抗高血压药、降血脂药、防治冠心病药物、防治脑血管病药物、呼吸系统用药(用于慢性支气管炎、哮喘、慢性阻塞性肺病等呼吸系统疾病的药物)、降血糖药以及防治老年痴呆药物等,很大一部分是用于老年相关病症的治疗;抗生素、抗肿瘤药等在老人疾病治疗中也占有相当大的比重(表 2 - 4)。此外,各种医疗辅助用具、保健用品、保健食品等也主要用于老龄人群。

表 2 - 4　2013 年部分慢性疾病的医院用药情况

治 疗 大 类	治 疗 小 类	金额(元)
呼吸系统药物	COPD 治疗药	107 088 993
呼吸系统药物	抗哮喘药吸入剂	1 126 269 153
呼吸系统药物	全身用抗哮喘药	694 413 018
内分泌及代谢调节用药	口服血糖调节药	1 955 854 658
内分泌及代谢调节用药	胰岛素	1 301 270 835
内分泌及代谢调节用药	糖尿病综合征用药	303 117 479
内分泌及代谢调节用药	其他降血糖药	58 282 785
神经系统用药	脑血管病用药	2 027 429 664
神经系统用药	痴呆治疗药	2 018 276 361
心血管系统用药	调血脂抗动脉粥样硬化药(降血脂药)	2 288 411 347
心血管系统用药	钙拮抗剂	1 798 107 501
心血管系统用药	血管紧张素 II 受体拮抗剂	1 362 881 925
心血管系统用药	防治心绞痛药	952 506 264
心血管系统用药	周围血管扩张药	889 367 328
心血管系统用药	降压药	818 406 802
心血管系统用药	β-受体阻滞剂	600 573 562
心血管系统用药	血管紧张素转换酶抑制剂(ACEI)	353 623 257
心血管系统用药	全身血管保护剂	256 776 886
心血管系统用药	利尿剂	154 972 833
心血管系统用药	抗休克血管活性药(抗休克药,抗心肌梗死药)	37 469 638
心血管系统用药	升压药	35 741 767
心血管系统用药	冠脉血管扩张药	125 950

　　注:数据由中国医药工业信息中心通过检索药物综合数据库(PDB)获得。

随着改革开放以来，我国生物医药工业得到快速发展，目前已是世界制药大国，也是世界第二大药品市场，在药品、医疗设备与器械及辅助产品、保健品与功能食品等行业均积累了较好的基础，已建立相对成熟的研发、生产、营销及监管体系，医疗保健产品种类繁多，物品丰富。但是，与健康老龄化密切相关的医老产业还远不成熟，专门针对老人使用的药物品种非常少，效果显著的品牌医疗保健产品非常匮乏，老人专用的智能型医疗辅助产品也很少见，远不能满足我国人口老龄化带来的医疗和保健需求。

2.9.1　适合老人用药的制剂品种不足

随着年龄的增长，老人尤其是高龄老人用药存在一系列问题，如吞咽固体制剂困难、正确剂量分割、频繁用药、遗忘服药、同时服用多种药物及长期用药的副作用、血药浓度波动引起副作用等。采用先进的药物制剂技术可在一定程度上解决这些问题，但目前普遍缺乏适用于老人的制剂与药物输送系统产品。

"十一五"和"十二五"期间，我国药品研发取得了丰硕的成果，提出了发展儿童制剂的建议，对儿童专用制剂的审评纳入绿色通道，实现快速审评。目前，儿童制剂已列入了"十三五"重大新药创制科技重大专项，但同样重要且需求量更大的老人用药制剂却未能得到应有的重视。例如，2013 年批准上市的 416 种药品中，化学药改剂型的只有 22 种（表 2-5），对新型药物制剂，尤其是老人专用新型制剂的开发远不够重视。

表 2-5　2013 年批准上市药品情况

注册分类	新药	改剂型	仿制药	进口药	小计
化学药品	91	22	187	74	374
中　　药	15	9	3	0	27
生物制品		12		3	15
合　　计					416

注：数据来自国家食品药品监督管理总局（China food and drug administration，CFDA）网站。

2.9.2　缺乏防治老年慢性疾病的高效和特效药

随着年龄增长到老龄尤其是高龄，免疫功能障碍与感染、神经精神障碍、老年运动障碍、老年心血管功能障碍以及代谢障碍等疾病的发病率显著升高，并在很大程度上影响老年患者的生活质量。其中，部分疾病的病因病机、病理生理、发展进程等尚不十分明确，缺乏高效和特效治疗药物，目前主要采用对症治疗，且大多需要长期用药。

疫苗对一些疾病通常具有较好的防治效果，但由于老人免疫功能降低，常规疫苗可能难以达到理想的作用。因此，需要根据老人的免疫功能，开发特异性疫苗。此外，对于老年痴呆等疾病，若能开发相关疫苗，将会极大提高防治效果，提高老人生活质量。

2.9.3　适合老人的高品质新型医疗器材与适配用具不足

医疗器械与辅助产品丰富多样，包括大型诊断治疗设备，如磁共振、CT、伽马刀、彩超、心电图仪及检验设备等，也包括小型日常用品，如血糖仪、血压计、体温计、医用棉签、创可贴等,在疾病诊断与辅助治疗中发挥着重要作用。

据统计,全球医药品和医疗器械的消费比例约为 1：0.7,而欧美日等发达国家已达到 1：1.02,全球医疗器械市场规模占国际医药市场总规模的 42％,并有进一步扩大之势。近年来,我国医疗器械产业高速发展,年增长率超过 20％,2013 年产值达 1 888 亿元,但仍不到医药品市场规模的 10％,说明我国医疗器械市场具有巨大的上升空间。

目前,我国医疗器械产业呈"多、小、高、弱"的特点,即生产企业多,截至 2012 年底,我国共有医疗器械生产企业 14 928 家,约为药品生产企业的 3 倍;企业规模小,2012 年医疗器械产业市场总产值为 1 800 亿元,2013 年为 1 888 亿元,其中 2013 年上半年 22 家医疗器械上市企业的收入仅为 100 亿元,仅占行业总规模的 5％左右,产业集中度极低;产品集中度高,各类医疗器械产品种共约 3 500 余种;企业创新能力弱,产品质量参差不齐,缺乏自主创新品牌产品。在医疗器械零售市场上,目前还没有一家上市企业,在国内销售医疗器械的主要渠道是医疗器械商店及药店。

随着年龄的增加和老龄人口的增多,对可自行使用的小型医疗适配用具的需求和依赖程度日益增长,部分产品甚至成为老人生活中必不可少的组成部分,不仅给老人日常生活带来极大的便利,也为疾病防治发挥着不可替代的辅助作用。然而,我国医疗器械、保健器械及相关辅助设施虽然品种繁多,但市场还远不成熟,80％以上的高端诊疗设备和适配用具主要被进口产品垄断,患者诊疗费用高;对产品研发、生产及销售缺乏科学有效的监管,相关标准制定及标准研究与产业技术发展不同步,缺乏相关标准认证体系和认证机构,缺乏国际公认的第三方检验机构;国产品种质量和功能无保障,鱼目混珠,不能满足日益增长的健康老龄化市场需求。

健康老龄化所需的高品质新型医疗器材与适配用具主要包括以下几类:

(1) 智能型可穿戴医疗设备。对于老年慢性疾病的治疗,通常需要长期用药,不仅不方便,还容易产生副作用。开发智能型穿戴医疗设备,可适时监测患者的血糖、血压、血氧、心脑血管功能、心率、体温等生化或生理指标,并通过网络传输到手机或电脑,从而为老年患者提供适时的健康监护及个性化的远程服务,并保证合理用药。

(2) 预防性和自主性的健康适配产品。预防性和自主性的健康适配产品可增进老人健康,预防疾病或伤害的发生,提高老人生活质量。这些产品可包括智能拐杖、智能座椅、活动记录仪、定位与紧急呼叫器、导航功能代步车等老人专用辅助器材,可为老人生活提供便利,尤其是为失能老人提供帮助。

(3) 高效室内空气净化器。空气污染可引发老人呼吸道疾病,高效的室内空气净化器可减轻或消除空气污染对老人健康的影响,创造老人易居生活环境。

2.9.4　缺乏功能和效果明确的老人保健品与保健食品

随着经济发展和社会进步,作为高层次需求的保健养生产品已成为社会时尚需求。据统计,在欧美发达国家,消费者平均用于保健品的花费约占总支出的 25％,保健产业成为 21 世纪的最活跃的朝阳产业之一。

从 1993 年到 1995 年,我国保健品行业进入第一个快速发展时期。随后经历低谷,生产企业的数量及销售额均大幅减少。从 1998 年起,保健品行业渐渐走出低谷,进入新一轮高速发展期,到 2000 年,生产企业恢复到 3 000 余家,年产值超过 500 亿元,同时有 10 多家企业进入了资本市场。

2005 年，针对我国医药保健品市场的违法广告和违规经营现象，国家工商总局、CFDA 等 12 部委联合开展整治，保健品行业市场再一次进入低谷期。不过保健品市场也借此机会得到了有效净化，逐渐从混乱转向理性。

《食品工业"十二五"发展规划》（2012 年）首次将"营养与保健食品制造业"列为我国重点发展行业。根据该规划，到 2015 年中国营养与保健食品产值达到 1 万亿元，年均增长率与制药行业相近（20％），产品销售收入在 100 亿元以上企业达 10 家以上。但是，据《2013—2017 年保健品行业市场竞争力调查及投资前景预测报告》显示，截至 2012 年底，全国保健食品生产企业共有 2 006 家，产值仅 2 800 亿元左右，还不到万亿目标的三分之一。

2014 年 1 月我国出台了保健品新政，对贴牌产品、无批文产品进行更为严格的管理，这会将一部分不规范的保健产品清除市场，但对品牌保健品的发展应是一大利好，也有利于中国保健品市场的持续、健康、稳定发展。2015 年 9 月，CFDA 发布了《关于进一步规范保健食品监督管理，严厉打击违法违规行为有关事项的公告（征求意见稿）》，明确要求"不得生产、经营和进口贴牌保健食品"，进一步规范了市场。

在过去近 10 年中，我国经济增长速度超越了世界上很多国家，但消费者用于保健品的平均支出仅占总支出的约 0.07％，远低于欧美国家。这一方面说明我国保健品行业的市场还很不成熟，但是也从另一方面说明其蕴涵着非常大的市场潜力。

随着我国人民生活水平的提高，尤其是老龄化问题的加剧，老百姓对健康的需求越来越突出，老人希望更长寿、更健康，但实际上很多老人却处于亚健康状态。因此对保健养生的需求是不可逆转的趋势和潮流，保健品行业具有非常好的发展前景。

但是，我国目前的保健品产业存在着一系列问题。市场上保健品和保健食品种类繁多，但质量参差不齐，缺乏有效的监管。

（1）品种数量较多，但鱼目混珠，良莠不齐，高质量品牌产品少。国内市场有 1 000 多种保健品，但 90％是第一代传统滋补保健品及第二代提取复配保健品，很多产品质量和疗效未经过严格的临床验证，生命周期短；而发达国家的主流产品则是第三代天然物质提纯产品。

（2）保健品企业生产规模较小，2013 年规模最大的生产企业销售额约为 40 亿元，缺乏高品质示范生产基地。

（3）对保健品的生产经营管理执行不到位，部分企业或销售公司对产品过度宣传，夸大甚至编造产品的"治疗"功效，虚假宣传泛滥，造成许多老年人上当受骗。

（4）消费者对保健品的需求不理性，对保健品抱有某种或某些疾病的治疗预期，很容易对保健品产生信任危机。

目前，获得国家批准的保健食品功能有 28 类，包括增强免疫力、辅助降血脂、辅助降血糖、改善记忆、辅助降血压、改善睡眠等。可重点开发具有临床医学实验依据的老人保健品与功能食品，特别是具有调节免疫、降血脂、降血糖、抗关节炎、抗衰老、减肥等功能的保健品或保健食品。

在监管方面，可参照药品生产质量管理规范（good manufacturing practice，GMP），对老年保健品生产企业实施规范化管理，并逐步实行资质准入制，强化资质认定和复核，提升对产品质量的监督检验及控制，确保产品质量和保健功效，切实提高老人的健康水平和生活质量。

2.9.5　缺乏适合老人的医药文化信息和产品

信息化、网络化、智能化及大数据已经给我们日常生活带来了巨大影响和便利。欧美发达国家已开始将信息技术、网络技术、医疗设备、医药大数据等跨界集成并应用于医药学领域,对疾病的诊断、治疗、预防及保健产生了深刻影响,为健康产业开创了前所未有的新格局。我国对医疗信息和文化产业的开发还不够重视,尚未给我国健康产业,尤其是医老产业带来变革。

(1)老年疾病精细化与远程诊断技术。以计算机网络信息技术、可穿戴式医疗设备及医药大数据为基础的新型医学模式将会是未来医学发展的方向。但是,这些跨界医学技术尚未在我国得以运用,尚未开发精细化疾病诊治技术及远程诊疗技术。精细化疾病诊断是实现个性医疗和精准医疗的基础,远程诊断将极大地方便老年患者就医与治疗。

(2)多功能老人信息集成卡和网络客户服务端。我国的医疗资源分布极不均衡,主要医疗资源集中在大城市的少数大型医疗机构;患者在不同医疗与护理机构之间的医学信息也不能互通共享,不仅造成浪费,也让出行不便的老人在接受医疗保健服务时增加很多困难。如果将老人的基本情况、健康状况、疾病史、诊疗史、用药史等信息集成于一个存储卡,并集成卫星定位、一键式紧急呼救等功能,实现区域性医疗、护理、养老等机构信息共享,将会为老年疾病的预防、治疗、护理、康复等提供极大便利,为老年痴呆、心脑血管意外等事件的处理提供及时和有效的帮助。

(3)医老信息管理系统和客户服务端。目前,我国老人的养老以居家养老为主,这些老人在遇到意外时,通常难以获得及时的医疗救护。利用现代信息技术和网络技术,开发共享型老人信息管理系统和客户服务端(信息采集和传输系统),建立区域性虚拟养老院,将会为这些居家养老老人的健康状况提供实时远程监护,并可进一步实现网上挂号、远程诊疗、异地取药、康复及预防等技术服务,极大地方便老年患者医疗救助。

(4)"医老"信息和文化传播平台。老人免疫功能降低,患病率高,比正常成人更重视养生保健。但目前各种媒体发布或公开的有关健康与保健的宣传众说纷纭、莫衷一是,甚至互相矛盾,难辨真伪,给老人带来了很多困惑和困扰,缺乏方便地获取科学的权威的有关老人健康保健知识和信息的渠道,缺乏权威的信息和文化传播平台。

虽然目前我国在很多社区、街道或小区都设有老年活动中心,但活动内容过于单调,形式过于简单,对老人的精神和文化生活重视不够,也未能发挥健康宣传和科学保健的作用。丰富的文化和精神生活是老人健康和幸福的必要条件。要实现健康老龄化,必须重视医老文化产业建设。

建设关于老人医疗、护理、康复、保健、用药、预防等内容的综合性网站或其他宣传媒介;拍摄上述有关内容的科教片或科普宣传片等媒体形式,宣传正确的防治疾病相关知识,丰富老人精神生活,保持积极的精神状态和心理状态,提高疾病防预能力和生活质量,实现健康老龄化目标。

(王健,侯惠民)

第 3 章
健康老龄化的内涵、机遇与战略目标

　　随着人口老龄化加速，各国均在寻找面对老龄化带来挑战的应对方法与策略。健康老龄化是老龄化社会和谐与稳定的基石。本章对我国在建设社会主义新时代里程中，健康老龄化的机遇和挑战，以及战略目标，都作了具体分析。

3.1　健康老龄化的内涵与价值

3.1.1　健康老龄化的内涵

随着人口老龄化加速，人们在寻找面对老龄化带来挑战的应对方法，其中健康老龄化是关键之一。

从生物学角度看老龄化，一个人的衰老与分子及细胞水平多种损伤的积累有关。逐渐积累的损失也慢慢地造成人体机体生理储备的下降、发生各种疾病的风险在升高，并且导致人体内在的能力的降低，最后是失能和死亡。

对健康的理解，由于人们所处时代、环境和条件的不同，其认识也不尽相同。尽管早于1948 年世界卫生组织在《组织法》中就给健康下了一个比较完整的定义，指出："健康是身体、心理和社会幸福的完好状态，而不仅是没有疾病和虚弱"，且在书本上也常强调这个整体的现代健康观；但是，很多人往往一谈到健康，多从消极负面的角度，把有无疾病视为健康的判断标准，把健康单纯地理解为"无伤、无病、无残"。现在收集的人群健康的指标，往往也用发病率、患病率和死亡率的高低来反映健康状况和水平。随着人类文明的进展，人们对健康与疾病的认识逐步深化。1986 年世界卫生组织在其发表的《健康促进渥太华宪章》中，对健康的定义提出了新的认识，强调："要实现身体、心理和社会幸福的完好状态，人们必须要有能力来识别和实现愿望、满足需求以及改善或适应环境。因此，健康是日常生活的资源，而不是生活的目标。健康是一个积极的概念，它不仅是个人身体素质的体现，也是社会和个人的资源。"好的健康可以使人们完成日常生活和工作所需要的活动，从而使人们的每个阶段经历丰富多彩的生活，并随着时间的推移，在日复一日的人生经历中积极地扮演不同生命阶段所需要的角色。在这一过程中，是否对生活满意，是否快乐和幸福，则是判断健康的主观感受，即幸福感，反过来，幸福感又会激发健康潜能，让人们更积极地实现愿望和满足需求。

因此，用积极健康观来认识健康老龄化，不仅是追求在衰老过程没有病，更强调一个人能否在需要的时候能动用体力和脑力全部的潜能，即内在能力来满足生活需求。

2015 年，世界卫生组织在《关于老龄化与健康的全球报告》中应用积极健康观给健康老龄化下了定义，指出健康老龄化是一个发展和维护老年健康生活所需的功能发挥的过程。这功能能否真正发挥出来满足自己的需求，既取决于个人能做什么（即内在功能），还取决于外部的环境是否会支持个人去做想做的事情。当环境中影响做这事情的障碍很小且有足够的资源支持，个人才能真正实现自己想做的事。根据健康老龄化的定义，影响一个人发展和维护其健康生活所需功能发挥的因素，既包括了一个人的内在能力，也包括发挥这能力的外在环境。目前一般用日常生活能力量表来评估内在能力，但这还不够，还需要评估外在的环境，这样才能更全面地了解健康老龄化的影响因素，为促进健康老龄化提供科学依据。因此，世界卫生组织指出，健康老龄化不能仅由机能或健康的某一水平或阈值来界定，而是定义为一个因每个老龄个体而具体不同的过程,因为每个个体的轨迹都会受到不同经历的影响随时发生变化。举例来说,对于患有老年痴呆或心脏病的老年人,若能有可负担的医疗卫生服务帮助改善他们的能力,或能从周围环境获得支持,其健康老龄化轨迹就能得到相应的改善。

以积极健康观来定义健康老龄化,其公共卫生的意义是:促进健康老龄化的干预措施可以有很多着手点,但共同的目标是尽可能改善功能发挥。这可以通过两种方式达成:一是增强和维护内在能力,二是改善环境使机能衰减的个体能够尽最大的努力发挥其功能,做其认为重要的事情,满足其生活的需求。

3.1.2　健康老龄化的价值

我国的医疗费用很大一部分用在老年人身上,如上海每位市民一生中 68.6% 的医疗费用发生在 65 岁以后,41% 的医疗费用发生在 65～84 岁;死前 1 个月的住院费用占临终两年总费用的 38%。但是,这并不说明年龄越大,医疗费用越高。年龄与医疗费用的关系存在一个不相干事实。事实是接近死亡时间是影响医疗费用的主要因素,而不是年龄。距离死亡时间越近,发生医疗费用的概率越大、发生的费用越高。由于到终末期医疗费用一生只有一次,且老年人发生死亡的概率大,从而造成老龄化推高医疗费用的假象。根据魏宁等人的研究,影响我国中老年人(45 岁及以上)临终前一年医疗费用最主要的因素是死亡原因,其中:癌症和肺病的患者医疗费用最高;有慢性病以及同时患多种慢性病的老年人医疗费用支出高于没有慢性病的老年人;60 岁及以下的年轻老年人临终前一年的医疗费用要明显高于 81 岁及以上的超高龄老年人。由此提出,老龄化与医疗费用支出之间不存在显著的相关性;不应将医疗费用的增加简单归结为老龄化的结果。

另一方面,伴随着年龄的积累,老年人丰富的阅历、经验和智慧,以及人脉和关系资本都会给家庭和社会带来更多有形和无形的财富。寿命延长所带来的好处的多少取决于一个关键因素:健康状况。如果人们在延长的生存时间内健康良好,他们去做想做的事情的能力就与年轻人几乎毫无差别。老年人通过积极的社会参与,对社会作出贡献,并将老龄社会的成本降低,也能够促进他自己的健康。但如果延长的生命中始终伴随着体力和脑力的严重衰退,这就会对老年人本人,和其家庭及社会产生较多的负面影响。2016 年在上海召开的"哥伦比亚—复旦老龄化与健康高峰论坛"上,专家们一致呼吁:应投资和促进健康老龄化,在人生的最后三分之一阶段中,让老年人发挥新的自身责任和作用,来创造第三次人口红利,从而为老年人和社会创造福祉。

在我国建设社会主义新时代的进程中,健康老龄化尤为重要。健康老龄化是社会和谐、稳定与发展的重要基石。

3.2　健康老龄化的挑战和机遇

3.2.1　健康老龄化的挑战

(1) 慢性病的负担日益加重和支持性环境建设不足。无论是从主要死因还是患病率来看，慢性非传染性疾病已成为老年人主要的健康问题。高血压、冠心病、骨关节炎、支气管炎和糖尿病是老年人主要的疾病，其中，老年人的高血压和糖尿病患病率呈现逐年上升趋势，发病年龄也在提前。脑血管疾病是影响 60 岁以上老年人健康期望寿命和日常活动能力的第一位原因；心脏病、关节炎、慢性阻塞性肺病和腰背痛也是影响这些人群日常活动能力重要原因。如何在人的一生中有效地控制这些慢性病相关的危险因素，将是促进健康老龄化的优先策略。

另一方面，慢性病也是引起残疾的主要原因，许多人晚年的残疾是因衰老而受磨损和消耗（如关节炎），以及退行性疾病（如听力视力障碍和老年痴呆）引起的。高龄老年人患严重认知障碍和生理残疾的危险性显著上升。当老年人因身体与精神残疾而导致他们的日常活动困难时，他们的独立性就受到威胁。在预防和减轻老年人残疾对社会造成负担的问题上，一个重要的解决方法就是支持性环境。例如：方便安全行走的灯光和明亮的街道，为老年残疾者提供无障碍工作环境和弹性工作时间，制定运动项目帮助老年人保持活动能力等。目前政策制定者对支持性环境建设的意识不强，尚有改进的余地。

（2）社会对老龄化的观念和认识不到位。传统上，老年通常是和退休、疾病和依靠抚养联系在一起，目前仍有许多人固守这一陈旧观念，因此在制定和执行政策时往往重点放在"如何提供帮助"及相关的服务上。社会常常会以有成见的方式看待老年人，如："年龄的增长意味着失能和疾病缠身""年老就要依赖于他人"，从而导致仅仅由于年龄而对个人或群体产生歧视，这种现象被称为年龄歧视。其实，大多数人在老龄时仍然保持一定的活力和独立，许多 60 岁以上的人继续参与劳动。例如老年人在非正规就业部门中工作，在家庭里做出无报酬贡献使得年轻的家庭成员可以参与有报酬的工作，并在志愿者行动中为社会做出积极的贡献。因此，应当塑造一个新的观念：老年人是社会发展的受益者，同时也是社会发展的积极参与者和贡献者。这一观念包含承认生病、脆弱、易受伤害，以及老年人的贡献，支持他们受照料和受保障的权利；这需要老年人本身和媒体走在前列，塑造更新更积极的老龄化形象。

（3）老年医养结合服务需进一步完善。诚然，老年人随着年龄的增长会有越来越多的人疾病缠身和功能减退。因此，卫生和民政政策面临的最大挑战之一是如何平衡和协调自我照料（老年人自己照顾自己）、非正式支持（由家庭成员和朋友照料）和正式照料（卫生服务和社会服务）三者的关系。我国人口趋势表明，将来有很大一部分老年人的子女数量会比较少，这将导致家庭支持的削弱。目前，我国老年照料服务存在城乡配置不平衡、主体定位不明确、政府与市场关系不协调、供需内容不匹配等问题，因此需要合理规划老年医养服务的发展，明确职责边界，统筹协作，合理分工。

（4）老龄化过程中的伦理和公平性问题。随着人口的老龄化，一系列伦理问题涌现出来，包括资源分配上的年龄歧视，关于生命最后阶段的争论，以及关于贫困残疾老年人的长期护理问题。目前，我国在养老保障、医疗卫生、老龄服务、宜居环境、文化教育等方面存在城乡、地区、人群的不平衡；不同职业、身份的老年人在社会保障、医疗服务、居住环境等方面差距显著。若不能很好解决这一问题，将给经济和社会秩序带来严重后果。因此，围绕老龄化开展的所有计划、行动、政策和研究中，必须把伦理和公平问题放在重要位置。另外，老龄化过程中也存在如何合理解决好女性化的问题。因为几乎每个地方都是女性活得比男性长，使得女性在老年群体中所占的比例比男性高。我国 60 岁及以上老年人口中，男女比例为 100：110；在上海，这一比例为 100：120。女性寿命长往往会导致寡妇数量明显比鳏夫多，而独居的老年妇女更易遭受贫困和社会隔离。老年妇女的健康状况也经常被忽视，这意味着老年女性遭受贫困和残疾的可能性比男性大。

（5）人口老龄化的经济问题。老年人口增加必然引起在健康照料和社会保障等相关需求的增加。首先，卫生费用的增加常与过量的药物使用、延长住院时间、不适当地使用昂贵的医疗技术有关。其次，大量的花费常用于治疗慢性病的药物，然而，一些预防或延缓慢性病发作的健康促进措施往往能够达到更好的效果，也可大幅度地减少医疗费用。另外，一些无效果的或有害的"防衰老"产品和项目的虚假介绍使得老年消费者受到欺骗，遭受很大的经济损失。因此，应该采取相应的政策来应对老龄化带来的经济问题。

3.2.2　健康老龄化的机遇

（1）老龄政策体系基本框架正在形成。近年来，我国出台了一系列涉及老龄化社会各个方面的政策，如《"健康中国 2030"规划纲要》《"十三五"国家老龄事业发展和养老体系建设规划》《老年教育发展规划(2016—2020 年)》，以及《"十三五"健康老龄化规划》等，这些政策正在全国范围内全面落实，并以老年人多层次、多元化需求为政策导向，注重城乡、区域协调发展，凸显着眼长远的理念。

（2）城乡基本医疗保障覆盖范围更广。目前，我国已构建起世界上规模最大的基本医疗保障网，城镇职工基本医疗保险、城镇居民基本医疗保险、新型农村合作医疗实现了人群全覆盖，使得老年医疗卫生事业具备了坚实的基础。

（3）基层医疗卫生服务能力加强。近年来，国家重点强化了基层医疗卫生服务机构和人才队伍建设，并着力改善了运行机制和服务模式。社区卫生服务中心为居家养老的老年人提供上门门诊、家庭病床等服务。2012 年，上海市新建家庭病床 4.82 万张，建立老年人健康档案 230 余万份，每年为 65 岁以上常住居民提供一次老年人健康体检。

（4）老龄服务事业发展良好。目前，大力发展老龄服务事业和产业已上升为国家战略，相关政策密集出台。"9073"的养老服务格局初步形成，居家养老服务人群规模不断扩大，养老机构建设积极推进，老年护理机构建设明显加快。

（5）老龄事业法制化发展进入新阶段。2012 年底，新修订的《中华人民共和国老年人权益保障法》出台，它更加符合老龄社会的时代要求，更加注重顶层设计，遵循"积极应对人口老龄化"国家战略这一主线，着力解决老年人的各方面问题，为健康老龄化的实现提供了法律保障。

（6）老龄国际交流与合作日趋活跃。2012 年世界卫生日的主题是"老龄化与健康"，而 2012 年也是"马德里老龄问题国际行动计划"实施十周年。我国各级部门抓住机遇，积极参与了一系列国际交流与合作活动，促进了国内健康老龄化观念的进步和老龄事业的发展。

3.3　实现健康老龄化的原则、策略与措施

3.3.1　实现健康老龄化的原则

（1）预防为主防治结合。健康老龄化应采取生命全程路径和综合干预的策略，在人生的各个阶段预防和减少过重的疾病和残疾负担，强调从个体、社区到社会各层面的综合干预，来提高老年人的生活质量。

（2）参与。制定有益老年人的相应政策，支持和鼓励老年人积极参与社会和家庭的各种活动。

（3）注重公平，预防性别歧视。老年人是社会的弱势群体，健康老龄化的政策应有助于缩小差距的健康不平等；另外，制定健康老龄化的政策时关注性别差异并有针对地选择战略领域和优先干预措施。

（4）跨部门行动。健康老龄化不仅与卫生部门相关，还涉及其他非卫生部门和其他利益相关者，需要卫生部门和各个部门通力合作，也需要民间社会组织、志愿者队伍和等老年人及其家庭内外相互支持。

3.3.2　实现健康老龄化的策略

1）运用生命全程的视角实现健康老龄化

保障未来老年人队伍身体健康的最好方式就是在生命的各个阶段中都要预防疾病和促进健康。只有充分考虑到以前生命中的经历，才能完全理解现在老年人的健康状况。

所谓生命全程路径，就是通过把人生划分为几个明确的阶段，针对这些不同年龄组的人群在不同的场所（家庭、社区、工作场所）实施卫生保健措施，从而保证人生的不同阶段能有效地获得有针对性的卫生服务。世界卫生组织以"围生和婴幼儿期、青少年期、成年工作期和晚年期"4 个时期划分生命全程的不同阶段，提供连续性预防服务。

（1）在所有年龄段促进良好健康和健康行为，预防或推迟慢性病的发展。老年期非传染性疾病往往是生命早期行为或风险接触的后果，因此，应有效落实在生命全程中减少此类风险因素的措施。已有明确的科学依据证明加强身体活动、健康饮食、少饮酒和不吸烟不使用烟草制品能够减少老年期慢性病的风险。有关慢性病的预防，世界卫生组织已确定了一套以证据为基础的"最划算"干预措施，不仅在应对非传染性疾病方面具有很高成本效益，而且在低收入和中等收入国家卫生系统工作受到一定限制的情况下具有可行性并适宜执行。其中包括对烟草和酒类征税、设立无烟工作场所和公共场所、减少食品中的盐摄入量以及提升公众在饮食和身体活动方面意识等预防性战略。

（2）通过疾病的早期发现和提供高质量预防保健服务，尽量减少慢性病的影响。慢性非传染性疾病的早期发现以及对这些疾病及其危险因素的控制是一项重要措施。如我们在

上述的分析结果，心血管疾病的沉重负担是老年人重要的健康问题，因此应该对高血压加以预防并进行更好的管理。最近的一项调查对为什么日本人寿命最长且很可能最为健康进行了研究，其中一项重要措施就是通过系统和有效地发现并治疗高血压，结合减少全体人群盐摄入量的战略。把预防纳入到日常的临床工作中，推行临床预防服务是早期发现和管理慢性病的重要措施。

（3）慢性病管理和照料。老年人往往身患多种疾病，有些老年患者可能会同时服用高达 20 多种药物，由于药物的相互作用，往往会造成不良的健康影响。因此，需要建设连续性的慢性病管理和照料系统，加强老年医学的建设，同时也要保证在医院之外的慢性病自我管理和高质量照料得到有效实施。

（4）长期照料。慢性病的一项严重后果是残疾，如白内障、屈光不正、痴呆症和骨关节炎等问题会导致感觉、认知能力和活动障碍，从而减弱老年人参与社会的能力。获得康复治疗及辅助设备以及生活在支持性环境中，可以减轻这一负担。然而，许多人在一生中在某一时点开始就不再能够照料自己，这需要探讨新的模式，为老年人提供与 21 世纪人口结构和社会规律相关的必要支持。

（5）临终关怀。老年期常见的死因往往会伴随疼痛和痛苦，我们应确保每位老年人能够带着尊严生活到生命的最后时刻。发展临终关怀，提供生命晚期的姑息照料是针对这一阶段的重要任务。

2）建设老年友好的支持性环境

物质和社会环境对身体健康具有重要影响。因此，建设老年友好城市、老年友好和宜居社区和老年友好社区卫生服务中心，为老年人群提供良好的支持性环境，对于实现健康老龄化至关重要。老年友好城市是全球应对人口老龄化现象的有效政策。老年人需要面对年老所带来的生理、心理和社会适应等方面的各种改变。在老年友好社区中，物质和社会环境相关的政策、服务及结构将支持老年人能更有活力地生活。应认识到老年个体间存在的较大差异；应促进他们参与各个领域的活动；应尊重他们的决定和生活方式；应灵活地预见和回应老年相关的需求和选择。老年友好城市通过改善城市环境和服务的八个方面为老年人的健康、独立和安全等方面提供支持，见图 3－1。

在老年友好城市的基础上，提出了老年友好和宜居社区的概念和主题。老年友好和宜居社区是指社区内建设以老年人为核心，社区内的基础设施完善、环境优雅、符合老年人的生活需求和活动习惯，老年人可以在这样的社区里安全舒适地居住，能够维持晚年健康生活，并且可以充分参与社会，实现老年人在社区里积极养老。发展老年友好和宜居社区，一是为老年人创造更加适合生存、满足老年人基本需求的基础环境，应具备基本的医疗、健身器材，道路平坦、社区安全，各种设施充分考虑到老年人的特殊需求，有充足的绿化面积，灯光照明适合老年人对光的需求，是专门为老人打造的优越、舒适的生活

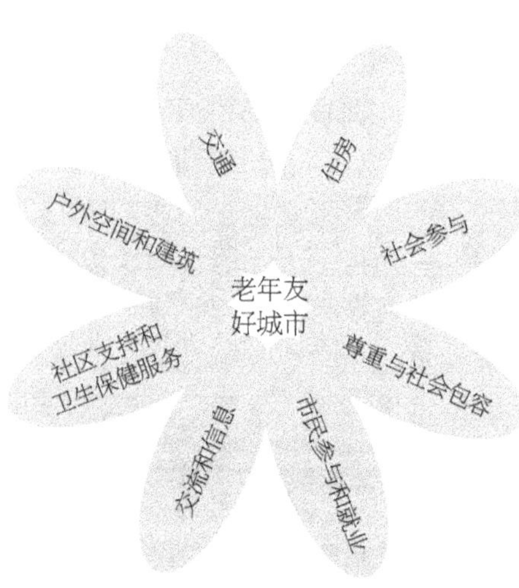

图 3－1　老年友好城市的八个方面

环境；二是有利于提高社会对老年人更为广泛的尊重和认可，使老年人不感到受排斥、孤独和受歧视；三是有助于为老年人社区参与和就业提供更多的机会和途径，发挥老年人的自我价值和社会价值，最大限度地开发老年人力资源，使他们体会到回归社会带来的满足感和成就感。

3）以人为本，开展长期照料服务

对已出现活动能力受损，需要他人帮助的老人，应开展长期照料服务。按照世界卫生组织的定义，长期照料是指由非正式照料者（家庭、朋友和邻居）、正式照料者（卫生、社会和其他工作者）以及志愿者为因健康问题长期需要被照料的人提供卫生和社会生活的服务。家庭、社区、卫生部门和社会福利部门以整合的方式共同承担老年人长期照料的责任是非常重要的。从老年人的角度来看，社区长期照料服务可以使老年人在自己家中接受照料护理服务，避免了适应新环境的问题；从政府的角度考虑，这种形式与机构型服务比较，可以明显提高效率，社区老年服务由社区内成员提供，不需要复杂的管理人员和设施，投资少、成本低。

目前我国长期照料服务需要注意以下两方面：① 以政府为主导总体规划长期照料服务事业；② 构建家庭、社区、机构三位一体的长期照料服务体系，倡导以社区为依托的居家式护理为核心，强化社区机构照料功能，把社会化服务引入家庭，从单纯依靠家人照料发展为家庭与社会照料相结合的模式，从而保证老年人的生活质量。

4）加强相关的老龄化的循证基础研究

世界卫生组织有相应的研究工具和疾病监测数据等，我国要加强与国际的合作，同时需要建立老年医学研究中心，用于研究健康老龄化的政策和战略及其实施，包括监测老年人口、社会和健康状况。开展循证研究，有计划地实施对老年疾病的流行病学调查及有关老年疾病的基础与临床研究，引领对疾病的预防、早诊早治、防止并发症、康复、护理等研究与实施方案，通过建立完整的系统工程，减少医疗开支，执行符合适合我国特色的老年人慢性疾病的预防和管理方案。

3.3.3　实现健康老龄化的措施

在建设老年友好支持性环境以及切实落实国家慢性病防治规划的基础上，公共卫生应将如下措施作为重点领域进行优先干预，促进健康老龄化。

（1）促进身体活动。定期的适度身体活动能延迟机体功能的下降，减少老年人各种慢性病的发生和严重化。研究发现，低收入人群、老年残疾人是可能的不活动人，政策应该鼓励不活动的人增龄后活跃起来，让老年人多交流优秀的经验和良好做法，为老年人研制与其文化相宜的、以人口为基础的身体活动信息和指南。制定中老年人有针对性的社区活动，如建立社区活动团体等促进老年人运动，为他们保持积极状态提供可行的、愉悦的，能负担得起的机会（如安全的步行区、公园等）。对于特别久坐的老年人，应向他们提供咨询并促进运动。鼓励共享激励性的环境和基础活动设施。

（2）预防跌倒。老年人跌倒是伤害治疗费用增多和死亡率上升的主要原因。对于老年人，应帮助他们提高平衡能力，加强这方面的运动指导，防止跌倒。不良环境会增加跌倒的危险，所以应进行家居安全评估，改进相应的环境设施。让专业人员对老年人进行物理疗法和平衡培训，减少跌倒；也可以使用辅助器具，进行步态和平衡训练。

（3）加强慢性病自我管理和家庭护理。对于老年人的健康问题，服务手段除了目前的一对一的面对面服务以外，还有家庭护理，包括慢性病自我管理、群组看病等形式。

慢性病通常都是由于病人的行为和环境的因素作用所致，且多数慢性病无法治愈，长期与患者共存。传统的医疗保健服务忽略了患者在管理疾病中的作用，忽视了社区内可提供的服务。慢性病管理的目的应该旨在提高慢性病患者及其家庭成员的自我管理能力上，进而激发患者自身的责任意识和潜能、促进慢性病患者的自我管理。因此，患者及其家庭将不可避免地成为预防和管理慢性病的主要责任承担者——成为慢性病的自我管理者。慢性病自我管理指的是在卫生保健专业人员的协助下，个人承担一些预防性或治疗性的卫生保健活动。它一方面需要通过开展慢性病自我管理健康教育来提高患者自我管理所需的基本知识、技能和自信心，让患者有能力、有信心自己照顾自己；另一方面，通过技术（培训医生）、政策、环境、资源上的支持，医生在日常诊疗时为患者提供帮助，支持其进行自我管理。

（4）改善老年人心理卫生。老年人心理卫生问题比较严重，孤独无助往往是导致老年人发展为精神障碍患者的重要原因。因此，在治疗管理老年人生理性疾病和残疾的同时，要对老年人的心理卫生问题给予足够的重视。一是通过创造支持性环境让老年人从家里走出来结交朋友；二是社区卫生服务中心要把老年人心理卫生作为主要工作来落实，及早发现早期抑郁等心理卫生问题，并给予处理；三是营造良好的尊老社会和家庭氛围，预防社会和家庭对老年人的歧视。

（傅华，彭伟霞）

3.4　我国实施健康老龄化战略目标的优势与瓶颈

我国已将"健康老龄化"和"积极老龄化"定为奋斗目标，并树立了"健康、保障、参与"的六字基本国策。现对我国可以成功实施健康老龄化的战略目标，从优势方面和瓶颈方面做一些分析。

1）优势方面

（1）最重要的是在党中央、国家各级政府的领导下，全国人民团结一致将以建设"健康中国"为核心，凝练重点、有计划、分步骤地根据实际情况可以有效地落实与实现健康老龄化。至今，健康老龄化已被纳入《"健康中国2030"规划纲要》《"十三五"国家老龄事业发展和养老体系建设规划》《"十三五"深化医药卫生体制改革规划》《"十三五"卫生与健康规划》等国家战略及规划中，有助于及早应对、科学应对、综合应对我国人口老龄化的问题。

（2）我国经济实力日益增强，国家坚持走改革开放的道路，创新型体制机制的改革，以及一系列惠民政策的出台是我国成功实施健康老龄化战略目标的基础和保证。

（3）多年来我国实施的预防为主的方针，有利于对老年群体疾病的早防、早治；我国特有的中西医药共存与结合，为我国克服东西部经济发展不平衡、边远地区技术人员缺少的困难，提供了有力的支撑；全国普遍开展的合作医疗，以及正在推广的分级诊疗，各专科的医联体、远程医疗、对口支援贫困地区、网络健康与医学知识的普及等将会大大促进我国实施健康老龄化的战略目标。

（4）在人文方面，儒家思想在我国已深入人心。家庭的"和谐、友爱、尊老、敬老、助老"的精神和"老吾老，以及人之老"的理念对于拓宽志愿者参与健康老龄化有极大的潜力。因此，我国将有条件成为实施健康老龄化最成功的国家，并将成为世界的典范。

2）瓶颈方面

但是由于我国是老龄化快速发展的国家，而且是"未富先老"；加上各地区间经济发展不平衡，人民对健康与疾病的需求和认识上有较大差距，因此还需要努力从体制机制与科学技术方面做出高效、可行、有创新性的改革。为了更快、更有效地实施健康老龄化，提出如下建议：

（1）合理整合资源，改变多头领导的管理模式，取得长期、可持续发展的效果。目前国家层面虽有老龄工作委员会，但是健康老龄化与积极老龄化的具体实施与落实却分散在民政、卫生、财政、人事、教育、科技、商业、金融等许多部门。目前经费的应用也是分兵把口，需要有一个高层次的领导与统筹管理部门，从而可以对我国应对老龄化的诸多问题做出科学的设计与长远、可持续发展的部署。例如全国有血吸虫病防治委员会，协调各省市部门的工作。可否设立老龄化应对及规划委员会以全面领导、规划应对我国老龄化。

（2）加强并促进为健康老龄化的科学研究，科技的进步是推进健康老龄化的重要基础。要大力提倡解决健康老龄化的多种科学研究，既包括技术的改进，简化临床研究的申报与批准，也要支持有关的基础研究。但是要把握好科学研究的方向，防止落入"为研究而研究"的陷阱。

（3）设立创新型省或国家级有示范意义的试点老年医学联合体。联合体的临床科室是整合式按疾病严重程度划分的，整合型科室分为从一级到三级。随着科室级别的升高，将会有更多经验丰富的专家参与负责治疗更加严重的疾病。联合体应该针对老龄人口的患病分布情况，大力预防和治疗以下老年病：阿尔茨海默病、神经退行性疾病、脑心疾病、感染与免疫反应、骨性关节炎（退化性关节炎）运动障碍和新陈代谢紊乱。联合体应该为老年人建立一个从疾病预防到早期诊断及早期治疗的防治链。这些联合体中的医院将是老年医学诊治与研究中心，从临床实践提出一些从临床医学到基础研究的有意义的研究项目。此外，这些医院应该建立和社区诊所之间持续有效的互动，让医院的专家可以像顾问一样外出走动，给那些需要转院并住院的病人提供了一个"绿色通道"，也同时推动了对社区医生、全科医生的继续教育。

（4）向管理层与社会推广健康老龄化的理念及加强落实措施。鉴于我国目前的主流思想还处于以治疗为主，以解决养老为主的思路，应加强宣传教育，改变我国当前的被动模式，重点向预防及早期干预老年病前移、向基层下移积极主动的医老措施，既有利于促进老年健康，又节约人力财力。

（5）全面而有步骤地发展健康老龄化的产业。目前老龄群体有十分强烈对健康老龄化保健知识及产品的需求，但是缺乏科学指导，而且产品出现鱼龙混杂的状况。建议建立"准入"制，可首先选择一些产业给予"资质"或"品牌"，从而指导该领域健康发展。2012 年，官方出台了一项关于保健食品安全的法规，旨在推动这些产品的发展。2015 年的一份评估报告显示：2012—2015 年，中国保健食品消费额约为 10 亿元，但国内只有 2 006 家公司从事保健品生产，这些公司产品的总消费额仅是 2 亿 8 000 万元，这意味着发展保健品的市场还有很大的空间。老龄人每天通常会吃几种药，一些人还有吞咽困难。因此，很有必要开发出其他给药途径的药物剂型，例如可研发吸入药物或经皮药物剂型。此外，能够穿戴的新型医疗器材也更加抢手和受欢迎。通过互联网发展公共教育，发展服务意识的教育也应作为推动健康、有活力的老龄化社会的重要开发领域。甚至为了缓解经费问题，建议国家层面可考虑发行健康银发福利彩票以支持老龄化社会的事业。

（6）建立以社区为基础的综合护理中心和健康资料系统，解决老年人基于疾病、功能评估的健康和社会需求。虽然在中国的许多城市，很多老年人护理中心已经建立起来，但是这些护理中心的床位和服务却不能充分满足社会需求。截至 2012 年底，中国共有 4 万个护理中心，可以提供 390 万个床位，然而实际上约需要 800 万个床位，这远远超过了现有的床位数。因此亟待建立一个评估体系，专门对那些在护理中心接受治疗的患者们，以及对准入及自护理中心出院做一个有序和有级别的评估。作为第三方的保险公司，也应该参与到评估体系中来，从而为维持这个体系提供一个公平、合理的评估机制。目前私营机构也开始对建立老龄人群的各级医学保健与护理中心越来越感兴趣。私营机构的参与可以缓解公立机构的压力，但需要管理与确定良好的行为规范。

（7）为了给老龄人口提供更好的服务，必须要加强对各个级别的老年医务人员的教育和培训，包括从家庭医生到专家，还包括老年门诊的护士长们以及高级康复技师等。目前，中国的医生很少选择去当家庭医生，而老年科的员工工资和奖金在所有医院都是最低的。这要求我们在国家范围内，提高老年医学专家们的津贴和福利，改变医院里现行的主要以研究成果及掌握高难度科技为晋升条件的体系，应该加强服务能力与水平的内容，从而让老年医学工作者更有积极性。此外，更应该纠正"老年科医生是没有专业特长医生"的这种错误观念。事实上，针对困扰老龄人口的复杂性疾病以及健康问题，提供以专业课程为主的专业教育和继续教育是非常有必要的。尽管中国的一些医学院和大学已经开设了关于老年医学教育的医学博士学位，但还应进一步提升与优化相关的课程。同样，未来也应该开设护士长、护士和老年康复专家们的相关教育课程，以激励有关人员的积极性。

（闻玉梅）

第 4 章
健康老龄化的政策、管理与发展策略

    "医老、养老",这是一个古往今来都必须面对和认真对待的问题。它既是一个国家和社会层面的问题,也是一个医学层面的问题。特别是伴随着中国老龄化问题的日益凸显,如何解决"医老、养老"越来越成为需要集全国和全民之智力去解决的重大问题。

    针对老年群体对健康与医疗的重大需求,根据健康老龄化的内涵与战略目标,本章围绕健康老龄化对政策、管理与发展策略的具体措施进行阐述,主要内容包括:加强老年医师队伍建设、设立多中心合作联合体、推动老年产业发展、促进中西医结合、支持老年护理和营养建设、有序引进国外先进经验、加强老年保障体系建设等;这些措施为解决老龄化问题提出具体而可行的方案。

4.1　老年医学医师队伍现状分析和战略思考

根据我国人口老龄化的现状和发展趋势，通过对上海市老年医学学科人才队伍的调研，我们已经意识到老年医学医生的数量和质量远不能适应学科发展及社会变化的需求，迫切需要大力发展老年医学。老年医学人才培养是其中最为关键的一环，我们试图找出目前面临的主要问题，分析可能的原因，以发展战略高度为解决这些问题提供科学的数据支撑。

4.1.1　国内老年医学专科医师培训现状

老年专科医护人员队伍缺乏，尤其是高学历、高级职称人员严重不足。针对这一情况，上海市政府投入大量经费，卫生行政部门制定了一系列的配套政策与保障措施，并成立了专科医师规范化培训专家委员会。2013年上海市在全国率先推行专科医师规范化培训，即临床医学本科生、研究生毕业后，先完成2～3年住院医师规范化培训，再进行3年的专科医师的培训。为保障培训质量，上海市对培训医院及师资队伍提出了较高的要求，要求培训医院的培训学科必须为博士点、国家重点学/专科，培训基地主任应具有正高专业技术职称，临床带教老师应具有副高及以上专业技术职称，除具有较强的临床技能及理论水平外，还要求有一定的科研能力和外语水平。

老年医学与心血管内科、消化内科、普外科等学科一样也加入专科医师培训行列。老年医学专家制定了的老年医学培训细则，因无老年住院医师规培，故老年专科医师受训对象要求是经过内科或神经内科或急诊科或肿瘤科或外科或麻醉科住院医师规范化培训取得合格证书后、立志从事老年医学专业的医师。培训时间3年，包括老年医学科轮转2年，老年心内科、呼吸、消化、内分泌、肾脏、神经等亚专科任选一个进一步培训半年，另外要求安排5个月的时间从事临床科研工作。细则还对专科医师的培训提出了具体培训目标，对培训内容作了详细说明及具体要求，并给专科医师指明了培训期间需要阅读的参考文献等。

图4-1所示为中国医学教育完整体系，出自国家卫生和计划生育委员会科教司的《我国住院医师规范化培训制度建立实施情况》。

实际情况是2013年以来老年医学专科医师的招收情况并不乐观，上海市各医院老年医学专科基地录取到的学员数量极少，在如今日趋严峻的人口老龄化发展趋势下，老年医学医生的培养远不能满足学科发展及社会变化的需求，形成一对亟需尽快解决的矛盾。

调查发现，目前上海市三级综合性医院老年病科医师人数9至68人不等，中级及以下职称、本科及以下学历占多数。以上海市某三甲医院为例，现有医师33名，其中高级职称占9.09%，中级职称占42.42%，初级职称占48.48%；博士9.09%，硕士39.39%，本科51.52%；护理人员47名，中级职称占12.77%，初级职称占87.23%；本科25.53%，大专及以下74.47%。对上海市10家不同级别的医院从事老年护理的注册护士进行了调查，结果发现，床护比为1∶0.2～0.6，中位数为1∶0.44。护士队伍学历结构：中专占18.6%，大专

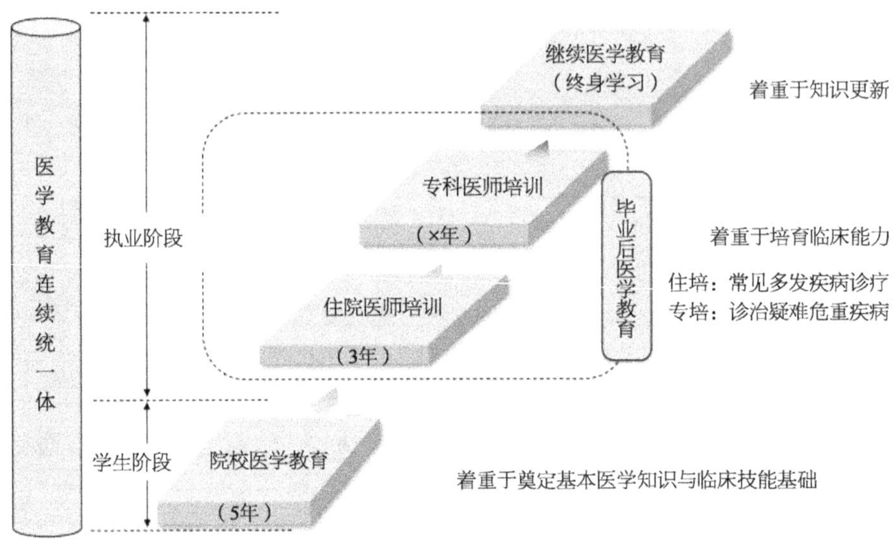

图 4-1　中国医学教育完整体系

占 61.9％,本科占 19.5％;护士占 40.3％,护师占 43.8％,主管护师占 15.0％,副主任护师占 0.9％。从事老年护理人员学历主要为大专,职称主要为护士。工作年限不足 1 年者占 14.75％,工作年限不足 10 年者为 51.1％。

专职从事老年医学科学研究的人员较少,目前大部分还是临床医师兼职做科学研究;现有的老年医学研究人员大多是其他专科疾病研究人员转型而组成,且大多刚刚转型,尚未形成成熟、稳定的人才梯队。

老年医学人才队伍尚不成熟、不完善,专科医护人员和科研人员均严重缺乏,尤其是学科带头人;其原因可能与人才培养的机制、晋升途径及国家鼓励支持政策有关。

1）高等医学院校培养机制不完善

目前在全国范围内,极少有高等医学院校设立老年医学系或教研室,开设的老年医学相关课程较少,如复旦大学上海医学院仅有三门选修课,且选修人数并不乐观,造成大学本科生对老年医学认识不够,极少有人愿意选择老年医学继续深造学习,每年研究生面试时,大多是其他专业面试没有被录取的学生转来面试老年医学专业。研究生选修老年医学的人数相对较多,但是老年医学开设课程较少,对研究生的影响仍有限。

毕业生缺乏专业的老年医学知识,老年医学人才选拔的起点较局限。目前老年医学专科医师培训前很少有机会接触到老年医学,对老年医学学科知之甚少。与国外相比,我国在老年医学的教育严重滞后,在工业发达国家,其学校课程一般在 1～3 年级讲授老年基础医学,包括老年人体解剖、生理、病理、药理等;3～4 年级讲授老年病课,如老年内科、外科等;而我国目前老年医学的研究和教育尚属起步阶段,老年医学课程并未普及,多数院校未设置老年医学专业,具有老年学硕士和博士学位点的则更少,老年医学非大学必修专业,多数医学院校仅仅是在四年级开设老年医学选修课。国内很多医院尚无老年医学科,现有的老年病科多是在原来的干部保健科基础上发展建立的,而罕有面向社会老年人群的老年医学科。规范化培训期间住院医师少有接触老年医学科的机会,住院医师规范化培训阶段未接受老年医学学科培训，内、外科等住院医师轮转期间也无老年医学科轮转的要求，住院医师对老年医学学科的认识程度严重不足，对老年医学的知识掌握极少。

许多高等院校已具有老年医学硕士和博士学位授予点，并建立了老年医学硕士、博士的培养体系，但是，老年医学研究生培养情况不容乐观，每所院校平均每年培养研究生数 3～4 名。考虑到个人发展前景，老年医学研究生在从业时首选的还是内科、外科等专业，老年医学只是备选，或者是无可奈何的选择。

目前我国老年医学教材分类不健全、不系统，已有的部分教材内容上仍然偏重于对老年人多个专科单病诊治的叠加，与国际现代老年医学教育内容有一定差距。

2）缺乏完善、系统的老年医学人才培训基地

我国目前尚无国家级的老年医学人才培训基地。上海已率先尝试进行老年医学专科医师培训，但仍然没有老年病科住院医师规范化培训基地。2013 年 9 月上海市专科基地开始招录第一批老年病科医师进行专科培训，培训体系还在不断完善之中。由于老年医学专科医师生源少，老年医学专科医师是面向内科、神经内科、肿瘤科等专业招生的，经过规范化培训的住院医师在培训前硕/博士专业多为心血管内科、呼吸内科、消化内科、神经内科等专业，老年医学专业的硕/博士生毕业数量少，且有部分老年医学专业的毕业生经过规范化培训后就业于二级或区级医院，这些医院无老年医学专科培训基地，部分用人单位可能存在"重使用、轻培养"的现象，致使这批新就业的住院医师很难再到具有专科医师培训基地的三级医院接受培训。

3）毕业后继续教育薄弱

针对性老年临床技能培训，尤其是社区全科医师，他们面对的服务对象大多是老年人，但是全科医师中几乎没有人专门从事老年病科。根据 2013 年 7 月《上海市住院医师规范化培训细则》，全科规培学员应在全科病房（老年护理院）轮转 2 周，在内科轮转的 12 个月中应包含老年病科，掌握老年病特点、常见疾病诊治及老年人合理用药原则等内容。内科规培学员必须在老年病科轮转 2 个月。经过基地规范化培训的全科医师或内科医师，具有一定的老年专科知识和技能，但实际上只是一些基本的知识和技能的掌握，离实际应用要求相距甚远；没有规范化培训的医师，在上岗前几乎未接受过正规的老年专科知识培训，老年医疗服务能力较弱。这种情况导致老年患者不相信社区医生，只要有病首先想到的是去三级医院就诊，社区只是开药的药店，造成医疗资源的严重浪费。

老年医学对专科医师的专业要求更高更全面，老年人是一个特殊而复杂的群体，由于器官功能减退，往往合并患有多种慢性疾病，除了高血压、糖尿病、心脑血管病、骨质疏松、肿瘤等，也有老年人特有的问题/综合征，如记忆问题（痴呆）、视力/听力障碍、睡眠障碍、跌倒与骨折、尿/便失禁、压疮，以及多重用药等。老年医学具有涵盖范围广、疑难问题多的特点，对受训对象的要求相对较高，要求其发挥主观能动性，主动自觉地通过规范、正规的培训，掌握老年医学科的特殊核心技能：① 全面的老年综合评估；② 老年综合征、增龄老化性失能及老年问题的诊治，共病的处理，连续医疗，和缓医疗的症状处理，与患方的沟通技巧；③ 老年预防、康复、精神心理关爱医学；④ 跨学科团队工作模式；⑤ 充分了解国内外新进展，能独立承担老年常见病和较复杂疑难疾病的诊治以及危重患者的抢救工作，兼有老年医学亚专业特长，能对下级医师进行业务指导，具有一定的临床科研和教学能力。这些要求对老年科医师是一个巨大的挑战。

另外，老年病的复杂性更高，对医生压力更大，但目前国内老年医学科医生待遇较低，这势必会影响学生对老年医学科的选择。上述因素可能会限制老年医学的发展，但我国老年医学亟需尽快发展，老年医学学科的专科医师培训尚在摸索中。

上海市 10 家不同级别的医院调查结果显示，大部分医院有相关的老年护理培训，但是培训次数和类别各有差异，每月 1 次的有 4 家医院，有医院是每年 2～4 次，有些医院派出护士参加院外国家级和上海市级继续教育班，有个别医院没有相关的专科培训。仅 1 家医院有老年科专科护士，由医院护理部聘任并发证书。

4）晋升机制不健全

我国目前尚无专门的老年医学从业人员资格认证体系，但已经有个别省市尝试进行老年医学专科资格认证考核。江苏省卫生厅近 10 年来在卫生高级专业技术资格考评中加入了老年医学专业，但在老年病科工作的医生参加老年医学专业高级职称考评的不足 40%，更多人是参加心血管、呼吸、神经、内分泌等专科的高级职称考评；上海市卫生高级专业技术资格考评中虽然也已加入了老年医学专业，但老年病科临床医生较少从老年医学专业晋升职称，大多还是从自身专科晋升；目前多数省市卫生高级专业技术资格考评并未包括老年病科。其他专科医师可以从老年医学晋升职称，而老年医学专业的医生一般不能从其他专业晋升，导致老年病科医师均走从各专科医师转型的途径。这样一套晋升机制，导致了目前其他专科成员占据了老年医学高级职称的位置，而并未优化与落实老年科医生的晋升机制。这一现实局面，导致了老年医学队伍专业仍较单一，综合素质不足，继而导致老年人看病仍然辗转于各专科之间，增加了老年人的医疗费用及看病难的问题，降低医疗资源利用率。

5）缺乏相应的鼓励政策

人口老龄化是目前我国所面临的一个重要的社会问题，我国人口老龄化具有老龄化速度超前于社会发展水平的特点。如何提高老年人的心理健康水平和群体生活质量，实现社会的健康老龄化，已成为社会和医学界广泛关注的问题。国家近年也出台了一系列的政策，2013 年 7 月 1 日，新的《中华人民共和国老年人权益保障法》正式实施（2012 年 12 月 28 日修订通过）；2013 年 9 月 13 日，《国务院关于加快发展养老服务业的若干意见》（国发〔2013〕35 号）发布；2013 年 9 月 28 日，《国务院关于促进健康服务业发展的若干意见》（国发〔2013〕40 号）发布；2013 年 11 月 12 日，中国共产党 18 届 3 中全会通过了《中共中央关于全面深化改革若干重大问题的决定》（60 条）；2013 年 12 月 30 日，全国老龄办等 24 个部门联合发布《关于进一步加强老年人优待工作的意见》；2014 年 2 月 26 日，《国务院关于建立统一的城乡居民基本养老保险制度的意见》（国发〔2014〕8 号）发布；2015 年 1 月 14 日，《国务院关于机关事业单位工作人员养老保险制度改革的决定》（国发〔2015〕2 号）发布；2014 年 8 月 10 日，《国务院关于加快发展现代保险服务业的若干意见》（国发〔2014〕29 号）发布；2015 年 11 月 20 日，国务院办公厅转发了卫生计生委、民政部、发展改革委、财政部、人力资源社会保障部、国土资源部、住房城乡建设部、全国老龄办、中医药局联合发布的《关于推进医疗卫生与养老服务相结合的指导意见》（国办发〔2015〕84 号）；2016 年 10 月 5 日，国务院办公厅关于印发了《老年教育发展规划（2016—2020 年）》（国办发〔2016〕74 号）；2016 年 12 月 23 日，《国务院办公厅关于全面放开养老服务市场提升养老服务质量的若干意见》（国办发〔2016〕91 号）发布；2017 年 3 月 6 日，国务院印发《"十三五"国家老龄事业发展和养老体系建设规划》（国发〔2017〕13 号）；2017 年 6 月 6 日，《国务院办公厅关于制定和实施老年人照顾服务项目的意见》(国办发〔2017〕52 号)发布；2017 年 7 月 4 日，国务院办公厅印发了《关于加快发展商业养老保险的若干意见》；2017 年 7 月 13 日，国务院办公厅印发了《国民营养计划(2017—2030 年)》(国办发〔2017〕60 号)。但是，在人才的引进和培养方面还只停留在纸面上，没有真正落实政策。老年医学作为一门新兴而又重要的学科，它的发展不仅需要老年医学专家孜孜不倦的钻研和医院及高校医学院特殊的政策支持，更需要国家层面从政策上给予扶持，吸引更多优秀的人才从事老年医学，共同为早日实现"成功老龄化""健康老龄化""活力老龄化"而努力奋斗、贡献力量。

4.1.2　战略思考与对策

针对我国老年医学的发展现状及专科医师培训的困惑，把握重点，抓住主要矛盾，具体问题具体分析，借鉴适合我国形势的国外教育培训经验，提出几点建议。

(1) 应确立我国老年医学专科的学科地位。为使老年医学专科培训顺利发展，整体布局应尽早在医学院校开设老年医学专业课程，首先在五年的医学院校教育中，需要加入老年医学基本内容的介绍，使医学生了解老年医学。有条件的医学院校应设置老年医学和老年护理学专业。毕业后继续教育中，要求住院医师规范化培训的内科基地培训加入老年医学科轮转 2 个月，进一步了解老年患者的诊治及护理要求。

(2) 专科医师培训期间对受训对象开设老年医学课程，因目前培训对象在大学及住院医师培训阶段接触老年医学的机会较少，甚至有部分培训对象从未接受过老年医学方面的教育，所以老年医学专科医师培训有别于心血管、呼吸等学科，专科医师培训期间应加设老年医学课程，这样可以规范专科医师今后的实践行为，保证临床决策客观准确有章可循，使患者最大程度受益。

(3) 编写与出版国家级老年医学教材。目前我国老年医学教材分类不够健全、系统，已有的部分教材内容上仍然偏重于多个专科单病诊治的叠加，与国际现代老年医学教育内容有一定差距。建议编写与修订老年医学系列教材及有关配套电子音像教材。

(4) 加强老年医学师资队伍建设带教老师本身的素质、作风、理论与技术水平。老年医学科医生很多是医院临床一线的临床与科研骨干，但曾经参与教学及带教的较少，所以为进一步提高专科医师带教老师的教学及带教水平，建议可以全国或适合的范围内对带教老师进行必要的师资培训，带教老师参加师资培训班，提高带教水平，改进带教方法。

(5) 有效借鉴国外经验，发展具有中国特色的教育、临床、科研并重及协调发展模式。美国的老年医学机构重视教育、临床、科研共同发展，例如由政府部门出资建立老年医学教育中心，通过开展各个层次的老年医学教育、临床培训和科学研究，促进临床及科研的进步，以临床及科研促进教育的发展。国外模式无法全盘照搬，应结合我国形势建立独特的发展模式。近年来，国内大医院扩张的速度较快，病患者大量涌进大医院，本应引领医学研究、解决疑难杂症的大医院的医生把大量时间精力花在接诊本该在基层医院就诊的病患身上，搞科研的时间较少。中国工程院院士、中日友好医院院长王辰指出"中国的注册临床研究项目仅占世界的 2.96％"。解决这一问题的方法应解除矛盾的外因，如：政府分级诊疗体系的贯彻执行；加大对科研、教育成果的奖励政策，鼓励医生投入精力与时间，在进行科研、教育工作的同时提高临床能力。针对矛盾的内因，应该让临床医生认识到在疾病的治疗中的疗效观察，本身就是科研的资料，如果临床医生发挥其主观能动性，把这些资料系统化、理论化，就可能是良好的科研资料。复旦大学附属华东医院作为一所以老年医学为重点和特色的综合性医院,集教育、临床、科研于一体,医院成立了上海市老年医学重点实验室,为适应临床及科研的发展,包括复旦大学上海医学院老年医学的理论授课、老年医学博士点及老年医学科专科医师培训等老年医学教学工作也在迅速发展。

(6)认识到老年医学未来的发展前景,认识到在延缓衰老、减少减轻老年病的发生和程度,提高生活质量等方面所起的作用。老年医学这门新兴学科处于快速发展阶段,而且与国外差距很大,在我们的教学和医疗活动中,应该让学生知道这门学科在未来社会有着极好的发展前景、较高的社会地位及政府的高度重视,鼓励他们从事本专业的研究,使之有兴趣、有动力、有所付出,成为高水平的专科人才。

(7)除了针对矛盾内因的对策,外因的解除还需政府加大投入,如提高老年科医生待遇、加大带教老师费用投入,建立老年医学科研基金等,从而保证老年医学的发展。

面对人口老龄化发展的严峻局势与老年医师培养不足之间的矛盾,我们不应否认、回避,应正面对待,并充分发挥主观能动性,运用科学的方法,正确认识矛盾,科学解决矛盾,推动老年医学学科发展的发展。老年医学涉及多个领域,必须以系统、整体的思维为指导,进行全方位的教育,才能适应社会发展的需要,培养出合格的专业人才。专科医师制度是一项对提高医师的诊疗水平乃至整个卫生服务水平产生很大影响的医师管理制度,目前上海市老年医学专科医师教育的系统构架已在逐渐完善中,专科医师培训工作在实施过程中不断完善和改革。建立适应我国形势、有利于卫生人力发展和推广的经验与方法的道路是迂回曲折的,但老年医学科发展不可阻挡。

(保志军,王姣锋,张艳,黄一沁,胡晓娜,程云)

4.2　建立医联体　推进老年医学建设

4.2.1　聚焦老年常见重大疾病,提高老年疾病诊治水平

老年医学临床研究包含特定的研究对象、研究目的和研究方法,而老年疾病的预防与诊治更有其独特的理论体系和专门的技术与方法。针对老年医学的临床特点,尤其是伴随衰老的自然进程,老年人通常一体多病或一病多变,采取"重点重医、全面呵护、群点群防、关口前移"的临床策略十分必要,从而能够对老年疾病实施全方位防治。

提高老年疾病诊治水平,需要观念的革新,从整体、全人的角度去审视老年人,摆脱传统的医疗模式,过渡到一种全新的、以老年人功能与活力为核心的模式中。通过对每一个体单一疾病的诊治,促进病人的全面康复,提升患者的老年健康水平。推广阿尔茨海默病、跌倒、便秘、尿失禁等防治适宜技术,开展老年常见病、慢性病、口腔疾病的筛查干预和健康指导,做到老年疾病早发现、早诊断、早治疗,促进老年人功能健康。加强和普及老年人健康教育与宣传,积极引导老年人采取健康的生活方式。同时,将老年疾病预防的关口前移,注重对

中年和准老年人群的健康预测和疾病预防，从而延缓衰老，推动社会健康老龄化的发展。

4.2.2　建立老年慢性病综合防治体系

重点开展常见老年慢性病的综合防治体系、常见老年慢性病医院—社区无缝化管理模式及慢性并发症的筛查研究，推广常见老年慢性病早期生活方式干预及早期强化治疗；推广早期生活方式干预，尤其针对中重度常见老年慢性病患者推广早期干预治疗；提高群体常见老年慢性病预警能力，建立疾病诊断新技术的转化及标准化技术平台，通过新技术转化及适宜技术推广，优化各种老年常见慢性病的临床治疗路径，提升整体治疗效果和康复能力。

4.2.3　完善老年疾病防治和科研模式

国内老年相关疾病防治和科研工作还处于相对初级状态。人群信息和疾病信息零碎，缺乏规范。在医生繁忙接诊的状态下，相关重要信息的记录基本是粗略的，对于科研工作和人群长期管理支持有限。大部分医疗机构均已经构建数据库，但缺乏区域性的广泛合作，数据资料的收集相对独立，缺乏系统管理，无法为患者带来更大的获益。相对独立的数据库、信息的安全性和使用率均存在诸多问题，信息对于临床向科研的转化以及科研对临床的推动作用十分有限。

开展大型队列研究，研究判定与预测老年健康的指标、标准与方法，研发可穿戴老年人健康支持技术和设备。探索老年综合征和共病的发病过程与规律，研发综合防治适宜技术、指南和规范，构建老年健康管理网络。利用现有的互联网和云端技术，由临床医学研究部门实时质控、专业维护，并从中科学分析，由临床总结问题指导科研，由科研转换成果推动临床。聚焦老年健康和疾病相关重大科学问题，通过多学科交叉和协同攻关，沿着从健康促进到疾病预防再到疾病诊治和康复的路径，遵循从基础到临床、从政策到服务的完整线路，推行临床研究的实用化和产业化。

4.2.4　建立分级诊疗区域医疗模式

探索并建立不同医疗机构之间定位清晰、转诊制度明确、医疗服务高效的规范。探索并建立在互联网＋支持下的医疗服务。在老年人群日常管理中，强化互联网＋对医疗队伍开展疾病预防的协助作用。促进社区卫生服务系统与医院之间的互动，推动在同一个区域内的三级医院与二级医院和社区医院组成医疗联合体，整合同一个区域内的预防与医疗资源。

加强康复医院、护理院和综合性医院老年病科建设。推动基层医疗卫生机构积极开展老年人医疗、康复、护理、家庭病床等服务，提高老年人医疗卫生服务的可及性。倡导为老年人义诊，为行动不便的老年人提供上门服务。在医疗机构普遍建立为老年人提供挂号、就医等便利服务的绿色通道。加强老年常见病、慢性病的健康指导和综合干预，强化老年人健康管理。通过加强社区卫生服务人员有关老年医学的专业教育和培训，逐步建立对老年慢性病病人的持续性的长期跟踪和随访机制，提高对老年慢性病的社区和家庭管理效率，从而建立适应社会经济发展水平的一种分级诊疗、定位清晰的区域医疗模式。

制定连贯协调的老年医学研究规划并不断优化，从临床获益和比较优势出发，对老年医学研究成果进行系统评价。重点纳入针对体弱多病老年人的研究项目，针对虚弱、残疾和老年综合征的预防项目、医疗保健模式、高技术和设备的应用决策等。

4.2.5　推进老年医学教学和学科建设

组织相关专业人员编著与出版国家级老年医学系列教材，向专业大学普及老年医学知识，提升老年医学影响力。增加研究生招生人数，制定相关政策吸引人才进入老年医学专科医师基地进行培训，通过硕士、博士阶段的培养及基地规范化培训、专科医师培训，选拔并培养老年病科研人员、临床专科医师及复合型人才。加强毕业后继续教育，开展继续教育学习班、培训、考核等，采用多种形式提升老年疾病医师专业能力。建立从大学生、研究生、专科培训、毕业后继续教育等培养机制，加速老年医学专业队伍的培养与建设。对全科医师进行岗前老年医学专科知识和技能培养，加强基地规范化培训，建立完善的继续教育、学习交流等老年科医师毕业后培养机制。

完善人才政策，加强队伍建设。设立老年医学专业晋升体系，完善晋升制度，优化和完善从本科生至博士生及住院医师、毕业后继续教育的老年医学人才培养体系。在加强和完善自身人才梯队建设的同时，积极引进国内外高端的专业人才，建设老年医学研究与临床的专业团队。

4.2.6　推动"医老"产业发展

（1）制药产业：第一，重视老年药代动力学研究。通过系统的临床前研究，为老年患者临床治疗的给药剂量和治疗方案提供依据，为实施个体化医疗提供技术支撑，从而提高药效、降低毒副作用，更加科学合理地用药；第二，加快适合老年人用药新剂型的研究和开发，以解决老年患者对现有剂型的顺应性差（用药困难、频繁服药、遗忘服药等）、个体差异大、副作用明显等问题；第三，加强对防治老年疾病新药（包括疫苗）的开发。疫苗是可预防感染的重要生物制品，研发老年适用的疫苗将是重要的产业发展的方向。

（2）医疗器材与辅助用品产业：第一，开发老年人专用新型医疗器材与辅助产品，利用成熟的新型材料、信息技术及人工智能，开发市场急需的老人专用高端品牌医疗器材与辅助产品；第二，完善医疗器材产品生产经营监管体系，对老人专用医疗器材和辅助用品的生产，借鉴药品生产质量管理规范的要求，规范产品生产的各个环节，逐步实施生产准入资质，提高产品质量，确保产品功效。

（3）老年保健品产业：第一，开发具有临床医学实验依据的老人专用保健品与功能食品；第二，开发有益于老人健康的水资源，如保健型矿物质水等；第三，参照药品生产质量管理规范，对老年保健品生产企业实施规范化管理。

（4）老年信息与文化产业：第一，需要开发多功能老人信息集成卡和网络客户服务端。实现区域性医疗、护理、养老等机构信息共享，为老年疾病的预防、治疗、护理、康复等提供便利；第二，建设"医老"信息管理系统和客户服务端，为居家养老的老人提供网上挂号、远程诊疗、异地取药、远程监护、康复及预防等技术服务。

（陈靖，刘威）

4.3　"医老"事业中的产业发展

　　我国已步入老龄化社会,但与之相应的"医老"事业中的产业体系还远不完善,相关产业的技术水平与产品规模远不能满足日益增长的老龄化社会需求。大力发展"医老"产业,是一项重要的国家战略,也是一项紧迫的现实任务;是实现健康老龄化理念和保障民生的必由之路,也是扩大内需、促进我国经济转型发展的重要举措。

4.3.1　"医老"事业中的产业界定与内涵

　　"医老"事业中的产业是指,为老年疾病的预防和治疗提供医学诊断、医疗保健、康复护理等专业医药产品的研发、生产及流通服务的产业。将先进的科学技术和研究成果应用于老年保健及疾病的诊断、预防和治疗,并开发相关产品,服务于老年人群,保障老年群体健康,是建立新型"医老"体系的重要部分。通过"医老"产业保障健康老龄化的实施,还可拉动内需,发展新的经济增长点,为深化产业改革助力。

　　"医老"产业是我国大健康产业的重要组成部分,涉及多个产业链,包括制药、医疗设备与器械及辅助产品、保健品与功能食品、"医老"信息与文化等产业。虽然这些产业总体上在我国已有较好的基础,但是与健康老龄化密切相关的"医老"产业还远不成熟,专门针对老年健康和老年患者的高端产品非常匮乏,远不能满足我国人口老龄化引发的医疗健康需求,不能满足我国健康老龄化发展目标的需要。

　　此外,"医老"体系中的服务行业(如医院、护理院等)和养老服务行业等因已有专业报告,不在此赘述(图 4-2)。

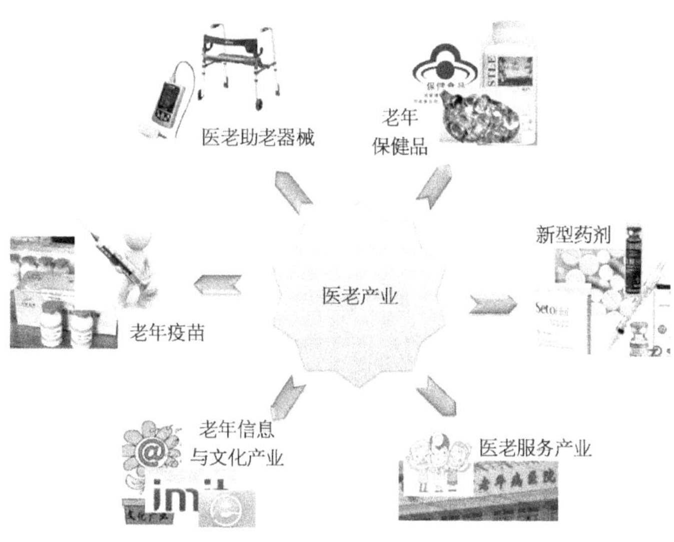

图 4-2　"医老"产业的构成

4.3.2 "医老"事业中的产业总体现状与需求分析

当年龄增长至老年时，人的生理与心理状况发生变化，尤其是代谢功能与免疫功能会随之改变，从而引发一系列老年健康问题及老年疾病。在我国已进入老龄化社会的情况下，人口老龄化带来的疾病防治、康复护理、医疗保健、文化生活等需求日益成为关乎国计民生及影响老人生活质量的社会问题和产业发展问题，迫切需要开发各类相关"医老"产品与服务。

"医老"产业是我国大健康产业的重要组成部分，涉及多个产业链，包括制药、医疗器械与辅助产品、保健品与功能食品、"医老"信息与文化等产业。虽然这些产业总体上在我国已有较好的基础，但在老年疾病高效药和特效药、适合老人用药的制剂、智能化医疗辅助用品、高品质保健品与保健食品等仍非常不足。因此，应大力发展我国的"医老"产业，以适应老龄社会的需要。

4.3.3 "医老"事业中的重点产业发展方向

"医老"事业中的产业方向，应重点开发适合老人的医疗保健产品，并以预防性、自立性产品为主，加强质量监控与品质保障。所谓预防性，就是防止疾病发生或延缓疾病的进程，提高老年人用药的便利性和顺应性，提高老年人生活质量，防止老年人过早需要他人照顾。例如，日本政府发布了"健康医疗战略"，要求利用日本最尖端的医疗技术，建设健康长寿社会，在 2020 年前将国民的"健康寿命"（即无须日常护理，能独立生活的时间）延长一年以上，以促进经济增长。所谓自立性就是利用相关辅助设施，减少老年人对他人服务的需求和依赖，如开发老人防滑鞋、智能拐杖、智能代步车等。此外，通过研究老年药理学、老年病理生理学等，开发老年疾病新药，尤其是新型疫苗；开发新型制剂，改进给药途径，降低药物毒副作用等，可大幅提高老年疾病的治疗效果，切实改善老人生活质量。

1）制药产业发展方向

我国目前已是世界制药大国，但还远不是制药强国，新药创新能力薄弱，药物制剂技术落后，尤其是新型药物制剂产业化转化实力较弱，专门针对老年疾病的药物及适用于老年人用药的制剂产品很少。同时，关于老年药理学的研究几乎是一片空白。因此，为实现健康老龄化，提高老年人生活质量，首先需要发展相关制药产业。

（1）加快适合老年人用药新剂型的研究和开发。

老年人用药存在的主要问题包括吞咽固体制剂困难、频繁用药不便、遗忘服药、长期用药的副作用及血药浓度波动引起副作用等。开发防治老年疾病的新制剂与新型药物输送系统，不仅能提高药效、降低毒副作用，而且能方便老年患者用药，解决老人吞服固体制剂困难、遗忘服药等问题。

需要重点开发的适合老年患者用药的新剂型主要包括速释固体制剂（膜剂、舌下片、口腔速溶片、口腔崩解片等）、口服液、口服缓/控释制剂、迟释制剂、缓/控释经皮给药制剂、可生物降解长效注射剂、多组分中药新制剂、新型吸入制剂等，以解决老年患者对现有剂型的顺应性差（用药困难、频繁服药、遗忘服药等）、个体差异大、副作用明显等问题。

为促进老年人专用新型制剂的研究和开发，可在相关国家专项基金中设置"老年人专用制剂"专项。老年人用药在某种程度上与儿童用药类似。目前，我国已设置儿童用药制剂专项，但尚无老年人用药制剂专项。通过设置老年人专用制剂专项，开发各种适合老年人用药的药物制剂产品，解决老年人用药的便利性和顺应性问题；同时，也会促进我国药物制剂技术的进步，促进我国药工业发展模式的转型，促进我国从制药大国转变成为世界制药强国。

（2）重视老年药代动力学研究。

老年人的胃肠及肝肾功能改变，代谢功能会降低，尤其是高龄老人的胃酸分泌、胃肠蠕动、腺体分泌、肝脏重量、肝肾功能可能会明显改变，用药后的药物代谢和排泄也会相应减慢，血浆药物浓度和半衰期等药动学参数会相应改变；因此，老年患者的用药剂量、给药方案等，应根据患者的药物代谢情况进行调整。但是，目前我国关于老年人药代动力学的研究几乎是一片空白。

由于老年人药物代谢动力学数据缺乏，临床上只能依靠经验和尝试确定给药剂量和给药方案。一些药物的说明书中注明"老年人慎用"，却不知该如何使用，会产生何种影响；有时甚至是将正常成人的药片或胶囊分成 8 份给老年患者使用，非常不便。因此，应重视老年药代动力学研究。

可进行系统的临床前药代动力学研究，以及对老年患者临床用药相关药代动力学数据的收集、分类、分析、归纳，建立老年患者用药专用数据库，为老年患者临床治疗的给药剂量和治疗方案提供依据，为实施个体化医疗提供技术支撑，从而提高药效、降低毒副作用，更加科学合理地用药。

（3）加强对防治老年疾病高效新药的开发。

在本书的"医老"体系建设部分，已确定了老年医学重点研究领域，具体包括免疫功能障碍与感染、神经精神障碍、老年运动障碍、老年心血管功能障碍以及代谢障碍等，这些疾病在老龄人群中发病率高，且在很大程度上影响老年患者的生活质量。但其中部分疾病由于病因病机尚不十分明确，缺乏高效和特效的治疗药物。

通过对老年医学重点领域的研究，对上述老年疾病的病因病机、病理生理、发展进程、预防治疗等获得更深入的认识。在此基础上，将相关研究成果进行产业化转化，开发防治相关老年疾病的新药及其制剂，包括化学药、中药及生物技术药物。

建议重点开发防治相关老年疾病的疫苗及基因治疗技术，大幅提高老年疾病的治疗效果，降低药物毒副作用，切实改善老年人生活质量。鉴于疫苗是可预防感染的重要生物制品，研发老年适用的疫苗也是重要的产业发展的方向。目前市场上的疫苗大多用于儿童或成人，由于老年人免疫功能一般较低下，对疫苗免疫效果较差，但老年人又容易被感染。例如，近来推广的多价肺炎球菌疫苗，在国外已显示其较好地防止老年群体感染的效果。

2）医疗器械及适配用具产业

随着年龄的增长，老年人对医疗器材及辅助产品的需求越来越大，对部分产品的依赖程度越来越高，甚至成为老年人生活中必不可少的组成部分，给日常生活带来极大的便利，也为疾病防治发挥着不可替代的作用。但是，目前国内市场上的高端医疗器械及适配用具产品主要被进口产品垄断；国产品种鱼目混珠，良莠不齐，创新产品少，低端仿制品多，缺乏老人专用自主品牌产品；缺乏相关生产经营监管体系。

（1）可穿戴医疗器具和药器组合式给药系统。

利用新型材料、信息技术、网络技术及人工智能，开发智能型医疗器具和药器组合式给药系统，不仅能大幅提高治疗效果，最大限度地降低药物的毒副作用，而且极大地方便老年患者治疗。例如，对老年慢性疾病糖尿病，开发智能型胰岛素给药系统，可实时监测血糖水平，在血糖水平高于正常值时及时给予皮下注射胰岛素，血糖水平正常时停止给药，血糖过低时则发出报警，非常方便老年患者用药。

（2）适合老人使用的新型医疗适配用具。

利用信息技术、网络技术及人工智能等新技术，开发市场急需的老年人专用高端品牌医疗适配用具与辅助产品，如智能型拐杖、智能定位器与呼叫器、导航功能代步车、老年人活动记录仪、用于老年痴呆患者的带身份识别和健康信息的手环等，为老年人生活提供便利，尤其是为失能老年人提供帮助，提高老年人独立生活的能力和生活质量。

开发便携式心脑血管功能一体式监护仪，为老年患者提供实时健康监护，提醒患者及时用药和治疗，防止心脑血管意外的发生。

开发易操作的高效室内空气净化器，减轻或消除空气污染对老年人健康的影响，创造老年人易居生活环境。

（3）完善医疗适配用具产品的生产经营监管体系。

对老年人专用医疗器材和辅助用品的研发和生产，借鉴药品研发与生产质量管理规范要求，加强审评审批监管，建立科学规范权威的质量管理体系、资质认证认可体系及产品质量第三方检测实验室，规范产品研发、生产及经营等各个环节，逐步提高生产和销售资质准入，提高产品质量，确保产品功效。同时，制定有效的引导和鼓励政策，鼓励和引导创新产品开发，扶持国产品牌产品和示范基地建设。

3）老人保健品和保健食品产业

优良的保健品具有调节和改善人体各项机能、增进身体健康之功效。近年来，我国中老年保健品销售额约 3 000 亿元人民币，预计到 2020 年全国保健产品市场总销售额有望达到 2 万亿元人民币，成为我国"医老"产业的重要组成部分。

虽然目前市场的保健品品种繁多、功能各异，但产品质量良莠不齐，缺乏功能齐全、功效显著的品牌产品。因此，需要开发高效的老年保健产品，要经过实验室检测和临床试验，确保安全保健功能，不含有如重金属或激素等禁用品，经国家检验，并制定相关产品生产规范，在保证产品质量的前提下，授予可信任品牌。

（1）开发具有临床医学依据的老人专用保健品与功能食品，具有明确的疾病预防及保健功能，对于包括具有调节免疫、降血脂、降血糖、抗关节炎、抗衰老、减肥等功能的保健品或保健食品要统一有实验数据。开发功能和效果明确的保健产品。

（2）开发有益于老人健康的水资源，如保健型矿物质水等。

（3）参照药品生产质量管理规范，对老年保健品生产企业实施规范化管理，并逐步实行资质准入制，强化资质认定和复核，提升对产品质量的监督检验及控制，确保产品质量和保健功效，切实提高老人生活质量。

4）老人健康保健信息与文化产业

信息化和大数据已经给我们日常生活带来了非常大的影响，但尚未给我国健康产业，尤其是"医老"产业带来变革。将信息技术、网络技术、人工智能、大数据等跨界应用于"医老"文化领域，形成新型"医老"信息和文化产业，将会带来健康老龄化前所未有的新格局。

（1）开发老年疾病精细化与远程诊断技术。

以计算机网络信息技术、可穿戴式医疗设备及医药大数据为基础的新型医学模式是未来医学发展的方向。运用现代科学技术和转化医学技术，将医学技术与网络技术、无线传感技术、基因组学、成像技术、人工智能等相结合，将生理健康与心理健康服务相结合，将现场诊断与远程诊断相结合，将疾病诊治与预防保健相结合，在患者的选择和参与下，实现全人全程的信息跟踪、预测预防及个性化治疗，实现患者的早期检查和疾病的早期评估，实现高端检测平民化、疾病治疗个性化及医学技术系统化，确保精确病因、明确诊断、正确用药。

（2）开发多功能老年人信息集成卡和网络客户服务端。

目前，我国的医疗资源分布不均衡，不同医疗与护理机构之间的医学信息不能共享，出行不便的老年人在接受医疗保健服务时会遇到很多困难。将老年人的基本情况、健康状况、疾病史、诊疗史、用药史等信息集成于一个存储卡，并集成卫星定位、一键式紧急呼救等功能，实现区域性医疗、护理、养老等机构信息共享，为老年疾病的预防、治疗、护理、康复等提供便利，为老年痴呆、心脑血管意外等事件处理提供及时有效的帮助。

（3）建设"医老"信息管理系统和客户服务端。

居家养老为主的模式，使得老年人通常难以获得及时的医疗救护。开发共享型老人信息管理系统和客户服务端（信息采集和传输系统），建立区域性虚拟养老院，为居家养老的老人提供网上挂号、远程诊疗、异地取药、远程监护、康复及预防等技术服务，极大方便老年患者。

（4）开展"医老"文化产业建设和产品。

我国目前在很多社区、街道或小区设有老年活动中心，但活动形式大多过于简单，对老年人的精神和文化生活重视不够。丰富的文化和精神生活是老人健康和幸福的必要条件。要实现健康老龄化，必须重视"医老"文化产业建设。建立适合老年人的信息化的活动与交流中心，促使老年人多交流，充分调动老年人自身内在积极性。

建设关于老年人医疗、护理、康复、保健、用药、预防等内容的综合性网站或宣传媒介；开发简单易得的适合老年人使用的新媒体工具；利用流行的新媒体平台制作老年人喜闻乐见的健康服务类节目；使用预防老年痴呆和促进智力恢复的各类学习软件；拍摄上述有关内容的科教片或科普宣传片等媒体形式，宣传正确的防治疾病相关知识，丰富老年人精神生活，保持积极的精神状态和心理状态，提高疾病预防能力和生活质量，实现健康老龄化目标。

（王健，侯惠民）

4.4　促进中西医结合，提出
"医老、养老"创新措施

4.4.1　传统医学及西医关于"医老、养老"的认识

本书所指传统医学，主要指中国传统医学和西方传统医学，尤以中国传统医学为主。按照 2017 年 7 月颁布实施的《中华人民共和国中医药法》关于中医药的界定，即指包括汉族和少数民族医药在内的我国各民族医药的统称，是反映中华民族对生命、健康和疾病的认识，具有悠久历史传统和独特理论及技术方法的医药学体系；故中国传统医学，是指包括汉医学

以及其他少数民族医学在内的统称。如无特别说明，"中医"即为包含汉医以及各少数民族传统在内的大中医，而"西医"就是指现代医学。在长期的历史发展中，各民族共同缔造了统一的多民族国家，共同发展了悠久灿烂的中华文化，共同在中华大地上创造了中国传统医学，并在这个共有的中华文明中积淀了浓郁的敬老、爱老文化，也形成了理论丰富、体系完备的"医老、养老"理论和实践。

1）汉医"医老、养老"理论的发展

汉医是较早关注"医老、养老"问题的传统医学，其在"医老、养老"领域进行了全面深入的挖掘，提出了很多至今仍然具有重要启示意义的"医老、养老"理论，为我国"医老、养老"事业积累了宝贵的经验和智慧，其"医老、养老"理论发展大致经历了以下时期。

① 先秦奠基时期。《黄帝内经》为汉医"医老、养老"的形成和发展奠定了理论基础。成书于两千多年前的《黄帝内经》虽未明确提出衰老的观念，但是对于人体的生长和衰老已经有较详细的观察总结："女子……七七，任脉虚，太冲脉衰少，天癸竭，地道不通，故形坏而无子也"；"丈夫……五八，肾气衰，发堕齿槁；六八，阳气衰竭于上，面焦，发鬓颁白；七八，肝气衰，筋不能动，天癸竭，精少，肾脏衰，形体皆极；八八，则齿发去"（《素问》）；"五十岁，肝气始衰……六十岁，心气始衰，苦忧悲……七十岁，脾气虚，皮肤枯。八十岁，肺气衰，魄离，故言善误。九十岁，肾气焦，四脏经脉空虚。百岁，五脏皆虚，神气皆去，形骸独居而终矣"（《灵枢》）。随着人体的年龄增长，肝肾之气也日渐衰竭，人也随之衰老。为什么有些人"年半百而动作皆衰"，有些人"春秋皆度百岁而动作不衰"，《黄帝内经》认为"养老"是关键。《黄帝内经》认为，危害健康和衰老的因素是多样的，所以"医老、养老"的措施也应该是复合而综合的，可分别从精神调摄、运动调摄、饮食调摄、起居调摄、养肾调摄等多个方面论述。《黄帝内经》中体现的"医老、养老"思想，对后世影响深远。

② 汉唐形成时期。《伤寒杂病论》《神农本草经》《诸病源候论》《养性延命录》《备急千金要方》《千金翼方》等均有关于"医老、养老"方面的论述，丰富和发展了汉医"医老、养老"的思想学说。张仲景根据"天人相应"的理论，提出了"若人能养慎，不令邪风干忤经络"的养正驱邪理论体系，明确指出老年人注意四时之气的变化，外避邪风，是其养老保健的重要方面。老年人一般正气虚，抵御外邪能力低下，同时易伤七情、感外邪，易停积，且病情易缠绵，难于康复。故老年人更应注重自身调节，内养正气，保持气机通畅，元真畅达，气血流利，七情协调，外邪不侵。《金匮》提出饮食忌宜，"凡饮食滋味，以养于生，食之有妨，反能为害"充分强调了饮食对于老年人的重要性。东汉末年，华佗提出"动形养生"的理论，并开发出五禽戏，旨在改善老年人体质和防病能力。孙思邈根据老年人脾胃多虚寒的特点，在《千金翼方》中提出"老人于四时之中，常食温食，不得轻之"，认为老年人的食物应多以温软为主，饮食清淡，节制有度，提出老年人的养生与防病应强调养身与养性并重，顺应自然环境而养生，提倡运动，强调按摩。《神农本草经》是我国最早的药物学专著，成书于东汉时期，其记载了很多"耐老""增年"的药物，如认为人参、茯苓、黄芪、地黄、山药等均有强身益寿之功效。

③ 金元发展时期。这一时期，"医老、养老"理论得到全面发展，呈现专业化、体系化特点，出现了我国现存最早的老年医学专著《养老奉亲书》。《养老奉亲书》在理论上秉承了《黄帝内经》的养生思想，在实践方面借鉴了孙思邈的养生方法，并根据老年人的生理病理特点，制定了较为全面系统的养生保健方案，指导民众如何侍奉双亲的老年生活，其养老防病思想为后世中医老年病学的发展奠定了理论基础，对我国老年医疗保健体系的建立和完善有重

要的参考价值，也为传统汉医专业老年病防治树立了典范。《圣济总录》和《普济本事方》对老年病理论及事件亦有较多论述，《儒门事亲》为汉医老年医学入门教程，记载了许多老年病案例。"金元四大家"的学术争鸣和学术贡献，推动了老年病学的理论和实践，使老年病学趋于系统化。

④ 明清进一步完善时期。这一时期，汉医关于"医老、养老"的理论更趋于系统和完善，随着温病学派的兴起，汉医理论医学家对老年病的发展更为重视，老年病学专著更为增多，更加切合实际，以《老老恒言》《遵生八笺》为代表，使得中医老年病学更加完善，老年病研究更为深入。"中兴论""治形论""命名之火"等理论体系的提出，进一步丰富和完善了传统汉医的"医老、养老"理论。

⑤ 中华人民共和国成立至今时期。随着西方医学东传和兴起，传统中医与西医联袂致力于"医老、养老"事业。在医学领域，老年医学作为医学科学的一个重要组成部分，学科分工日益细化，老年基础医学、老年临床医学、老年流行病学、老年预防医学（包括老年保健）及老年社会医学等学科快速发展，在衰老作用机理、延缓衰老方法、老年疾患病因病机等领域取得了重要进展。特别是针对老年疾患复杂性、系统性、多变性的特点，中西医结合"医老、养老"模式已经成为医学界的共识和主流。

2）汉医"医老、养老"的医学阐释和实践

医学之于"医老、养老"，主要任务是阐述老年人的生理病理特点，揭示老年疾病的病因病机，提出治病防病"医老、养老"的医学之策。千百年来，汉医在这方面的理论和实践恐怕是世界上其他传统医学不能比拟的。

（1）汉医关于老年疾患病因病机的阐释。

老年病，即老年人所患的具有老年特点的疾病。老年病通常包括三大类：一类是仅发生在老年人中的疾病，如前列腺肥大、绝经期综合征、白内障、老年痴呆等；一类是随着年纪增加患病概率也随之上升的疾病，如高血压、冠心病、2 型糖尿病、脑栓塞等老年期的多发病；一类是老年人与青年人同样容易发生的疾病，如感冒、一般外伤等。老年病一般具有病因不明显，症状和体征不典型，病程长、恢复慢、并发症多等特点。

传统医学认为老年人疾病主要的病因病机有：① 先天不足，先天的差异体现在机体抗病抗老方面的强弱；先天不足，肾气虚衰，抗病抗老能力减弱，则易衰老和罹患疾病；② 后天失调，后天失调在衰老因素中占有重要地位，其因素包括很多，如环境、精神、营养、饮食、起居、房事、劳动、锻炼、疾病、药物等；③ 脏腑虚衰，其中肾虚、脾虚是衰老的重要因素；肾为先天之本，元气之根，《黄帝内经·上古天真论》明确指出了机体生、长、壮、老、殁的自然规律与肾中精气的盛衰密切相关；脾为后天之本，气血生化之源，故脾虚是机体衰老的重要环节，老年脾胃虚弱，是导致痰阻、血瘀等病理产物的重要原因；④ 精气神虚衰，精气神在中医被称誉为人身之"三宝"，《素问·上古天真论》指出人之所以疾病缠身、半百而衰的原因在于"竭其精""耗散其真""不时御神"，《寿亲养老新书·卷一》多处强调这一特点，称"高年之人，真气耗竭""老人精气已衰""凡人衰晚之年，精神耗短……百事懒于施为，盖气血精力之使然也"；汉医认为，精、气、神各自发挥着不同的生理功能，其间又有密切的联系，精、气、神的虚损，可直接导致衰老和寿命的减损；⑤ 邪气壅盛，其中肝郁、痰阻最为突出，肝主疏泄，调畅气机，肝郁则气机郁滞；气为血之帅，初则精血阻滞不行，影响其功能发挥，久则致精血衰耗，从而加速衰老和导致疾病；对于痰阻，朱丹溪在《格致余论·养老论》中说"夫老人内虚脾弱阴亏性急……阳虚难降则气郁而成痰"；痰浊既是衰老的致病因素，又是衰老的病理产物，其病理基础在于老年气血亏虚，脏腑功能失常，从而导致水谷津液不能正常输布，聚而成痰浊，故痰浊既是脏腑虚衰的病理产物，又是导致脏腑功能进一步减退的因素。

（2）汉医"医老、养老"体系的构建。

针对以上老年群体以及老年疾患的病因病机，传统汉医青睐"圣人不治已病治未病"，以预防为主、未病先防、既病防变、注重养生为特点的"治未病"思想逐渐确立，逐渐成为"医老、养老"的主导思想。在这个主导思想之下，形成了以补虚、扶正、祛邪、祛瘀为主要构成的"医老"模式，和以四时养生、食疗养生、情志养生、保健养生、运动养生等为主要构成的"养老"模式，完成了"一体两翼"的汉医"医老、养老"体系的构建。

① 补虚：重在脾肾。脏腑虚损以及精气神渐减是衰老和致病的重要原因，五脏之中尤以脾肾最为关键。同时，调神与养形紧密结合，形神共养。脾肾功能健全，形神俱健则"阴平阳秘、精神乃治"。

② 祛邪：攻补兼施。老年人脏腑机能衰退，虚证固多。因其抗病力减弱，机体调节适应能力锐减，易受到外邪侵袭，致虚实夹杂，阴阳平衡失调。若用药单纯补益恐使实邪滞而不去，单纯攻邪，又恐更伤其正。故中医药抗衰老祛邪应攻补兼施，寓补于攻。

③ 扶正：调补适宜。老年人虽以补虚为主，但需恰到好处，不可峻补。补之太过，会适得其反。故宜调理脾胃，缓缓调补，做到补而不滞，滋而不腻，养而不燥，达到补虚抗衰的作用。

④ 祛淤：疏通为要。年迈之人，气血多有瘀滞。老年人脏腑功能衰退，气机升降出入不畅，产生气滞、血瘀、痰阻，加速衰老。故用药多辅以调理气血，解除郁滞之法。

⑤ 阴阳：聚阴护阳。重视整体调整阴阳，人体是一个有机的整体，每一脏腑组织出现功能衰退，都会引起全身功能失调，必将造成体内阴阳失衡，使各种动态平衡状态受到破坏，对于老年人，要特别注重聚阴和护阳的结合。

⑥ 四时养生：顺应四季气候变化，慎防外邪侵袭，减少疾病的发生。

⑦ 食疗养生：适当进补，延缓衰老，可以药物和食物相结合，汉医讲究药食同源。《养老奉亲书》中提到"高年之人，真气耗竭，五脏衰弱，全仰饮食以资气血"。

⑧ 情志养生：调节精神情志，平和心态，正如《素问·上古天真论》曰："恬淡虚无，真气从之，精神内守，病安从来。"

⑨ 运动养生：活动不息，生命不止。运用五禽戏、八段锦、易筋经、太极拳、武术、散步、郊游、登山等，使老年人筋骨健壮、气血流通，拥有健康体魄。

3）中国传统医学中其他少数民族医学关于"医老、养老"的认识

① 维医。维医气质体液论认为机体气质（干、寒、湿、热）和体液（血液质、黏液质、黄胆质、黑胆质）的失调是疾病产生和身体早衰的根本。老年人的气质更趋向于干寒，即体内的黑胆质体液增多，若有强热来作用，黑胆质体液极易发生异常，是导致衰老、老年病及痼疾的根本所在。维医异常黑胆质证与汉医肾虚痰瘀证相似，多见于常见老年病和疑难杂病中，二者可能是机体共同病理生理变化的不同传统医学理论的阐述，而自由基损伤可能是二者部分共同物质基础。维医认为"重病有黑、年迈有黑、久病易黑"，对老年病的治疗常以成熟剂、清除剂、清除体内的异常黑胆质为主要方法。

② 蒙医。蒙医以"赫依"（气）、"希拉"（火）、"巴达干"（土和水）三根要素的关系来解释

人体的生理、病理现象。老年人属赫依，人在年迈期，胃火和体热能衰减，发生浊不消化、精微不消化、三根、七素间的相互依赖和促进能力减退是老化的根本原因，因此会导致赫依偏盛，体素分化滋生能力下降，脏腑功能衰弱，器官功能减退。治老年病，宜采取助胃火、调理三根、促进体素滋生、强身补养的原则和同时治疗具体病症的原则。

③ 藏医。对于老年人来讲，藏医认为，"隆"（气）、"赤巴"（火）和"培根"（土和水）三元素中，对生理和病理起主导作用和影响的主要原因是"隆"元素。老年人"隆"的成分大，壮年人"赤巴"成分大，儿童"培根"成分大，老年人的体形、个性以及生病等各方面与"隆"密切相关。"隆"是诱发一切疾病的主要病因，它既是一切疾病的前导，也是一切疾病的集结。藏医对于防老长寿的理念和方法，主要受《四部医典》影响较大，具体主要从饮食起居、健康的行为、藏药的滋补、壮阳等方面进行调理和干预。

④ 瑶医。瑶医认为人体必须具备两个系统，肉身生理系统和灵魂生理系统，肉身形体需要"味"来供养，而灵魂则需要"气"供养，两套系统盈亏平衡则人身体健康，盈亏失衡即为疾病。瑶医的"医老、养老"以养为主、养治结合，注重饮食养生、保健养生、药物养生。瑶族有喝油茶的习惯，油茶既是瑶族的饮食特色，又是防病治病的良药。瑶医常用药浴来防治风湿病，形成了特色的庞桶药浴疗法以及瑶医药"风亏打盈"理论。

值得关注的现象是，如果以预期寿命来衡量"医老、养老"成效的话，我们有理由相信少数民族地区"医老、养老"的做法是成功的。1991 年 11 月，国际自然医学会宣布，苏联的高加索地区、巴基斯坦的罕萨、厄瓜多尔的比尔卡班巴、中国新疆的南疆和广西的巴马为全球五大长寿之乡。全球的五大长寿之乡，我国榜上有名的两处均处在少数民族聚集的地区。长寿受许多因素的影响，但一般认为人的寿命 15％取决于遗传，10％取决于社会因素，8％取决于医疗条件，7％取决于气候环境，而 60％取决于个体自身。故除了先天的遗传因素外，得天独厚没有污染的自然环境、恬淡有规律的生活、道地的少数民族药材、药食同源的饮食文化、生活化的保健方法、乐观开朗的心态等都是少数民族"医老、养老"的宝贵经验和智慧。

4.4.2　中医学及中西医结合在"医老"中的理论与实践

1）中医学及中西医结合与衰老

老年和衰老，医老和养老，这是一个问题的两个方面。老年和衰老，更倾向于认识层面的问题，而医老和养老更倾向于实践层面的问题，所以它们往往不能割裂地去看待。老年医学的特殊之处在于关于老年人的各门医学必然要考虑到衰老这一情况。我们可能更为关注老年相关疾病，如心血管疾病、内分泌代谢疾病、肿瘤、神经退行性疾病等，好像衰老与老年病关系不大；但实际上，年龄本身就是这些疾病的重要危险因素，衰老和这些疾病的发病有密切关系。为强调衰老对健康的重要影响，英美的科学家早在 2008 年在英国医学杂志（British Medical Journal，BMJ）以"21 世纪增进健康和预防疾病的新模型"为题撰文指出：21 世纪预防疾病的最佳方法就是延缓衰老，并指出由于衰老的存在，使许多针对老年病的治疗方法很快失去效果，而延缓衰老的多种措施，则可以降低老年性疾病的发生率，提高治疗效果。简而言之，老年医学必须要分别关注两类情况，一是共性的衰老问题，二是老年性疾病。中医学及中西医结合对衰老的理论认识、实践领域均有独特而杰出之处，值得我们进一步整理发扬。

（1）中医关于衰老的理论仍是迄今为止最恰当的衰老描述方式之一。

衰老具有广泛性、渐进性、累积性、多层次性等复杂特征。这一点，我们并不容易深刻地认识到。当一个老年人颤颤巍巍地出现在我们面前时，我们注意到了他饱经岁月磨蚀的皮肤上的皱纹，但我们很少想到，他的各个内脏、各种组织细胞也不同程度经历了岁月磨蚀，他的细胞和一个儿童的细胞有了重大的差别。事实上也是如此，研究表明，通常认为机体内最活跃的骨髓造血干细胞也表现出显著的"干细胞衰老"。认识到了这一点，通常那些关于衰老理论的局限之处就暴露出来了，如神经内分泌衰老、免疫衰老、炎性衰老等。中医学对衰老的病因及病机变化有独特的理论发展，中医理论注意到了衰老的广泛性特征，如中医认为肾虚是衰老的主要原因，但中医的肾并不局限于西医解剖学的肾，一位肾囊肿的患者，如果他没有腰膝酸软、精神萎靡、记忆力减退等一系列肾虚的征象，中医就不可能说他是肾虚。相反，一位已经被中医诊断为肾虚的患者，他的症状表现涉及的解剖部位非常广泛，几乎可以说，解剖学的肾在其中没有多少重要性，如中医认为，肾主志，肾虚则记忆力减退，显然这涉及大脑的功能异常；中医认为，肾主生殖，肾虚则生殖能力减退，显然这涉及神经内分泌或者生殖系统；中医说，肾主纳气，肾虚则容易呼吸表浅，容易咳喘，显然这涉及呼吸系统。因此中医的证候诊断总是以某种方式描述了涉及机体广泛部位的损伤，它是一个整体性的描述。中医学也注意到了衰老的渐进性，如《黄帝内经》描述：男子"五八肾气衰，发堕齿槁；六八阳气衰竭于上，面焦，发鬓斑白；七八肝气衰，筋不能动；八八天癸竭，精少，肾藏衰，形体皆极。则齿发去"，这就体现为一个渐进性的过程，机体先出现了肝气衰，后出现肾藏衰，不是说肝气衰转变为了肾藏衰，最恰当的理解是后面发生的肾藏衰，也包括了时间上更早出现的肝气衰，即把衰老看成一个渐进的、程度越来越严重的过程。中医学显然也注意到了衰老的累积性、系统性等特征，中医学论述了衰老过程中不仅正气逐渐亏虚，还必然产生瘀血、痰浊等病理产物，上下内外，无处不弥漫着这种机体代谢遗留物。

中医学借助气一元论、阴阳五行理论工具，将衰老概括为某种"证"，但"证"本身是一个整体性、渐进性、累积性的概念范畴，从这个角度，证，是中医学最适合描述复杂的相互联系为一个整体的对象，在医学中，衰老恰恰体现为这样一个对象。衰老和某个具体疾病不一样，某个具体疾病可能有明确的病因，但衰老没有。一个证可以说描述了一种状态，衰老则更应该认为是一种状态，它很难用某个指标、某个明确的病理改变、某个原因来概括。基于上述理由，我们认为，中医关于衰老的理论仍是迄今为止最恰当的衰老描述方式之一。

（2）中医学具众多有科学价值的干预衰老的方式。

青蒿素、三氧化二砷这样重要和广为人知的科研成果，都与中医有相当关系。在抗衰老研究领域中医学同样拥有原创和可能在国际上举足轻重的东西，只是还远没有引起我们的重视。热量限制（caloric restriction，CR）指在提供生物体充分的营养成分如必需氨基酸、维生素等，保证生物体不发生营养不良的情况下，限制每日摄取的总热量，又称为饮食限制（dietary restriction，DR）。McCay 等于 1935 年首次报道 CR 延长大鼠寿限，迄今 70 余年来，大量实验已表明 CR 是除遗传操作以外最强有力的延缓衰老方法，被称为衰老研究领域最重大的发现。同时 CR 还推迟和降低多种老龄相关疾病如肿瘤、心血管疾病、2 型糖尿病等发病。CR 已经成为衰老机制及干预措施研究的一个重要模型，并且已有不少研究探索如何在人类实行 CR。饮食限制作为迄今最强有力的延缓衰老措施，西方人在 1935 年才首次报道，但翻阅中医典籍，中国古代记载的辟谷术与饮食限制正是大同小异。辟谷术起于先秦，对辟谷术的记载也常出现在古医术中，因此不能仅仅认为是道教的产物。收集秦汉前礼仪的《大戴礼记·易本命》中写道："食肉者勇敢而悍，食谷者智慧而巧，食气者神明而寿，不食者不死而神"，这是关于辟谷术最早的记载。中医学家及道教人士葛洪在《抱朴子内篇·杂应》中说："余数见断谷人三年二年者多，皆身轻色好。"《云笈七签》卷五载，孙游岳"茹术却粒，服谷仙丸六十七年，颜彩轻润，精爽秀洁。"古代记载的辟谷术，并不是完全不吃不喝，如服药辟谷，服药方甚多，如豆、枣、胡麻（芝麻）、栗、酥及茯苓、黄精、天门冬、白术、人参、蜂蜜等配伍，制成丸膏，于断谷后口服一二丸，以代谷食。这些药方，足够保证辟谷者的蛋白质（豆）和必须营养元素的摄入，实际上取得了和饮食限制完全相同甚至更好的效果（因为还有部分药物的作用）。从饮食限制的历史记载来看，应该最早产生于中医或者中国古代。

近来，国际上相继报道了一些小分子物质可以延长模式生物寿命，如白藜芦醇、雷帕霉素等；但能否延长哺乳动物，甚至人类的寿命，能否改善老年相关疾病，还需要证据。在中医学中，历代积累下来的，可能具有延缓衰老作用的方剂和药物众多。以东汉《神农本草经》为例，该书是现在最早的中药学经典专著，也是载述延缓衰老药物的最早文献，《神农本草经》在论述这些中药时，常提到"久服耐劳""久服轻身延年"等，提示古代中国人对这些药物延缓衰老功效的记载可能来源于长期服用后的效果观察。在大量中医典籍中记载的抗衰老方药，如能系统研究整理，完全有可能找到延缓衰老和改善老年性疾病的物质。

2）中西医结合在"医老"中的内涵

西医学在老年医学的各个方面，包括老年生理、病理、老年疾病机制等，取得了相当大的成就；并且老年医学的涵盖范围广泛。我国自 20 世纪 60 年代始有少数学者研究，近几十年发展迅速：中华医学会已在 1981 年建立了老年医学学会，中国中西医结合学会于 1984 年成立了老年虚证专业委员会，中国中医药学会也成立了老年病专业委员会，中国老年学学会成立了衰老与抗衰老科学委员会。

在学术上，西医学最主要的特点是在还原论思维的指导下，设定各种局限条件（实验条件），获得对疾病机制的认识，这对掌握事物最主要的矛盾非常关键，面对简单事物，可以解决问题。老年患者是一个特殊而复杂的患者群体，具有生理功能减退和储备能力下降、功能残缺、特殊的老年问题或综合征，常见病非典型临床表现、多种慢性病并存、多重用药引起药物相互作用和不良反应，以及受心理、精神、社会和家庭环境多因素的影响的特点。老年患者往往有多系统的损害，也涉及精神行为等问题，充分体现了整体性和系统性的特点，不是单一靶标、单一机制所能解决。西医学建立在还原研究的基础上，对于单一情况可能有很好的效应，但面对老年患者如此复杂的情况，显得没有很好的解决方法。迄今为止，西医还没有产生专门针对老年人使用的药物和方法。

与此形成鲜明对比，中医学从外部的功能表现推测人体的内部变化，老年性疾病治愈常很困难，恢复功能往往是治疗的主要目的之一。由于注重功能表现，整体观和系统观成为中医学的特点，任何局部的问题都放在全局的角度来考虑。其次，中医学重视产生疾病的基础条件（或称为土壤），中医学从未把老年疾病置于衰老这一背景之外，相反，所有老年疾病的治疗都相当程度地考虑了衰老的作用，并且中医还进一步将衰老分成为各种"证"，分类治疗。最后，在长期的医疗实践中，中医学积累了异常丰富的经验来治疗老年相关疾病，特别是非特异性地改善老年患者整体功能，中医有一些方药甚至为中老年人专门制定。但中医在疾病物质基础的科学研究方面还没有达到一定深度。

因此中西医结合，是能把西医和中医的优势联合起来，使对疾病的治疗既有重点又能系统考虑，既注重疾病本身也强调疾病发生的背景，对老年患者这样复杂的群体具有显著的优势。

3）中西医结合在"医老"中的实践

从整体看，中医重宏观，西医重微观；中医重辨证，西医重辨病；中医重整体，西医重局部；中医重治本，西医重治标；中西医各自有独立的理论体系，各有所长。关于传统医学和现代医学，我们一直在积极倡导和践行"三分法"，即就整体而言，中国传统医学的基本结构主要由以下三个部分组成：已和现代医学达成共识的部分、不自觉地领先于现代医学的部分和需要重新认识或加以摒弃的部分。所以，中西医结合的核心和关键在于要利用现代科学技术和生命科学的理念、方法和手段，充分挖掘传统医学的精华，使传统医学的作用机理和疗效更加确切的同时，进一步丰富和发展现代医学。中西医结合"医老、养老"，关键是要充分利用中西医各自的长处，将中医的辨证和西医的辨病有机结合，把两大医学"领先"于对方的优势发挥出来，取长补短，形成综合优势和最好的疗效；既要发挥中医体系的优势，也要发挥西医体系的优势，还要注重发挥中西医两者结合的体系优势。

（1）取传统医学之所长。

在老年人群体中，很多疾病在早期甚至是青中年时期就出现了，通常到一定年纪或进展到一定程度就会发病，所以老年人一旦发病，多以慢性病为主，且以累及多器官的系统性疾病为常见。因此传统医学的整体治疗和调理对老年病而言非常重要。因此，对传统医学治疗效果更好的疾病，如慢性病、功能失调性疾病、疑难杂症等宜主要采取中医治疗。除此之外，有一些传统医学治疗效果明显要胜于现代医学的疾病，比如便秘，应该首选中医，因为西药对便秘的治疗较为短效，只能作为应急措施，特别是对于老年群体，通便更不宜过多服用泻药，避免药物依赖和药物不良反应，宜通过调整饮食、调理肠胃来解决。又比如颈椎病、面瘫等疾病，西医也没有特别好的办法，而中医理疗则对治疗此类疾病有较好的效果。比如对面瘫的治疗，传统医学针灸配合理疗效果在临床上疗效确切，一般来说只要治疗及时，就能取得较好的治疗效果。此外，对于一些西医化验、拍片检查发现不了却有明显的器质性异常的非器质性疾病，中医治疗和调理也应是首选。

（2）取现代医学之所长。

老年病在临床上往往存在"有病无症"的现象，具体表现为：老年人患病多为慢性病，起病时症状表现不明显，且病情进展缓慢，没有典型的症状和体征表现，老年人很多在病情进展到一定程度后才会就医，通常在体检时通过相关的检验检查被发现，单纯的传统中医诊疗容易造成漏诊或误诊；而现代医学对疾病的诊断，则有明确的生化物理指标支持。如便血按现代医学的诊断，先使病因明确，可能由肿瘤引起，也可能由消化道溃疡引起，如果经相关的检查明确为肿瘤，就不会因为盲目地使用中药治疗而使手术时机延误。在治疗中，针对一些西医治疗效果明显的疾病，如明确机制的急性疾病、明确感染源的感染性疾病、外科疾病以及明显的器质性疾病，应主要采取西医治疗，或者首选西医治疗。

（3）取传统医学与现代医学之所长。

在老年病学这个领域里，中医和西医各具特点，各有优势，也都有不足之处，将中医的辨证和西医的辨病相结合，更符合老年病的特点。比如中西医结合治疗糖尿病，尽管胰岛素应用于临床，口服降糖药不断更新，但中医药综合疗法，具有疗效稳定、无副作用、能调节机体、改善体质等优点,在轻型、中型糖尿病的防治中仍占有一定的优势,对中、重型糖尿病加用中药也能较好地缓解症状、减轻西药的副作用并巩固西药疗效,防治糖尿病并发症,能在一定程度上预防糖尿病性神经系统病变,做到"既病防变、未病先防"。又比如肿瘤的治疗,我们都知道西医是首选,但是中医药治疗在肿瘤镇痛、提高机体免疫力、预防放疗和化疗的副作用、提高生活质量、延长寿命等方面有很好的效果。又比如高血压病、心脏病、中风、脑梗死等心脑血管疾病,西医在急性发作时有迅速控制症状的作用,但不能根治疾病,中医药主要在改善患者体质方面发挥巨大调理作用,故治疗应采取中西结合或先西后中。

面对机理复杂、临床复杂的老年疾患,要熟稔中西医两大医学体系的优势和特点,在治疗时要有侧重。特别是对于中西医治疗各有千秋但是中医、西医单独治疗效果均不好的疾病,如心脑血管疾病、糖尿病、肿瘤等复杂性疾病、系统性疾病等,这些疾病往往是老年人的常见病、多发病,应采取中西医结合的方式,灵活施治,发挥传统医学和现代医学之所长,达到最佳或最优的医治效果。

4.4.3　中西医结合在"医老、养老"中地位与作用的建议

1) 中西医结合在"医老、养老"中的地位

"老有所医、老有所养"是"医老、养老"的美好初衷,"有病治病、无病疗养"是"医老、养老"的基本原则,"健康管理、未病先防"是"医老、养老"的重要环节。中西医结合兼有"医老"和"养老"双重职能和综合优势,在"医老、养老"中具有不可替代的地位和作用。

(1) 中西医结合能有效地把医院、养老院、社区、家庭等"医老、养老"实体有机统一,发挥"医老、养老"的系统效应。"医老、养老"以政府为主导,医疗机构(医院)、养老机构(养老院)、社区、家庭是主要承载(实体)。宏观看,这些机构似乎关联性不大,医院是医疗机构,以"医老"为主,"养老"的作用发挥非常有限;养老院是"养老"机构(主要是生活层面的"养",而非医学层面的"养"),但其"医老"的能力又极其有限;社区作为基层一级行政单位,有自己的"主业","医老、养老"的能力均不专业,其优势在于作为老人群体聚居和活动的场所,可以为"医老、养老"提供服务和平台。所以,目前的"医老、养老"(医养结合)面临的主要问题是医老、养老"两张皮"的问题,医院不适合养老、养老院不方便就医的问题突出。而医学,作为一门认识人体和生命、治疗人之疾病和维护健康的学科,一门同时具有"医老、养老"特色和优势的学科,是将职能和职责关联不大、联系不够紧密的医院、养老院、社区、家庭等实体"团结"在一起的纽带。通过发挥医学,尤其是中西医结合医学的重要作用,可以把这些"医老、养老"的"责任主体"链接成一个系统,并发挥系统效应。这是医学特有的"功能",和政府主导下把这些实体结合并发挥作用有质的差别。图 4-3 所示为中西医结合下的"医老、养老"联合机构。

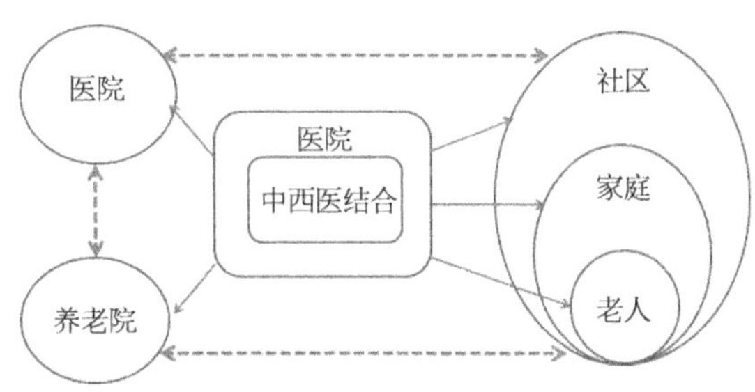

图 4-3　中西医结合"医老、养老"联合机构

(2) 中西医结合是能发挥整体优势、行之有效的"医老、养老"模式。传统中医药在过去丰富的"医老、养老"实践中,建立了一整套"医老、养老"理论,该理论是以临床经验为主的完整体系,为中华民族治病防病、繁衍生息做出了巨大贡献。随着现代医学的兴起,传统医学

和现代医学经过一段时间的碰撞、磨合、融合，中西医结合作为未来医学的发展方向，越来越得到广泛认同。中西医联手，在治病防病、健康管理等方面的综合优势逐渐凸显，而这种综合优势在老年医学中体现尤为明显。当前，国家和社会"医老、养老"的一个重要目的，是要把老年人健康养老服务需求的关口前移，把需求的重点放在"治未病"的健康管理上，达到少生病、生小病、晚生病的目标。如此，既能帮助老年人提升生活质量、幸福指数，又能把疾病耗费的医疗卫生服务资源的压力降到最低，从源头上缓解人口老龄化以及医疗保障制度、医疗卫生服务体系面临的压力。这正是中西医结合的强项，中西医结合在治病防病、健康管理中得天独厚的优势，决定着其在"医老、养老"中不可替代的重要地位，是未来"医老、养老"必须依赖的选择。

2）发挥中西医结合"医老、养老"重要作用的意见建议

基于中西医结合与"医老、养老"关系的综合阐述，我们提出提高"一个认识"、构建"两大体系"、实施"三个推进工程"、做到"一个充分发挥"的意见建议。

（1）提高"一个认识"——提高中西医结合在"医老、养老"工程中重要性的理解和认识。

需要强调的是，这里的中西医结合的概念和内涵，已经不是医院内部的一个实体专科或者医学院校的一个学科或专业，也不仅仅是中西、西医两种医学体系的简单结合；而是基于两种医学体系关于"医老、养老"的知识、经验、技能的整合，并且还包括将这个知识和技能体系"释放"，推广运用到国家和社会"医老、养老"工程的复杂实践。当前及今后一个时期，在一波一波"银发浪潮"中将会出现大量患有慢性病的老年人、失能和半失能的老年人，以及机体功能衰退明显正在成为失能和半失能的人群，这些都将给国家和社会带来严峻的挑战，如何让这类庞大的人群不生病、生小病、晚生病，让他们健康的衰老、延缓衰老，甚至让他们老有所医、老有所养的同时还能老有所为，这都必须依赖于医学的力量，发挥中医、西医所长，发挥中西医结合的综合优势。

（2）构建"两大体系"——构建中西医结合"医老、养老"的学科体系和临床体系。

一是要加大中西医结合与"医老、养老"的研究力度和学科建设力度。面向当前及今后相当长一个时期中国老龄化的严峻形势和实际需要，加强中西医学与"医老、养老"的结合，投入相当的经费、精力，从学科的角度，全面整理和挖掘中医、西医、中西医结合关于"医老、养老"的系统知识，加快中西医结合"医老、养老"领域医生、护士和研究人员的培养，加大中西医结合学科、老年病学、老年科学及"医老、养老"相关学科的建设力度，构建完整的中西医结合"医老、养老"理论体系；二是基于临床，以临床问题为导向，深入总结传统中医学和现代医学临床上关于"医老、养老"的经验、技能、方法手段，构建面向临床的中西医"医老、养老"的实践体系，切实提高中西医医学在防治老年病、促进我国"医老、养老"事业中的重要作用。

（3）实施"三个推进工程"——让中西医结合的理念和实践推广到"医老、养老"的各大实体机构，让中西医与这些实体实现真正的对接，取得中西医结合在"医老、养老"战略中的系统成效。

前面分析了中西医结合"医老、养老"不仅仅是一种理念、一门学科或一个专业，它更是有实质内容，是可以联结各大"医老、养老"主体，可以广为推广的一种知识、经验和技能的综合体。"三个推进工程"分别是进医院工程、进养老院和社区工程、进家庭工程。

① 进医院工程，推进中西医结合"医老、养老"的理念和实践在医院的深化和提升。当

前大的综合性医院都设有老年科、老年康复科等科室,医院是国家"医老、养老"中的"第一方队",是最专业的"医老、养老"主体。一方面,医院要加强中西医结合医治老年病、预防和延缓衰老、促进老年人健康管理、提升老年人护理水平等方面的内涵建设;另一方面,要发挥专业的优势,加强对养老院、社区、家庭的联系和指导,帮助他们提升"医老、养老"意识,普及一些简单实用的医养知识和技能,发挥好医院在"医老、养老"中的引领作用。比如复旦大学中西医结合研究院团队,近年来致力于研究心理状态与慢性病的相关性及心理干预和替代医学疗法对患者慢性应激状态的改善机制,在此基础上构建了针对慢性病患者进行心理干预、康复指导、中西医结合治疗及普及相关医学知识的公益性医疗项目——慢病相对时空,该项目 2015 年荣获"上海市卫生计生系统医疗服务品牌优秀示范项目"。类似于此,就是医学院校、医疗机构走向社会,走进社区,贴近老人的一种积极探索,是一种可资借鉴和推广的一种"医老、养老"方式。

② 进养老院和社区工程,推进中西医结合"医老、养老"的理念和实践通过养老院、社区等平台予以大力普及和推广。相比较于医院专业化的"医老、养老"水平,养老院和社区的"医老"能力非常有限,"养老"的能力也有待提高。但是它们作为老年人聚居和活动的主要场所,是"医老、养老"知识普及和实践的重要载体,其"医老、养老"的能力和质量,反映着我国"医老、养老"的整体水平。鉴于中西医结合防治老年疾病和"医老、养老"的医学优势,建议把中西医结合诊所、小型医院覆盖到每个具有一定规模的养老院和社区,通过养老院和社区,让中西医"医老、养老"的理念和实践得以普及、推广和应用。

③ 进家庭工程,推进中西医结合"医老、养老"的理念和实践深入家庭和老人自身群体,这是"医老、养老"工程的"末端",却是"医老、养老"最为关键和最具活力的部分。这个建议是第二个建议的延伸,但是有所侧重。因为家庭和老年人除了知识的接受、理念的接受外,还有个性化的实践。

家庭和个人践行中西医结合理念和方式应大力提倡和丰富居家式和个性化的"医老、养老"模式,这是未来"医老、养老"的主流。实现途径主要有以下几条。

一是作为家庭和个人,要主动顺应当前"互联网＋"和人工智能技术快速发展的新形势,积极主动汲取科技的力量为家庭和个人的"医老、养老"服务。比如阿里健康平台,用户在"医蝶谷"里可以找到覆盖所有科室的专家名医,线上线下结合,体验最好的医疗服务。通过手机可随时咨询所需的药品信息,得到用户附近连锁药店安全便捷的药品服务。恩福健康管理云平台利用了大数据的优势,每一个用户终端监测的健康数据都会传送到恩福健康管理云平台上,同时平台的专业医生对这些处理过的数据进行分析总结,给出用户一个专业的健康分析报告和健康生活指导方案。

二是要借助中西医检测设备,对老年人的身体进行及时检测和了解,对老年人的健康状态及时识别、评估,做到未病先防。当前,除了家庭常备的血压计、血糖仪、血脂仪等,西医还有遗传易感基因检测、肿瘤基因检测、肠道菌群检测等,中医也开发了体质识别仪、证素辨证仪、舌象仪、脉象仪、眼测仪等具有中医特色的理疗产品。

三是作为一种居家式和个性化的"医老、养老"模式,中西医结合"医老、养老"要积极践行生活化、生态化的养生保健方法,尤其是涵盖维医、藏医、蒙医等少数民族在内的"大中医"养生保健方法,注重完善"大中医"治未病服务的内容,发扬四时养生、食疗养生、情志养生、保健养生、运动养生等传统中医学的养生之道,根据老人的个人情况,选择推拿、艾灸、拔罐、刮痧、膏方、贴敷、药膳、药茶、茶饮、药浴、沙疗等中医传统保健方法，从而增强老年人抵抗力，实现少生病、生小病、晚生病的目标，以健康的体魄，良好的心态，助力医老、养老工程和"健康中国"建设。

（4）做到"一个充分发挥"——充分发挥中西医结合在治未病、重大疾病治疗、老年慢性病和疾病康复中的重要作用，创新和丰富中西医结合介入"医老、养老"的模式，提升中西医结合服务"医老、养老"的能力、质量和水平。

中西医结合，其实质还是中医与西医的结合，核心在于充分发挥两者的优势，将传统的临床经验与现代生命科学技术有机结合，取长补短，发挥更大的体系优势。故中西医结合之于"医老、养老"，贵在坚持养生保健与疾病治疗及康复相结合的原则，发挥中西医结合在治未病、重大疾病治疗、老年慢性病和疾病康复中的重要作用，努力实现中医药健康养生文化的创造性转化、创新性发展，提升服务质量，探索形成形式多样的中西医结合健康"医老、养老"的服务模式。

一是鼓励社会力量举办以老年人为主要服务对象的"医老、养老"保健机构，为老年人提供中西医结合健康状态辨识与评估、咨询指导、健康管理等服务，使用中医适用技术、以中西医结合理论为指导的养生保健方法及产品进行健康干预，促进特色鲜明的中西医结合"医老、养老"保健机构发展，培育一批技术成熟、信誉良好的知名中西医"医老、养老"保健集团或连锁机构。

二是拓展中医药服务领域，开展老年人亚健康与慢性病风险评估以及生活方式、危险因素、干预技术与方法研究；积极开设中西医结合老年病科，增加老年病床数量，开设老年人就诊绿色通道，提升老年人常见病、多发病和慢性病诊疗能力。加强康复、护理、疗养等其他医疗机构中医药科室建设，推广使用中西医结合综合治疗技术。

三是建立健全中医或中西医结合医院与养老机构合作机制。通过建设中西医结合"医老、养老"联合体等多种形式，整合中医医疗、西医医疗、康复、养老和护理资源，为老年人提供治疗期住院、康复期护理、稳定期生活照料以及安宁疗护一体化的中西医结合健康"医老、养老"服务。

四是充分发挥家庭医生签约团队在中西医结合健康"医老、养老"中的作用，鼓励中西医结合医师或全科医师积极参加家庭医生签约团队，为老年人提供中西医结合医疗、基本公共卫生服务和个性化的中西医结合治未病服务。推动优质中西医结合医药资源进社区、进农村、进家庭活动，开展中西医结合健康体检、健康评估、健康干预以及药膳食疗科普等活动，推广太极拳、八段锦、五禽戏等中医传统运动项目，加强中医药健康养生养老文化宣传，培养健康科学的生活方式和理念。

五是鼓励中西医结合健康"医老、养老"服务与现代高新技术产品相结合，促进中医药与互联网、旅游、体育、餐饮、住宿等其他产业融合并协同发展，不断拓展中医药服务领域，丰富中西医结合养老医药服务形式，创新中医药服务产品，培育壮大中西医结合健康养老服务产业，为老年人提供融中西医结合健康监测、咨询评估、养生调理、跟踪管理和生活照护于一体、高水平、个性化、便捷化的中西医结合健康养老服务。

（董竞成）

4.5　老年护理专业的改革与发展

4.5.1　我国老年护理的现状及问题

1) 人口老龄化的现况带来的老年护理发展需求

(1) 我国人口老龄化的现状和趋势。

按照联合国的传统标准,一个地区 60 岁以上老年人达到总人口的 10％,新标准是 65 岁老人占总人口的 7％,该地区即视为进入老龄化社会。1999 年中国进入国际公认的老龄化社会,60 岁以上老年人口占全国总人口的 10％。第六次人口普查数据显示,60 岁及以上人口占 13.26％,比 2000 年人口普查上升 2.93 个百分点,其中 65 岁及以上人口占 8.87％,比 2000 年人口普查上升 1.91 个百分点。

未来人口高龄化将成为我国人口变动的长期趋势并将进一步加快。到 2040 年,我国高龄老人将占总人口的 4.1％,并且高龄老人占到老年人总数的 18.6％[1],到 21 世纪末,这种变化趋势将愈加明显。据联合国世界卫生组织定义[2],到 2040 年,我国将进一步步入超级老龄化社会。

(2) 我国失能老年人口的现状和趋势。

失能状况是判断老年人长期护理需求的重要因素。学术界常用日常生活自理能力(activities of daily living,ADLs)和/或工具性日常生活自理能力(instrumental activities of daily living,IADLs)来测定老年人独立生活能力。

中国老龄科学研究中心的调查数据[3]显示:截至 2010 年末,我国失能老人数量达到了 3 300 万人,失能老人占老年人口的 19％。我国有 1 080 万老人是需要护理的完全失能老人,占全国老年人口的 6.23％。中国老龄科学研究中心课题组"关于失能老人的判定标准",选取"吃饭、上下床、洗澡、上厕所、穿衣和室内走动"6 项指标,以"不费力""有些困难""做不了"3 个等级进行评分。"不费力"对应为完全自理;"有些困难"对应为部分自理;"做不了"对应为不能自理。对于不能自理的老年人,有 1～2 项 ADLs 失能为轻度失能;3～4 项 ADLs 失能为中度失能;5 项及以上 ADLs 失能为重度失能。

第六次全国人口普查调查了我国 60 岁及以上老年人口的自理能力状况,揭示了我国老

---

[1]　根据 2012 年联合国的方案预测:2040 年,我国 65 岁及以上老年人将达 31 626 000 人,占总人口的 22.1％,80 岁及以上老年人为 59 327 000 人,比重为 4.1％;到 2100 年,我国 65 岁及以上老年人将达 306 082 000 人,比重为 28.2％,80 岁及以上老年人为 119 507 000 人,比重为 11％。由此推算,2040 年,我国 80 岁以上老年人占老年人数的比例为 18.6％,2100 年,我国 80 岁及以上老年人占老年人数的比例为 39％。

[2]　当一个地区 60 岁及以上老人占总人数的比重达 10％或 65 岁及以上老人占总人数的比重达 7％时,则视该地区进入老龄化社会;当 65 岁及以上老人占总人数的比重超过 14％时,则视该地区进入"深度老龄化社会";当 65 岁及以上老人占总人数的比重进一步超过 20％时,则视该地区进入"超级老龄化社会"。

[3]　2010 年全国老龄办和中国老龄科学研究中心开展的全国失能老年人状况专题研究调查数据。

年人长期护理需求的基本情况。在第六次全国人口普查中,身体健康状况是指被登记人根据自身健康状况对过去一个月能否保证正常生活做出的自我判断,属于健康自评。其调查有四个选项:① 健康,指过去一个月健康状况良好,完全可以保证日常的生活;② 基本健康,指过去一个月健康状况一般,可以保证日常的生活;③ 不健康但生活能自理,指过去一个月健康状况不是太好,但可以基本保证正常的生活;④ 生活不能自理,指过去一个月健康状况较差,不能照顾自己日常的生活起居,如吃饭、穿衣、自行走动等。普查结果显示,中国60 岁老年人口中,生活不能自理的比例约为 2.95%,不健康但生活能自理的比例约为13.9%,其他为健康或基本健康,以此结合普查时中国 60 岁及以上老年人口数量,可以推算出 2010 年不能自理老年人口约为 523.4 万人。根据世界卫生组织的定义,长期护理的对象主要是不具备完全自我照料能力的人群,因此,可以把生活不能自理的老年人看作是存在长期护理需求的潜在人群。

有研究基于第六次全国人口普查数据和相关人口预测结果分析了中国不能自理老年人口的现状和长期趋势。研究表明,中国不能自理老年人口存在性别、年龄、城乡和地区等多种差异。根据预测,不能自理老年人口在 2011—2050 年期间将呈以下几个趋势:规模将保持单调增长态势;速度前期增长较快,2030 年以后将放缓;占老年人口的比例则在 2032 年以前保持基本稳定,后期持续攀升;性别比在 2025 年前保持稳定,此后持续下降;城镇不能自理老年人口将在 2034 年左右超过农村不能自理老年人口。

(3) 我国老年长期护理服务需求预测。

目前较为前沿和权威的老年长期护理服务需求预测方法主要有两种。一种是宏观模拟预测法,如朱铭来和贾清显运用宏观数据估算方法对国内老年长期护理的需求费用进行估算。结果显示,按照美国、德国、日本和我国 2004 年调查标准,预测的结果各不相同,以美国标准预测值为最高,其次是日本标准,按照我国 2004 年调查标准位于第三,最小的是按照德国标准的预测值。2010 年,我国老年长期护理总费用按美国标准需 1 329 亿～2 215 亿元,按日本标准需 934 亿～1 556 亿元,按我国 2004 年调查标准需 905 亿～1 508 亿元,按德国标准需 721 亿～1 202 亿元;到 2050 年,我国老年长期护理总费用按不同标准估算,依次需12 933 亿～21 556 亿元、9 089 亿～15 149 亿元、8 018 亿～13 364 亿元、7 022 亿～11 703 亿元。

另一种是微观模拟预测法,该方法利用微观数据和人口多元特征,建立不同健康状态之间的转移概率矩阵,追踪老年人生命周期内的健康演变轨迹,预测需要护理的老年人口规模、护理层次和护理时间,进而测算长期护理服务费用。如胡宏伟等基于中国老年健康影响因素跟踪调查纵贯数据,运用马尔科夫链方法估算老年健康状态转移概率;同时结合人口预测结果,估算和预测不同年份、不同失能状态老年人的数量;结合全国老年服务调查数据,估算和预测老年护理服务需求。预测结果显示,2014～2050 年老年护理服务潜在需求可能从3 089.96 亿元上升至 4.27 万亿元;有效需求可能从 1 172.42 亿元上升至 1.60 万亿元;重度失能老人护理服务有效需求可能从 276 亿元上升至 4 944 亿元,这是长期护理的重点人群。

2) 我国目前的养老模式

当今我国的养老方式主要有家庭养老、社区养老和机构养老三种,以家庭养老为主。2011 年我国《社会养老服务体系建设"十二五"规划》指出加强社会养老服务体系建设,是适应传统养老模式转变、满足人民群众养老需求的必由之路。我国目前"4-2-1"家庭结构日益普遍,空巢家庭不断增多,城市老年空巢家庭已达到 49.7%,农村老年空巢家庭已达到

38.3％。"老龄化、高龄化、空巢化"同时发生，使得社会对专业化养老机构和社区养老服务的需求与日俱增。

上海市"十二五"期间提出了建立"以居家养老为基础、社区服务为依托、机构养老为支撑的社会养老服务体系"，形成"9073"的养老格局，即 90％家庭自我照顾养老，7％社区居家养老，3％机构养老。经过 5 年努力，截至 2010 年底，上海机构养老床位总数 10 万张，占户籍老年人口的 3％，社区老年人日间服务机构 303 家、社区老年人助餐服务点 404 家，社区居家养老服务老年人 25.2 万，占户籍老年人口的 7.6％。在家庭养老和社区居家养老方面，目前老年人所能得到的服务仍不能全部满足其各类需求，无力承担照护任务的家庭大多聘用缺乏专业知识和技能的保姆负责老人生活，一些居家老人的治疗护理需求不能得到及时的满足，这些均直接影响着老年人的健康维持、生活质量，也增加了养老机构入住的压力。

3）我国老年护理和服务队伍现状及问题

（1）我国老年护理服务人员的构成——以上海市为例。

目前上海市老年护理服务人员主要由以下几类构成。

① 二、三级医院的老年科病房工作的护士，大多获得护理学本科或大专学历，主要职责是为住院老年病人提供以疾病照护为主的护理服务。

② 社区卫生服务中心和老年护理院工作的护士，大多获得护理学大专或中专学历，主要职责是为老年人提供包括常见疾病的治疗性护理、上门访视、日常生活照顾和康复护理在内的护理服务。

③ 各类养老机构工作的护士，大多获得护理学大专或中专学历，主要职责是执行简单的医嘱，如发药，也承担部分生活照料任务。

④ 各类养老机构工作的护理员，通常接受由养老机构组织的 3～6 个月的上岗培训，主要承担老年人的日常生活照护。目前上海市区多数养老机构的床位数与护理员人数之比约为 5：1；除了市级和区级养老机构外，许多养老机构只有 1～2 位护理员。

⑤ 提供居家养老服务的助老服务员，通常接受由民政局组织的数周至 2 个月的上岗培训，他们主要对老年人提供包括助餐、助洁、助行在内的日常生活帮助。目前上海助老服务员共 3 万名，相对于 330 万老年人口和 60 万高龄人口，杯水车薪，供需之间差距极大。

（2）目前老年护理服务人力资源配置和人员素质上存在的问题。

按老年人接受服务的数量计算，社区护士和护理员是向老年人提供护理和照护服务的主力军；从服务队伍的整体上看，存在以下问题。

① 老年护理服务不仅存在人员短缺、人力资源缺口大的问题；因护理队伍建设落后，还存在总体学历层次不高、服务能力不强等问题。

在社区卫生服务中心，目前的医护人力资源尤其是护理人员的数量远不能满足社区老年护理需要，社区护士的总体学历又较二、三级医院护士低，多数社区护士没有接受过专门的老年护理培训，其专业知识、专业态度和专业能力均与高质量的老年护理服务存在差距。对多项社区护士的知识调查分析，社区护士目前掌握的知识不能完全满足社区护士工作内涵的拓展，与提供高水平护理服务的要求仍然存在差距。

在养老机构，护理服务队伍质量更为堪忧。在 2011 年对上海市 9 家有代表性的养老机构调查显示，护理员能较好地执行协助用药和生活护理，但对老人活动的照护、精神照护和危险管理意识和能力均较缺乏；养老机构的护士也仅能较好地执行生活护理和用药管理等简单服务,对于健康评估与病情预测等需要较高专业判断力的服务执行能力欠缺。

此外,养老机构的护理员队伍不仅存在文化学历偏低、没有受过系统的专业护理教育与培训、综合服务能力低等问题,而且由于目前护理员薪资低、工作强度大、人员流动性很强,进一步影响了养老照护服务的质量。

② 老年护理服务模式陈旧。我国老年护理因起步较晚,其服务模式也较国外相对落后。尽管有不少护理者参加老年慢性病患者健康促进、健康维持以及向老年患者提供"医院—社区无缝链接照护"等方面的研究,并且提出了较理想的护理服务形式,但因这些研究零散、研究视角局限,尤其在研究时未综合考虑护理人力资源的实际情况,与现实情况的切合性差,致使研究成果在现实中执行困难而未能被推广,对老年护理服务质量的提升未起到实质性的推动作用。

护理服务人力资源匮乏和总体能力水平不高已是目前推进老年护理服务质量的重要障碍之一。

③ 老年护理服务尚缺乏通盘考虑。由于在老年服务缺乏顶层设计和通盘考虑,缺乏全局视角统一构建老年护理网络、老年护理服务人力资源和人力管理系统,影响了各个层面老年护理服务工作的衔接和统筹。

4.5.2 国外老年护理专业发展及对我国老年护理的启示

1)国外老年护理模式

(1)四种老年护理保障模式。

国际上老年长期护理保障模式可以分为两大类:一是社会保险模式,该模式通过保险费筹集资金,以德国、日本、韩国为代表;二是照护津贴模式,该模式主要以税收为基础。照护津贴模式根据国家干预程度的不同,又可分为 3 种情况:① 普惠型,国家干预最大化,确保所有有需要的人都能获得服务,如北欧的高福利国家;② 基本安全网型,国家干预最小化,起兜底作用,只保障经济窘迫无力购买服务的人,如澳大利亚、英格兰、爱尔兰、新西兰和美国;③ 普惠型+选择型,在普遍覆盖的基础上加入经济审核,收入越高者补贴水平越低,如法国、奥地利等。上述老年长期护理保障模式的优缺点比较详见表 4-1。

表 4-1　国际老年长期照护保障模式比较

老年长期照护保障模式		代表国家	优　点	缺　点
社会保险模式	社会保险	德国、日本、韩国	兼顾公平和效率	制定客观、可靠的资格确认标准难度大;标准往往过于刚性,难以满足所有个体
照护津贴模式	普惠型	挪威、瑞典、丹麦等北欧国家	覆盖广;受益资格平等	公共财政负担重;效率较低
	基本安全网型	澳大利亚、英格兰、爱尔兰、新西兰和美国	有效控制国家支出	一般收入的中间阶层难以得到任何保障;经济审核的管理成本高
	普惠型+选择型	法国、奥地利等	覆盖广;更有针对性;效率提高	公共财政负担重;经济审核的管理成本高

（2）三种服务组织递送平台。

老年长期护理中的三种服务组织递送平台分别是家庭、社区和机构。

① 以家庭为平台组织的居家照护服务。

WHO 提出的居家照护基本原则包括：尊重并鼓励非正式照护者的积极性；努力使居家照护融入社区和更高层面的照护体系中；采用适合当地的方式去维护照护体系的持续运行；将居家照护纳入医疗体系改革之中，使居家老年人能够更方便地使用医疗资源。居家照护需要得到国家、地区和社区层面的外部支持：国家层面的支持包括制定政策和法律法规，协调分配资金、资源，包括各项照护服务的开创和评估、人力资源与物质资源的调配等；地区层面的支持包括资源分配、居家照护的质量监测、服务保障以及人力资源培训、地方性标准和奖励机制的制定等；社区层面的支持包括医疗体系向更方便居家照护的方向改革等。

② 以社区为组织平台的照护服务。

所谓社区照护服务，是指依托社区、组织官方或民间以及大量志愿者为生活在社区内的受照护者提供的服务。一般地说，社区照护服务泛指以社区为单位组织的、可以在社区内获得的照护服务。社区照护的体系包括失能评估、个案管理、社区服务的提供、缓解服务，以及辅助设备和器械。

③ 以专门机构为平台的照护服务。

以专门机构为平台的照护服务包括普通老年照护机构和高级老年照护机构。以英国的普通老年照护机构为例，分为健康老年人居住的老年之家和失能老年人居住的护理之家。老年之家通常不需要注册护士，只要有护工负责老人的日常衣食住行，总体偏向于日常性的生活照料。高级老年照护机构则沿着专业化方向发展。典型的老年护理中心护理人员的构成基本如下：一个中心护理主管负责管理，下设护理总监、膳食服务总监、卫生服务总监、维修运营总监、社会服务总监、休闲保健总监和康复服务总监七个职位，并由相关的专业人士担任。每个部门又进一步细分，由不同级别的助理担当相应的责任。服务包括日常生活帮助，医疗服务，甚至还包括给老年人提供一定的娱乐活动。

2）国外老年护理队伍基本情况

（1）人员构成及人力资源管理。

① 人员构成及任务。

老年护理行业的任务可以分为需要专业技能的工作和不需要专业技能的工作。前者包括诊断病人的健康状况，为老年人提供身体机能的康复服务，以及护理规划的制定和管理等；后者包括辅助老年人洗澡、穿衣、上厕所、翻身、饮食、上床等各方面的活动，帮助老年人整理房间，管理账务等。专业人员的工作包括：诊断、治疗和监测急/慢性病人的健康状况；改善或保持老年人身体机能的康复服务；药物辅助疗法的管理；听力检查以及助听器适合度检查；视觉功能检查，屈光矫正服务和视力保健服务；牙科保健，包括安装假牙服务；诊断和治疗心理疾病；对基本需求及发展护理计划的评估；团队管理；对居家照护和集体居住照护环境中照护递送的管理；提供娱乐和激励；管理长期照护规划。非专业人员的工作包括：辅助运动、洗澡、穿衣、上厕所、翻身、饮食、上床等活动；整理房间、烧饭、洗衣等；协助购物；提供通行服务和护送服务；监督护理病人的安全以防止其受伤害；辅助老年人进行财务管理（如付账单、检查账户等）。

② 人员认证、职业发展及人力资源管理。

人员认证包括专业人员的认证和非专业人员的认证。专业人员的认证涉及多个领域，如在美国,老年护理是一个多专业合作的领域,该领域的专业人员包括全科医师、高级职业护士、执业护士、临床护理专家、社会工作者。非专业人员(一线工作者)的认证是一个较为棘手的问题。对一线工作者进行认证的主要好处在于方便管理,但对一线工作者进行认证会抬高这一行业的进入门槛,使得本来就已经短缺的人力资源库雪上加霜。国际上维持非专业人员(一线工作者)人力资源库的做法包括:尊重、奖励及一线工作者的升迁途径;将家庭成员作为人力资源,如付钱给家庭成员来购买他们的服务;建设跨学科团队、个案管理者;加强文化建设等。

(2)国外老年护理队伍类型和特征。

关于老年护理服务人员,国际上存在两种类型:一是存在"照护人员队伍"和"护士队伍"两个独立梯队,前者主要从事生活照护,后者从事医疗护理,德国和日本均采用该类型,好处在于"照护人员队伍"的门槛低、培养周期短,能在短期内满足人力资源的需求,如日本的"介护福祉士"经过 2 年课程培训并通过考试,或者有 3 年工作经验并通过考试均可获得资格;二是其他国家采取的"照护者—助理护士—注册护士"梯队,如英国和美国等,该类型下护理人员有上升空间,但培养周期较长。

① 德国的老年护理队伍。

2003 年起,德国的长期护理(long-term care,LTC)服务人员在《老年护理法案》框架下受到国家层面的基本监管。总体来讲,德国 LTC 服务人员有三种层次,详见表 4 - 2。

表 4 - 2　德国老年护理队伍类型及标准

服务人员类型	标　　准
较高的职业层次	经过 3 年共 4 600 h 的职业培训,其中理论训练 2 100 h,实践训练 2 500 h;理论训练在职业学校完成,实践训练在老年护理机构带教老师的指导下完成;职业训练结束后通过考试,获得执照
较低的职业层次(老年护理助理)	有两种途径:一是 1 年的职业学校教育加经验,二是 3 个月的学校学习和培训,加实习和工作经验
对于要照顾老年痴呆症的服务人员,需要再经过专门的 160 h 理论、2 周实践的训练	
管理人员	一类是有执照的服务人员承担管理责任;另一类是护理院的管理者或者服务人员的管理者,这类人员通常经过大学教育

② 日本的老年护理队伍。

日本的老年护理人员也有三类培训,培训后获得正规的国家课程认证,其类型和标准详见表 4 - 3。

表 4 - 3　日本老年护理队伍类型及标准

	服务人员类型	标　　准
1	家政二级资格(home-helper second level certificate,HH2)	130 h 理论学习加实践。大多数居家护理机构在招募服务人员时都要求有 HH2
	家政一级资格(home-helper first level certificate,HH1)	在 HH1 的基础上增加 230 h 的教育和培训。家政管理者必须具备 HH1 资格

（续表）

	服务人员类型	标　　准
2	服务人员基本培训（basic training for care workers，BTCW）	2006 年引入该培训，面向居家和机构服务人员。需要 500 h 的理论和实践训练。BTCW 可以替代 HH1
上述认证都基于国家课程框架，由地方政府授权的机构开展培训		
3	执业服务人员（certified care worker，CCW）	国家层面的认证，通过三种途径获得：① 1 650 h 的大学教育和培训；② 1 190 h 的特殊高中教育，并通过全国考试；③ 3 年的工作经验，并通过同样的国家考试

③ 英国的老年护理队伍。

英国的法律规定，要进入照护行业，必须有最低标准的培训，通常是 24 h 的培训；此外，每年要参加 3 天的带薪培训，培训内容涉及健康、安全、对脆弱人群的保护等。英国的照护人员采取"基于能力的国家职业资格（competency-type national vocational qualifications，NVQs）"体系，该体系强调减少培训投入而注重结果，比如是否有能力开展照护。英国的照护人员有三级，详见表 4-4。

表 4-4　英国老年护理队伍类型及标准

服务人员类型	标　　准
NVQ2	标准等级；需要学习 220 学时；由于 NVQ 是基于结果的认证，实际学时可能多于或少于 220 学时
NVQ3	在 NVQ2 的基础上增加 300 学时
NVQ4	通常在 NVQ3 的基础上再增加 360 学时；相当于大学一年级读完的水平；照护机构的管理者在照护和管理方面都必须达到 NVQ4

英国另外一部分服务人员是护士，总体上都具有本科学历。照护人员转为护士较为困难，通常需要接受另外的教育。

3）国外老年护理发展对我国老年护理的启示

（1）老年护理保障模式选择。

我国应选择以长期护理社会保险为主体的老年长期护理保障模式，理由如下：第一，社会保险更能体现国家和个人及家庭的责任共担，这与我国由子女赡养老人的文化传统相一致；第二，社会保险能兼顾效率和公平，且公共财政负担小；第三，从制度建设的路径依赖来看，我国已建立较为完善的医疗社会保险和养老社会保险制度，这有利于长期护理社会保险制度的顺利实施。

（2）老年护理服务体系建设。

① 服务递送模式以老年人需求为导向。

WHO 将老年人简单分为三类：第一类为独立自理型，第二类为半自理型，第三类为完全不能自理型。现有的长期照护服务的组织平台中，以家庭为平台组织的居家照护服务主要针对第一类和第二类居家照护的老年人，以社区组织为平台的社区照护服务主要针对的也是第一和第二类居家照护或在社区照护机构内接受照护的老年人，以专门机构为平台的机构照护服务主要针对的是第二类和第三类在专门照护机构中接受照护的老年人。

② 老年护理的基本发展趋势：居家化、社区化。

老年护理的基本发展趋势为居家化、社区化。居家化、社区化老年护理趋势的具体表现包括：服务一体化、将长期护理融入医疗体系当中、不同需求和不同年龄群体共享的居家照护一体化。

③ 照护内容的整合。

从目前的国际经验看，很多工业化国家都在强调将不同的照护内容整合起来。通过不同服务项目有机地结合，统一协调，使它们不至于因为具体服务项目、专业、提供者的不同影响到老年服务的实际使用。

（3）老年护理人力资源建设。

① 保证充足的老年护理人员数量。

从国际经验来看，要保证充足的老年护理人员数量有三种途径：一是更好地利用现有人员队伍；二是增加新的老年护理人员；三是利用国外劳动力（移民）。

现有老年护理人员队伍中，年轻人是来源之一，但多数年轻人不愿意选择从事老年护理工作。国际经验显示，在设计新的培训项目吸引年轻人进入老年护理行业时，要让其对该行业的现实状况有基本了解，如增加见习或申请时的行业介绍。因为年轻人早期离开该行业的可能性最大，要避免其快速离职，需要采取相应措施，如提供职业发展机会等。第二来源是再就业的女性，德国的数据显示，从事老年护理的中老年女性有较高的工作满意度。一些国家采取了针对该人群的专门措施，如税收减免，设立专门基金支持其教育和培训等。第三来源是护士，现有的护理教育课程较少关注慢性病和长期护理或老年护理问题，且老年护理领域的工资和职业发展与急危重症护理存在差异，缺乏老年护理知识、经验或其他激励降低了护士对老年护理领域感兴趣的可能性，美国建议在学校教育阶段就采取有条件的学费减免、增加奖学金或实习等，以此激励护士选择老年护理工作。另外一种可行的措施是将护理工作向较低层次的护工授权，芬兰进行了这方面的尝试，通过开发护理指南，护工在护士指导和监督下可以更独立地对痴呆和抑郁症患者提供护理。

考虑增加新的老年护理人员时，男性是最大的潜在来源。2005 年德国引入一项新的政策，向年轻男性提供参与老年和儿童照护工作的机会，参与的年轻男性中 70% 对这类"非典型"职业持积极态度；也有一些国家考虑将失业人员吸引到老年护理行业中，如英国针对失业一年以上年轻人的项目，日本向失业人员提供职业咨询、老年护理培训、养老机构参观等，这类项目主要集中在较低层次的老年护理工作；也有一些国家尝试将家人和朋友纳入老年护理队伍，将其吸引到"正式"照护劳动力中，并提供现金给付。

许多经济合作与发展组织国家在老年护理领域都尝试利用国外劳动力（移民）。一些经验包括：提供工作许可；开发与移民劳动力相匹配的工作岗位；劳动力身份注册制度等。

② 提升队伍稳定性、减少离职率。

老年护理领域面临的极大挑战是如何让老年护理工作和老年护理工作者有更好的价值感。提升老年护理队伍稳定性的国际经验有：一是让老年护理工作者工作更长时间，如果老年护理工作者每周工作时间增加且能较长时间留在该领域，重新招募新人员的需求就会下降；二是提供有竞争力的工资和待遇，如提供带薪病假、医疗保险、带薪休假等；三是执行以员工为中心的人力资源政策，当护士有较低的倦怠倾向时其离职意愿降低；四是采取与生命周期和年龄相关的人力资源政策，尤其考虑到老年护理领域多是女性，研究显示 40% 的兼职女性认为因要照顾孩子和老人而无法工作更长时间；五是提升工作的安全性，包括使用专门的工具或保护设备，监测其身心状况，减少工作伤害；其他经验包括提供终身学习和雇佣机会，促进职业发展等。

③ 提高老年护理队伍的产出。

一些创新举措包括信息技术的利用，如利用远程终端设备促进居家护理，通过屏幕共享、视频和传感器监测等，减少入院率，提高患者自我管理能力，提升老年护理工作者工作满意度。当然，技术并不是万能的，也会带来一些相应的伦理问题，如侵犯隐私等。

4.5.3　我国老年护理专业化建设策略

1）老年护理服务体系建设策略

（1）建立医院—社区—家庭三级专业照护服务网络。

目前在我国养老机构资源不足的情况下，大多数失能的老年患者居住于家中，照料者常缺乏护理专业知识和护理经验，家庭护理带有较大的盲目性和随意性，这不仅不利于老年病人的疾病康复和健康维持，也增加了老年病人的入院率和住院时间，进一步造成卫生资源的紧张。尽管社区护士在接触和指导居家老年病人的照顾者以及提供直接护理方面具有较大的便利性，但由于社区护理发展较晚，护理人员专业能力总体较低，而三级医院以及部分二级医院的资深专科护士在某一领域具备相对较高的专业能力，因此在目前形势下，有必要建立医院—社区—家庭三级照护服务网络，规范居家医疗照护服务的财政投入，明确各级的责权以及工作关系。

医院—社区—家庭三级照护服务网络的构想：由医院的专科护士组成居家照护督导组，社区护士组成居家照护实践组。居家照护督导组（医院专科护士）负责对居家照护实践组（社区护士）的疾病管理知识和技能培训、疑难问题咨询、社区护士服务质量检视；居家照护实践组（社区护士）负责居家老年病人健康问题的评估、老年病人自我管理及其照顾者的疾病管理、照顾知识技能的培训与指导、家庭照护质量的检视、治疗性护理与咨询以及与社区医生沟通。老年病人的健康档案通过信息化平台传递，医院专科护士、社区护士与家庭之间按区和街道建立网络式的工作关系。

物联网技术的发展为社区建立全覆盖的养老服务网络提供了技术可能和支撑，通过物联网技术可建立基于物联网的居家、社区养老院、社区照料中心、老年护理院、中心医院一体化养老服务新模式，构建"分级管理、多元立体服务"系统平台，实现家庭健康监测、健康数据智能分析、跟踪和管理慢性病老年人群、综合健康咨询健康指导、就医咨询、远程医疗会诊协助、健康知识库和健康信息检索等物联网一体化社区养老服务体系和服务功能。通过智能物联网社区养老服务体系的技术标准建立和养老模式的探索与推广，可使得养老服务体系更具智慧，实现家庭、日间照料中心、社区型养老院、老年护理院以及各位医疗卫生服务机构的有机互动、合力服务，实现"健康促进、慢性病管理、生活照料"为一体的养老服务体系。

（2）构建新型的基于社区的以人群全覆盖、项目全覆盖、医疗护理与养老服务整合的"医老、养老"一体化服务网络。

通过调研和试点，将我国新的"医老、养老"整合的理念引入老年护理学建设体系；在实施老年护理学医疗与服务的过程中加强公共卫生与预防为主的内涵。通过借鉴发达国家的老年护理经验，并结合上海市相关政策和老龄人口的健康需求，优化上海市老年人及家庭的评估体系、准入标准、申请服务的流程；建立基于社区的养老服务制度和政策，包括养老服务评估制度、养老服务准入制度、养老服务载体和物联网平台构建制度、养老服务补贴制度等；构建老年人群全覆盖的社区养老服务体系，建立基于社区的家庭自我照顾、社区居家照顾和社区机构照顾的一体化养老照顾服务网络；借鉴香港老年照护的经验，开展基于物联网技术的健康促进、慢性病管理、生活照料服务网点建设，设计紧急呼救服务与响应体系；整合以社区卫生中心为基础的医疗护理对接服务，设计紧急呼救服务与响应体系。

2）老年护理服务队伍建设策略

（1）加强老年护理服务队伍建设。

开展系统调研，评估社会对老年护理服务的层次、服务内容、服务形式的需求；明确在当前以及未来十年的社会经济和社会医疗环境下上海市老年护理服务队伍的建设方向（包括护理员和护士）；确定各层次护理服务人员的服务内容、执业规范、护理服务人员间的工作关系，以及护士与其他卫生服务人员的关系；明确各层次护理服务人员的最低准入标准以及服务的评价体系；制定各层次护理服务人员的培养要求、培养形式、培训内容，进一步完善各类技术等级认证和晋升途径。开发高效的老年护理人力资源管理模式，对估计的服务进行资源成本计算，提出老年护理服务人员的合理薪酬和评价激励机制，建立能够吸引优秀老年护理服务人员的用人机制和职业发展平台。

（2）建设老年护理专业人才的教育体系。

建立老年护理教育的"基层普及、高层突破"，以促进老年护理队伍的年轻化、知识化、专业化发展，以更好地满足老龄化社会对高质量护理的需求。在上海市若干所有条件的高等院校增设老年护理专业，培养老年护理的专业人士和高层次专业人才，建立老年护理职业教育体系，包括大专、本科、专业硕士的学历教育以及现有的老年护理专业人员（注册护士）的继续教育。同时，借鉴日本老年介护从业人员的培养模式，在中专和大专职业学校开设老年介护专业，培养具备日常生活照料、老年健康促进与维持等能力的老年介护护士。

（3）规范老年护理员的培训和管理。

规范现有的老年护理员培训与管理体系，建立专门机构承担老年护理员的招募、培训、技术等级认证、服务评价和监督等相关管理工作，确保老年护理员队伍的稳定和服务质量。

3）老年护理专业分层建设策略

基于前文的分析，我们认为可以采取老年护理专业分层建设策略：一方面，采取德国和日本的两梯队模式，建设"照护人员队伍"和"护士队伍"两个独立梯队，前者主要从事生活照护，后者从事医疗护理，该模式的好处在于"照护人员队伍"的门槛低、培养周期短，能在短期内满足人力资源的需求，如日本的"介护福祉士"经过 2 年课程培训并通过考试，或者有 3 年工作经验并通过考试均可获得资格，该模式可以为我国应对老龄化问题迅速补充人力资源；另一方面，着手准备向美国、英国等单梯队模式过渡，逐步打通并建立"照护者—助理护士—注册护士"梯队，通过学分认定、继续教育等，为照护人员提供上升空间。此外，要细分并培育高端老年护理人才，培养胜任慢性病管理和人群照护的老年专科护士、胜任老年护理资源协调运作和管理的个案管理护士、胜任老年护理人力资源开发要求的教育者，以及能在跨学科团队中应用信息技术、进行产品研发等提升老年护理体系运作效率的创新者，详见图 4-4。

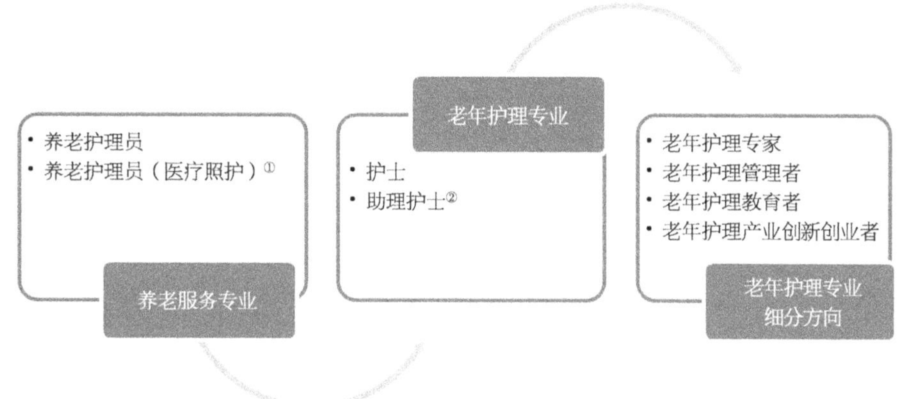

图 4-4　老年护理专业分层建设图

① 上海在长期护理保险制度探索中，设立了"养老护理员（医疗照护）"职称序列；
② 我国尚未有助理护士职称序列

（1）支持养老服务专业毕业生进一步发展。

2015 年，全国有 88 所高等学校开设老年服务与管理专业，招生人数是 2 583 人。有些院校虽然开办了相关专业，但报名的学生很少，或学生招到学校以后纷纷要求转专业。待遇低、环境差带来较低的职业认同感，是制约毕业生从事养老服务行业的重要因素。尽管国家人力资源和社会保障部有专门的养老护理员和养老护理员（医疗照护）职称序列，但上升空间有限；由此，可考虑为养老服务专业毕业生打通上升通道，通过学分转换、继续教育学分获取，向助理护士、护士发展。支持策略包括专业培养方案对接、在线学分课程开发、实习见习制度、技术指南编制等。该举措将促进我国医养结合背景下的人才培养，提升老年护理服务队伍质量。

（2）鼓励、激励老年护理专业毕业生发展。

一方面通过学费减免、设立专项奖学金等鼓励学生进入老年护理专业学习，另一方面通过订单制、校企合作等促进就业。此外，通过老年护理专业细分方向高端人才培养，激励学生专业选择和职业发展。老年护理专业细分方向包括：① 老年护理专家，能在各级医疗机构胜任老年疾病和慢性病的专科护理工作；② 老年护理管理者，熟悉国内外老年护理体系运作，能协调各方资源，提升服务体系运作效率；能胜任未来市场化老年护理服务供给中的合同谈判和质量监控等管理职能；③ 老年护理教育者，能设计开发和实施适合不同层次老年护理人才的课程和教育项目，能充分利用信息技术创新人才培养模式；④ 老年护理产业创新创业者，能与跨学科团队一起，充分利用互联网技术、虚拟模拟等信息技术，开发新产品、创新服务模式。

（梁燕，胡雁）

4.5.4　老年营养的发展规划与老年膳食指南

营养是生命的物质基础，营养状况直接关系到老年人的健康、抗病能力、寿命及生活质量。健康老龄化是健康中国 2030 战略目标的重要组成部分。为了贯彻落实《"健康中国

2030"规划纲要》,提高国民营养健康水平,国务院发布了国民营养计划(2017—2030 年)(国办发〔2017〕60 号)。老年人群营养改善行动是六大行动之一,并提出以下具体的措施:建立满足不同老年人群需求的营养改善措施,促进"健康老龄化";依托基层医疗卫生机构,为居家养老人群提供膳食指导和咨询;出台老年人群的营养膳食供餐规范,指导医院、社区食堂、医养结合机构、养老机构营养配餐;开发适合老年人群营养健康需求的食品产品,对低体重高龄老人进行专项营养干预,逐步提高老年人群的整体健康水平;开展老年人群营养状况监测和评价;依托国家老年医学研究机构和基层医疗卫生机构,建立健全中国老年人群营养筛查与评价制度,编制营养健康状况评价指南,研制适宜的营养筛查工具;试点开展老年人群的营养状况监测、筛查与评价工作并形成区域示范,逐步覆盖全国 80% 以上老年人群,基本掌握我国老年人群营养健康状况;建立老年人群营养健康管理与照护制度,逐步将老年人群营养健康状况纳入居民健康档案,实现无缝对接与有效管理;依托现有工作基础,在家庭保健服务中纳入营养工作内容;推进多部门协作机制,实现营养工作与医养结合服务内容的有效衔接。

膳食营养与老年人的身体功能、生活质量、医疗经济负担及社会和谐有着密切的关系,也是实现健康老龄化的基础。受国家卫生和计划生育委员会委托,中国营养学会组织专家,以循证营养科学证据为基础,结合我国居民的营养健康状况、膳食习惯和食物供应以及饮食文化等情况,修订发布了《中国居民膳食指南(2016)》,《中国老年人膳食指南》是其中的一个重要组成部分。老年人膳食指南在一般人群膳食指南基础上,补充了 4 条关键推荐,旨在帮助老年人更好地适应身体机能的改变,努力做到合理营养、均衡膳食,减少和延缓营养相关疾病的发生和发展,促进健康老龄化。《中国老年人膳食指南》中 4 条关键推荐:① 少量、多餐、细软,预防营养缺乏;② 主动足量饮水,积极户外活动;③ 延缓肌肉衰减,维持适宜体重;④ 摄入充足食物,鼓励陪伴进餐。

由于老年患者经常伴有一种及以上的多发疾病,在临床管理中常采用综合评估和治疗的手段。在老年患者的多学科营养支持团队组成中,老年病学专家发挥协助组建、管理营养支持团队的作用,营养(医)师、临床药师、物理康复师和护士作为团队的主要成员,外科、口腔科、神经科、心理医学科等临床专科医师为管理团队提供技术保障。主要工作目标是为老年患者提供合理的营养支持,包括识别是否存在营养不良或营养风险;制订并完成合理的营养支持方案;监测及评价营养支持效果。欧美国家已有许多研究证实营养支持小组的存在确能提高营养支持的效/价比,尤其在降低营养支持并发症、降低住院患者的医疗费用、减少住院时间等方面发挥重要的作用。针对老年患者设定个体化营养目标,在预定时间内,采用肠外营养及肠内营养支持,能够达到可评价的预期效果,通过对比 203 例老年患者在营养支持小组指导下进行 1 年家庭营养支持,最终减少了肺炎、呼吸衰竭、贫血、泌尿系感染的发生,并且平均每人医疗耗费大幅降低,获得经济学效益;在 401 例老年患者应用老年营养风险指数预测 28 天病死率,发现由 NST 指导的营养支持,患者死亡率降低;在 600 余名患者比较 NST 参与的肠外营养合理性发现,有营养支持小组后肠外营养使用合理性从 71% 增至83%。我国也逐步建立老年营养支持治疗的工作模式,上海华东医院建立了老年临床营养示范基地,对患者进行老年综合评估,了解营养不良病因,组织多学科的查房和营养干预治疗。

(孙建琴,陈洁,徐丹凤)

4.6　借鉴国外先进经验与实践

面对老龄化的危机，世界卫生组织提出了老龄健康的标准，并根据发达国家的先进经验，提出了建设性意见，主要核心内容（图 4-5）包括：

① 改变我们对衰老的认识和老年人的认识。面对老龄问题，我们需要突破传统的看法，正确认识衰老的意义，充分老年人的需求，化解老龄化危机；

② 创造老龄友好的环境。这样的友好环境体现在社会生活的方方面面，涉及老年人的居住、饮食、出行、社交、文化娱乐等，促进老年人群的身体与精神健康；

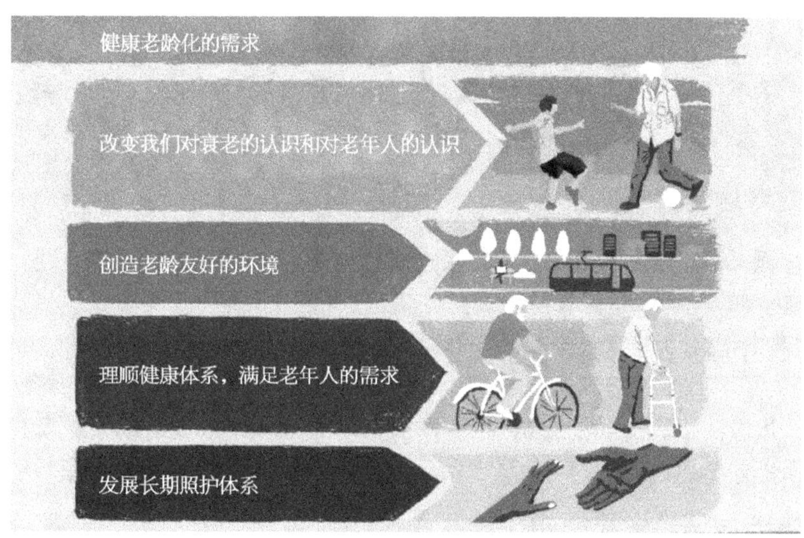

图 4-5　世界卫生组织推荐健康老龄化的核心内容

③ 理顺服务老年人群的健康体系，满足老年人各方面的需求；做好预防—评估—保健—诊疗—康复—护理的一条龙服务，让各部分有机地衔接起来，让各种状态下的老年人有保障、有依靠；

④ 发展长期照护体系。充分考虑到老年人的特殊性，特别是需要长期照护，应该完善老年长期照护体系。

在考虑以上问题时，应该明确作为健康老龄化的建设目标，我们越早准备将会让我们受益越多。

借鉴国际先进经验，以下几个方面需要我们考虑。

4.6.1　设立专门的研究机构

美国卫生研究院下设老年医学研究所，是专门从事老年和衰老研究的机构；德国、英国等以大学和研究机构为基础建立了相应机构；而日本则引入企业，积极开发老年人所需的各类产品，在解决老龄问题同时促进产业升级，日本有名目众多的老龄化产品。我国也建立有老年和老年疾病研究的众多机构，目前主要以国家投入为主。2016 年在全国范围内设立了六家国家老年疾病临床医学研究中心，将为推动老年医学的研究提供动力。目前我国以民营资本设立的专门老年产品研究机构极少，仅有部分项目通过民间出资，联合大学和研究所完成相关项目开发；这方面需要国家政策积极引导，推动企业自主研发，促进该领域的技术进步。

4.6.2　建立专门的服务模式

老年健康涉及的方面众多，需要的服务不仅限于医疗与护理，它涵盖养老、预防、康复，以及社会文化活动等诸多方面，而这其中除了制造业外，专业服务占较大比重。因此，建立适应老年人群需求的完善的服务体系显得尤为必要。一般老龄化较早的发达国家在这些方面积累了一定经验，如日本和韩国等，开设了以社区为中心的养老和托老机构，提供全面护理服务。同时，将类似社区或者家庭医生模式引入养老机构，并将费用纳入国民健康保障制度。我国各地发展不均衡，但为此也进行着有益的尝试。例如利用社区提供场地、企业运作，开办长者照护之家；为老年人群提供上门的家政服务，政府出大头，个人仅支付很小比例等。

4.6.3　建立专业的保障体系

鉴于发达国家建设时间较长，国家的医疗保险制度较为完善，沿用多年，已成为长期的完整体系，随执政的政府更换仅有些微调。如美国、英国、德国等都从多方提供保障，包括社会保障、雇主养老金和个人养老保险等；日本增加了保险审核体系，大量引入民营机构。这些做法，力图从制度上保障老年人享有健康权利，调动多方力量、提高效率。我国在这些方面也正在进行积极而富有成效的尝试，将护理和康复的保障体系逐渐纳入统筹，积极引入民营资本共同提供老年健康服务。

4.6.4　建立专业的管理和组织实施机构

健康老龄化需要动员社会多方力量来解决诸如环境、设施、服务、保险、医疗等问题，需要理顺服务老年人群的健康体系，以满足老年人的各方面需求，这需要成立突破各管理部门壁垒的、能统筹各方资源的管理和实施机构。北欧国家在社会福利和保障建设方面的经验是成功的案例。我国老龄委员会在统筹协调各方面工作中起了重要作用。我国在 1989 年 3 月由国家编委批准成立了国家级多学科老龄问题综合研究机构——中国老龄科学研究中心，属社会科学老龄领域公益类老龄科研事业单位，是中国老龄人口与有关老龄问题信息收集、研究和传播的机构。

在国际交流日益密切的今天，好的研究成果和社会服务模式传播迅速，使得世界人民可以共享人类的进步成果。但在具体实施过程中，应当充分考虑我国的实际情况，包括未富先老、经济发展不均衡、人口众多的现实问题，同时还要善于利用我国的优秀文化传统，因地制宜、因势利导地推进我国老龄事业有序前进。在这个过程中，我们更应该敢于创新、善于创新，在体制机制上做出顺应时代需求的改变，在技术和产品上做出惠及民生的创造，积极投入到应对老龄化危机的革命中，找出一条符合我国国情的宽广道路。

（赵超，闻玉梅，彭靖）

4.7　建设并完善"医老"保障体系

为更好实施"医老"战略，需考虑两个方面：提供必要的资金保障和建立政策保障体系，以此确保"医老"在人员、科研经费及产业化政策等方面的保障。

4.7.1　将"医老"纳入民生建设

从管理层面，将"医老体系"建设纳入政府民生建设规划，加大、加快对"医老体系"建设计划的投入，从而保障"医老"快速建设。政府在这个方面起到不可替代的作用，也能引起全社会对"医老"的重视。

4.7.2　将预防干预措施纳入公共卫生服务项目

科学合理的预防和干预措施能延缓老年疾病的发生，延长健康状态，实施这些措施将有助于实现健康老龄化。因此建议在目前基本公共卫生服务项目的基础上，将实现健康老龄化的预防和干预的重要项目逐步纳入政府公共卫生服务项目，保障这些措施的有效实施，以达到"关口前移"的目的。

4.7.3　加强老年护理保险制度建设

医疗保险主要保障老人的基本医疗需求（目前仅覆盖部分老年护理服务），远不能满足老人的长期护理保障需求。由于缺乏独立完整的老年护理保障体系，目前上海市的老年护理服务费用主要由医保和个人承担。因此建议，在现有医疗保险制度的基础上，形成以社会保险为主、商业保险为辅的政府、企业和个人共同负担的老年护理保险制度。

4.7.4　构建灵活的资金筹集机制

通过出台配套扶持、鼓励社会资本进入卫生领域的政策，发行国家银发福利彩票等措施，作为加快"医老体系"建设、人力资源培养、科技开发的有力支撑，缓解资金短缺的困难。创造良好的社会办医的政策环境，吸引外资，扶持民资办医，大力发展民营医疗机构，丰富和完善"医老"建设。做好"养老"与"医老"的有机结合，推进养老服务机构的医老保障措施，打通政策壁垒。政策保障，鼓励民营资本优先进入医养结合的服务系统。

4.7.5　统筹资金，合理使用

"养老"和"医老"共同面临的问题是资金短缺与不合理使用之间的矛盾。根据"一个财政、一个管理系统"的原则,在"老龄化社会领导委员会"的统一领导下,坚持"以老年人为本和需求为导向"的原则,协调多方利益的诉求,在完善老年健康评估体系基础上,根据统一的老年健康评估结果,将"医老、养老"与老年救助公共资金统筹合理使用,提高资金使用效率。

4.7.6　完善法律体系,保障战略实施

完善老龄法律体系,提供设计"医老"和"养老"公共产品和服务的法律保障,让"医老"战略有法可依。

通过以上措施,制定合理的政策保障体系,引导和调动国家、社会和个人等多方力量投入到"医老体系"建设中,既可缓解资金短缺的困难,又能引导全社会重视"医老"建设,为全面实施"医老"战略提供必要保障。

(赵超,彭靖,傅华,闻玉梅)

第 5 章

健康老龄化实施案例与模式

  围绕解决健康老龄化的具体措施，本章介绍了相关的案例与模式，这些案例和模式涉及健康老龄化的多个领域，包括：照护评估体系、重大疾病经济负担测算、老年医疗机构的建设经验、医联体的应用、信息网络平台的应用、数字化医学、器械与设备分析、基于智慧网络的"养老-医老"服务实践、老年疫苗分析、老年失智社区非医药干预项目等内容，可供借鉴参考。

5.1　上海市老年照护统一需求评估体系的探索

随着上海市人口老龄化、高龄化程度的不断加深，家庭结构的日益小型化发展，家庭中有多个老人，且高龄与低龄老人共存以及空巢家庭的数量都将会显著增加，将给家庭和社会养老带来前所未有的严峻挑战。为了应对这一严峻形势，上海市开展了老年照护统一需求评估体系与长期护理保险制度的探索，为整合医疗卫生与养老服务资源及体系、促进医养结合、推进社会养老服务体系建设奠定了基础。

5.1.1　发达国家老年照护需求评估方法

1）日本

1997 年，日本制定了老年长期照护需求分级标准——要介护认定标准，并由日本厚生劳动省老健局老人保健课制定和发布了老年照护需求认定调查表，该调查表从 6 个维度对老年照护服务对象进行评估，分别为：① 身体机能和起居动作；② 生活机能；③ 认知机能；④ 精神及行动障碍；⑤ 社会生活的适应；⑥ 过去 14 日内接受的特别医疗服务。这 6 个维度又细分为 74 个具体评估项目，每个具体评估项目下设若干个评估指标；根据评估结果，将服务对象分为 7 个等级。2006 年日本制定了介护预防政策，将原来的 7 等级护理修改为 8 等级照护，包括：自立、要支援 1 级、要支援 2 级、要介护 1～5 级，并对除"自立"外每个等级的服务时间和服务内容进行了规定（表 5-1）。老年照护服务分为机构服务和居家护理照料 2 种类型，2 种类型又分为不同的照护等级。2009 年对认定项目及标准等内容进行了修订。

表 5-1　日本照护服务等级、限定标准及服务内容基本要求

介护类型	等级	支付限额标准（日元）	服务基本要求
要支援 （介护预防服务）	1	52 300	根据服务标准向服务对象提供符合其个人实际需求和情况的预防介护服务，其中上门护理根据等级定额为每周提供 1～2 次，疗养管理指导每月 2 次
	2	109 500	
要照护 （介护服务）	1	174 500	根据服务标准向服务对象提供符合其个人实际需求和情况的上门或机构介护服务，其中护理老人福利设施为要照护 3～5 级的老年人才可入住的设施
	2	205 000	
	3	281 500	
	4	322 000	
	5	376 900	

在日本，老年长期照护评估申请的对象为 65 岁以上老年人或患有国家指定 16 种疾病并有护理需求的 40 岁以上人群。照护等级的评估主要由各市町村具体负责，都道府县主要给予财政及事务方面的支持。

2）德国

德国老年照护需求须由本人或家属提出，要经过两个阶段的审定评估。首先是资格审定，主要评判标准为因个人身体或精神方面的问题会导致其需要在一段较长的时间内（至少 6 个月以上），在包括卫生、饮食、行动、家务四个方面的日常生活行为中至少有两个方面需要得到经常性或实质性的帮助，2001 年后又追加了申请人必须满足已缴付 5～10 年相关保险费才符合申请资格这一条件；第二个阶段是照护级别评估阶段，在申请人通过资格审核被认定为具有长期护理服务需求后，还需进一步确认其护理需求程度并对其进行护理级别划分，护理级别的划分主要取决于申请人所需的护理时间及护理频次。这些申请资格的审核及护理级别的划分全部由德国健康保险疾病基金的医疗审查委员会负责，申请人提出申请后，该委员会指派受过培训的专业人员到申请人家中进行家访，经过观察后执行识别、验证和评估的程序。为使审核过程尽可能客观、统一、规范，德国国内制定了一套全国适用的现场评估标准。

2016 年，德国对评估标准进行了修订，并于 2017 年 1 月 1 日起正式实施。新标准的评估内容主要从行动能力、认知与交流能力、行为方式与精神状况、自理能力、疾病应对或治疗条件要求、日常生活情况与社会联系这 6 个维度对申请人照护级别进行评估，每个维度进一步细分具体的评估标准，共计 65 个评估标准，每个维度以及其下细分标准根据评估内容配有不同权重，先根据标准评估结果及权重计算维度分数，再根据每个维度结果及权重计算最终评估分数，依据评估分数不同分为 5 个级别，每个级别其所需要的照护时间和频率不同，对患者的护理时间、护患比也有所不同，需要随照护程度的变化而调整。此外，保险机构还对特殊或极端案例的评定做了规定并制定了应急方案。

3）美国

1987 年综合预算调整法案（omnibus budget reconciliation act of 1987，OBRA）规定具有 Medicare 和/或 Medicaid 资质的养老院必须对居住在内的人员开展初始和周期性评估，不论其年龄、诊断、居住时长、支付费用来源。

居民评估工具（resident assessment instrument，RAI）是美国国家 Medicare 与 Medicaid 服务中心发布的官方评估工具，它包括三个部分：最小限数集（minimum data set，MDS）、服务范围评估过程（care area assessment process，CAA）及使用指南（utilization guidelines，UG）。其中，MDS 是评估工具，CAA 是指导如何将 MDS 信息转化为服务方案的说明，UG 是 RAI 如何使用的指南手册。

MDS 是美国联邦规定的对居住在具有 Medicare 或 Medicaid 资质养老院的强制的临床评估工具，对检查结果、临床指标及功能性能力进行全面、综合的评估，以此为标准制定服务方案。MDS 评估包括以下 27 个大项：身份信息，听力、语言与视力，认知，情绪，行为，生活习惯与日常活动，功能性状况，功能性能力与目标，排尿与排便，吞咽状况，口腔/牙齿状况，皮肤情况，用药情况，特殊治疗及手术，限制情况，评估参与及目标设定，服务范围评估总结，校正需求，评估管理等。资源利用相关组（resource utilization groups，RUGs）是评估的重要部分。2016 年 10 月 1 日更新为 MDS 3.0 RAI 手册，这是目前最新的版本。整个长期护理过程分为五个步骤,分别为:评估(MDS)—制定方案(CAA)—提供服务—完成服务—评估。

通常地,开展评估的人员为取得资格的卫生执业人员,一般由养老机构雇佣的注册护士担任。所有的 MDS 评估数据将会首先汇集至每个州的数据库,再汇总至美国国家 Medicare 与 Medicaid 服务中心下设的 MDS 数据库。MDS 数据被用于 Medicare 报销,以及监测提供长期照护的服务质量。报销金额基于居民根据 MDS 评估结果享受的服务内容与密度,成为养老机构筹资的重要来源之一。该结果对个人、家庭、服务提供者、研究人员及政策制定者均带来影响。

4)澳大利亚

1984 年,澳大利亚政府开始实施名为居家及社区护理的项目(home and community care program,HACC),该项目是澳大利亚影响最大、覆盖面积最广的老年照护项目,服务内容包括家庭护理、家庭照护、家庭送饭和集中供餐服务、协助购物、照护人的替班服务、交通服务、园艺服务、家庭维护和改造、日间护理、家庭助理服务以及协助特殊老年人进行各项服务的管理安排工作。

澳大利亚对老年照护服务建有完善的评估体系,一旦老年人提出服务需求,即会有澳大利亚社区老年照护需求评估工作的老年照护评估小组(aged care assessment team,ACAT)组织实施评估,评估小组由老年医师、物理治疗师、职业治疗师、社会工作者、语言治疗师以及足疗师等组成。澳大利亚使用老年照护评估表(aged care funding instrument,ACFI)作为评估工具,内容涉及营养、移动、个人卫生、大小便、认知、精神状态、言语行为、身体行为、抑郁、用药、复杂健康问题等 12 个方面。评估小组在评估照护需求时需考虑下列四项内容:申请者的躯体能力;申请者的认知行为能力,如是否存在抑郁、痴呆或其他认知障碍,对自身安全、孤独的感知情况等;申请者的社会支持状况,如老年人是否享有配偶、照顾者、亲戚、朋友、邻居的支持,及支持者的能力和心理需求等;可获得的社区服务和老年护理机构的服务,包括支持和娱乐机构,如俱乐部、宗教组织、社区服务中心和图书馆等。根据不同的健康功能水平和资源可得性状况,老年人可获得不同等级的家庭护理服务。

5.1.2　统一需求评估前上海市涉老服务状况

上海市涉老服务的行政主管部门有财政、民政、卫生、医保、残联等。按照职能划分,筹资由财政部门承担一部分,包括老年护理机构新增床位的建设补贴、养老机构运营补贴、居家养老服务补贴等;具体老年护理服务由民政和卫生部门承担,其中民政部门负责社区居家养老服务以及机构养老服务,包括制定养老服务补贴标准、组织开展老年照护等级评估工作,并规范全市养老机构服务等;卫生部门负责老年护理院、社区卫生服务中心和家庭病床等服务;费用报销和报销标准的制定由医保部门承担;残联负责向老年残疾人提供部分相应服务与福利发放。

统一需求评估前上海市涉老服务主要存在以下问题。

1)不同机构收治对象交错

各类服务机构普遍存在服务定位不清的问题。由于缺乏相应的老年照护需求评估和出入院、转诊标准,加之缺乏有效医保约束机制,不同机构混合养老和生活照料等功能,缺乏与老年医疗和机构/居家养老服务的分工协作,资源利用效率低下。

2）提供服务不能满足需求

自身情况较差的居家老人普遍存在被照顾不足的情况。上海市老年护理机构平均住院天数高达 186 天，床位高度紧缺，许多需要住院的老年人一床难求，等待时间需要一年以上甚至数年，因而只能够选择居家养老。这一问题严重影响了老年护理服务的公平性和覆盖面，影响社会的和谐与稳定。

3）社会资源浪费严重

一方面，部分居住在老年护理机构的老年人并不需要机构护理服务，却挤占了相应的社会资源；另一方面，床位周转率极低，例如，一部分长期住院患者为生活困难或孤老，需要入住养老机构，但是住不进公办养老院，又无力承担民办养老院高额费用，只能滞留在老年护理院内，有个别老年人住院最长时间达到了 18 年之久。

4）不同机构费用负担不同，福利标准差别大

在上海，医疗保险主要保障老年人的基本医疗需求，远不能满足老年人的长期护理保障需求。由于缺乏独立完整的老年照护保障体系，家庭病床与养老机构难以得到足够支持。一项针对居住在老年护理机构、民政养老机构和居家养老所花费用的研究显示，住在老年护理机构老年人的总费用是住在民政养老机构的 1.73 倍，但其个人自付费用却相对较低；原因在于在老年护理机构发生的医疗费用部分可以由医保支付，而居住在民政养老机构则基本自付，因而其个人支出较高。

5.1.3　统一需求评估的意义

1）统一需求评估是老年照护服务收费和定价的基础

由于老年照护服务的对象多为生活不能自理的老年慢性病患者，所提供的服务有着多样性和不确定性，难以对其服务进行细化定价并制定相应收费标准，传统的按服务项目收费（fee for service，FFS）可能刺激服务的过度提供与利用；因此，国际上的通行做法是，对老年照护服务对象的健康状况和照护需求进行评估，并将服务对象划分为不同的等级，根据所划分的等级来确定服务价格和收费，就是将服务进行打包收费。

2）统一需求评估是老年照护服务质量的保障

老年照护服务持续时间往往较长，如果不进行评估，在长期的、惯性式的照顾和护理下，患者和家属难以感知服务效果，管理方难以监督服务质量，支付方难以依据服务效果和质量确定合理的给付标准，护理服务提供方在质量改进方面也缺乏充分的依据和动力。老年照护服务分级则为保证服务质量奠定了基础，在提供老年照护服务期前和期后，对服务对象的健康状况和照护需求进行评估，能够准确评价照护服务效果，并为质量控制和改进提供科学依据。

3）统一需求评估是老年照护服务形式多样的根据

老年人群患病率高，并发症多，其照护需求具有多样化、多层次等特点。老年照护服务不是单纯的生活照料，一定程度上还包含医疗服务和医疗护理。根据老年人不同需求，合理安排照护人员、照护方式、照护地点，不仅能减少需要服务的对象得不到合理服务的问题发生，更能防止部分老人得到超过其合理需求的服务，从而保证老年照护服务的社会公平性和可持续发展。

5.1.4　统一需求评估的开展

统一需求评估是统筹、整合和优化现有医疗卫生资源和养老资源,加强医疗卫生和养老相关政府部门之间联动的第一步。从医养结合的角度出发,建立符合上海市发展的长期照护服务需求评估标准和体系,并根据评估结果划分成不同等级的服务标准,为开展上海市长期护理保险试点提供参考依据和标准,最终旨在为老年人群提供整合的、同质化的服务,为促进老年人群健康福祉奠定基础。统一需求评估工作在部分试点的基础上,目前已推广至全市 16 个区。基于前期数据,开展了评估标准第二稿的修改更新,对相关题目细节的描述方式及计算模型进行了部分调整。

《上海市老年照护统一需求评估表》是在市卫生计生、民政和医保部门原涉老服务需求评估三套标准的基础上,参考国际经验,结合上海市实际情况制定而成的。原三套标准各有侧重,但是都有相通之处,考虑到新的标准作为现行标准的平稳过渡,在尽量不违背现有标准的情况下,通过整合各部门标准的核心内容,并向发达国家实践经验进行学习总结,创新编制出一套统一的、符合上海市情况的长期照护统一需求评估标准。

1)统一需求评估分级标准的结构

疾病状况和自理能力是评估长期照护需求状况的两个重要维度。疾病状况对于目前老年人最常见的慢性疾病进行了简易精准的评估,可以较好地反映老人患病情况;自理能力是评估长期照护需求根本性的指标,能够简单明了地对老年人的情况进行评估。

2)统一需求评估评估主要内容

(1)调查对象及家庭情况。

主要考察老年人的基本情况包括个人信息、家庭情况,以及目前的照护状况等。

(2)基本项目。

所有的选项都是经过严谨、仔细的研究而设定的,具有客观性和科学性。主要内容包括以下五点。

① 基本日常生活能力:考察基本日常生活能力,包括老年人体位改变、室内行走、进食、洗漱修饰、穿衣、洗澡、如厕等各方面的情况。

② 工具性日常生活活动能力:考察工具性日常生活活动能力,包括老年人外出活动的能力(搭乘公共交通)和处理财务的能力。

③ 智力状态:通过考察老人的瞬间、短期记忆,以及老人对时间、空间的判断能力用来评估其智力状态。

④ 情绪状况:主要评估老年人的情绪状况,包括是否感到疲乏、是否生气、激动等。

⑤ 精神状况:主要评估老年人的精神状况,包括是否出现强迫行为、破坏行为、攻击行为等。

(3)老人总体状况。

此部分是由评估员按照自己的总体判断填写老年人的基本判断能力、视力、听力和与他人沟通的能力,主要取决于评估员的经验,及其对老年人情况的把握。

此外,还设置供记录与照护分级相关的补充事项部分,如评估员认为重要的老年人相关信息。

(4)疾病诊断。

疾病诊断部分的评估纳入老年人群患病率最高的 42 种疾病，前 10 位为：脑梗塞、高血压、冠状动脉粥样硬化性心脏病、脑出血、糖尿病、肺炎、慢性阻塞性肺疾病、下肢骨折、帕金森病及晚期肿瘤。

3）老年照护统一需求评估标准的优点

考虑到现有的老年照护服务队伍是由民政、医保和卫生三部门管理和提供，为了平稳过渡，新制定的老年照护统一需求评估标准和民政、医保、卫生三部门现有标准有对应的关系，并在原标准的基础上改进。

（1）直线划分和阶梯划分相结合。

统一需求评估标准摒弃了原标准中简单线性累加的计算方式，采用直线划分和阶梯划分相结合的非线性分类方法，最大限度地排除线性干扰。

首先采用直线划定老年人入住机构的标准。建议就医的老年人，当其疾病状况会到高分值，需要就医；入住护理院的老年人，患有一定疾病，而且日常生活有很大部分需要依赖他人；入住养老院的老年人，疾病状况得分要很低，而自理能力很弱。其次采用阶梯型划分老年人需要居家照护的程度。假设完全健康的老年人其位置为原点，离原点越远的老年人，其需求会越高，所以协调老年人的健康状况和自理能力，进行阶梯划分，能够充分考虑其需求。

（2）通过"双盲"设置减少主观误差。

统一需求评估标准做出了一项较为重要的改进，即将评估的过程设计为"双盲"，即评估员与被评估老人都不能现场知道评估结果，具体的评估分数统一汇总到后台，由软件自动分类计算、并通过人工核定最后确定，在一定程度上能够避免主观因素造成的结果偏差。

随着评估体系的不断修订和完善，未来的评估体系中将进一步增加和细分家庭支持、失独、老年痴呆等多维度的评价指标，体现老年人的真实需求，切实评估其所需要的照护服务，为上海市长期护理保险制度的建立打下坚实的基础。老年照护统一需求评估成为上海市长期护理保险的"守门人"。

5.1.5　上海市长期护理保险试点概况

作为全国首批开展长期护理保险试点的 15 个城市之一，上海市政府于 2016 年底印发了《上海市长期护理保险试点办法的通知（沪府发〔2016〕110 号）》，市民政局同时发布了《长期护理保险服务项目清单和相关服务标准、规范（试行）》，于 2017 年 1 月起，在徐汇、普陀、金山三个区先行开展试点工作。年满 60 周岁及以上，职工医保人员中已按照规定办理申领城镇职工基本养老金手续的人员和居民医保人员可享受到长期护理保险待遇。

申请享受长期护理保险待遇的老人，须经过上海市老年照护统一需求评估。参保人员自主向试点区社区事务受理服务中心等窗口服务单位提出需求评估申请，评估机构将组织人员对个人的自理能力、疾病状况等进行综合评估后，确定相应的评估等级。经统一需求评估护理需求等级为二至六级的，可以由定点护理服务机构为其提供相应的护理服务，并按规定报销护理费用。

长期护理保险的护理服务模式分为社区居家照护、养老机构照护和住院医疗护理三类。社区居家照护，由护理人员为居家老人上门提供照护服务，或者在社区日间中心等场所集中提供照护服务。试点阶段,每周上门服务的时间和频次为:评估等级为二级或三级的,每周上门服务 3 次;评估等级为四级的,每周上门服务 5 次;评估等级为五级或六级的,每周上门服务 7 次;每次上门服务时间为 1 h。为体现鼓励居家养老的原则,对于评估等级为五级或六级接受居家照护服务的参保人员,连续接受居家照护服务 1 个月以上 6 个月(含)以下的,由其自主选择,在规定的每周 7 h 服务时间的基础上,每月增加 1 h 的服务时间,或者获得 40 元现金补助;连续接受居家照护服务 6 个月以上的,由其自主选择,在规定的每周 7 h 服务时间的基础上,每月增加 2 h 的服务时间,或者获得 80 元现金补助。养老机构照护,由养老机构为其住养的参保老人提供照护服务。长期护理保险服务项目清单共有 42 项,包括 27 项基本生活照料内容,比如协助进食、进水,手、足部清洁,整理床单,协助更衣,药物管理等;15 项常用临床护理内容,比如鼻饲、药物喂服、导尿、皮下注射等。这个清单整合了已有的居家照料、高龄老人护理计划、养老机构照护以及护理院常用临床护理项目,都是失能老人亟需,又适宜在居家和养老机构开展的服务。今后,随着长期护理保险基金支付能力逐步增加、定点护理服务机构服务能力不断提升,还会继续增加相应的护理服务内容,为长期失能的参保人员提供更好的护理保障。住院医疗护理仍按照现行的基本医保制度规定进行执行报销,即职工医保参保人员按职工医保规定执行,居民医保参保人员按居民医保规定执行。

参保人员在评估有效期内发生的社区居家照护的服务费用,由长期护理保险基金支付 90%,个人自负 10%;在养老机构发生的长期护理保险费用,按在养老机构入住的天数报销,基金支付 85%,个人自负 15%;住院医疗护理方面,仍按照现行的基本医保制度规定执行。

(丁汉升,王常颖,杜丽侠,谢春艳,陈多,杨燕)

5.2　高血压治疗达标与脑卒中发病费用的估计

根据早预防、早治疗可节约医疗费用的原则,复旦大学公共卫生学院生物统计教研室对上海闵行区高血压患者中发生脑卒中的可能数据进行了卫生经济学计算。结果为:校正饮酒情况下,高血压患者脑卒中发病率是非高血压患者的 2.6 倍;在血压达标控制情况下,致残性脑卒中的发病率至少降低 50%。用数学方法计算出上海市高血压患者每年发生脑卒中的人数为 28 903 人,如通过健康生活方式及药物治疗,血压达标,脑卒中人数预计可以减少 7 226 人,可减少医疗费用近 2 亿元(19 656 万元)。

闵行地区 15 岁以上人群(接近成人人群)的高血压患病率为 41.7%,可以估计 40 岁以上的高血压患病率在 50% 左右,由于脑卒中发病的年龄绝大多数在 40 岁以上,因此可以假定脑卒中发病人群的高血压患病率约为 50%。基于洪震教授的论文《缺血性和出血性脑卒中的发病率与年龄的关系》和上海市 2010 年户籍年龄组人口数,初步估计可以得到表 5 - 2 结果。

表 5-2　上海市每年新发脑卒中人数估算　　　　　　　　　　（人）

年龄组	调查 人数	3 年脑卒中 发病人数	平均年发病率	上海市 户籍人口数	估计脑卒中 每年发病人数
40~44	9 430	6	0.000 212 089	902 563	191
45~49	6 361	3	0.000 157 208	1 210 257	190
50~54	4 097	9	0.000 732 243	1 549 168	1 134
55~59	4 124	24	0.001 939 864	1 505 410	2 920
60~64	5 240	74	0.004 707 379	1 044 174	4 915
65~69	4 462	114	0.008 516 36	621 661	5 294
70~74	3 560	135	0.012 640 449	494 870	6 255
75~	4 331	229	0.017 624 875	1 148 883	20 249
合　计				8 476 986	41 150

注：预估上海市每年脑卒中新发病人数为 41 150 人（以 2010 年上海市户籍年龄组人口数为基数）。

假定脑卒中发病年龄所在的人群中，高血压患病率约为 50%，校正饮酒情况下，高血压患者脑卒中发病率是非高血压患者的 2.6 倍，因此上海市每年脑卒中新发病人数为 41 150 人中，高血压患者为 41 150 人 $\times \dfrac{2.6}{2.6+1} = 29\,719$ 人。不同的文献对高血压患者的血压达标率的报道不同，中国高血压患者血压达标率的范围为 28.3%~84.8%，主要是与降血压用药有关。本书假定在没有高血压管理的情况下，高血压患者的血压平均达标率为 40%，强化高血压管理和治疗情况下，高血压患者的血压平均达标率为 95%。

血压达标控制情况下，致残性脑卒中的发病率至少降低 50%，由于目前还没有找到没有其他更多信息可用于估计通过治疗使血压达标降低脑卒中的发病率的程度，保守预估血压达标后的高血压患者脑卒中发病率是血压未达标患者的 0.75 倍（$HR = 0.75$），其中神经内科专家初步估计：致残脑卒中占脑卒中发病人数的 50%，这些致残脑卒中患者需要进行康复治疗，非致残脑卒中患者仅需要预防性治疗。

脑卒中抢救治疗一般为 1 万元/人次；非致残性脑卒中患者预防性治疗每个月医药费为 350 元，一年为 4 200 元；致残性脑卒中患者的治疗除了预防性用药，还需要理疗针灸等缓解治疗费用，预估每次理疗和针灸费用为 100 元，每周 5 次，1 年为 52 周，保守估计（不包括住院治疗）26 000 元。

综上所述，按下列计算：设当前高血压患者每年发生脑卒中人数为 $D_1 = 29\,719$ 人，高血压患者的当前血压达标率为 $P_1 = 28\%$，强化高血压治疗和管理后的达标率为 $P_2 = 95\%$（上海闵行区 CDC 报告目前进入高血压管理的高血压患者血压达标率已经接近 85%，预计进一步加强治疗和高血压管理，非脑卒中高血压患者的血压达标率可以接近 95%），设高血压患者人数为 N，血压未达标的高血压患者的脑卒中年发病率为 π_1，血压达标人数与血压未达标人群中发生脑卒中的风险函数比 $HR = 0.75$，血压达标的高血压患者的脑卒中年发病率为 $HR \times \pi_1$，则当前高血压患者每年发生脑卒中人数 D_1：

$$D_1 = N \times P_1 \times HR \times \pi_1 + N \times (1 - P_1) \times \pi_1$$
$$= N \times \pi_1 [HR \times P_1 + (1 - P_1)]$$

如果强化高血压治疗和管理后的高血压患者每年发生脑卒中人数 D_2：

$$D_2 = N \times P_2 \times HR \times \pi_1 + N \times (1-P_2) \times \pi_1$$

$$= N \times \pi_1 [HR \times P_2 + (1-P_2)] = \frac{D_1 [HR \times P_2 + (1-P_2)]}{HR \times P_1 + (1-P_1)}$$

强化高血压治疗和管理后，可以减少高血压患者发生脑卒中的人数为：

$$D_1 - D_2 = D_1 - \frac{D_1 [HR \times P_2 + (1-P_2)]}{HR \times P_1 + (1-P_1)} = \frac{D_1 \times (P_2 - P_1) \times (1-HR)}{HR \times P_1 + (1-P_1)}$$

$$= \frac{29\,719 \times (0.95 - 0.28) \times (1-0.75)}{0.75 \times 0.28 + (1-0.28)} = 5\,353 \text{ 人}$$

估计 50% 的脑卒中新发病人是致残脑卒中患者，即：2 676 人为致残脑卒中患者，另 2 676 人为非致残脑卒中患者，相应减少致残脑卒中患者的康复费用 2.6 万元 $\times$ 2 676 $=$ 6 957.6 万元，减少致残脑卒中患者的预防用药费 0.42 万元 $\times$ 2 676 $=$ 1 123.9 万元，减少非致残脑卒中患者的预防用药费 0.42 万元 $\times$ 2 676 $=$ 1 123.9 万元。

合计减少医疗费用 14 558.4 万元。

如果通过强化高血压治疗和管理，血压达标率为 95%，上海市直接医疗费用可以减少 14 558.4 万元。

实际上，血压达标不仅仅降低脑卒中发病率，也降低心肌梗死发病率，也会减少高血脂的患者数，所以本书提出的血压达标可以减少相应疾病医疗费用是保守估计。

（赵耐青）

5.3　区域医疗联合体(医联体)框架下的糖尿病社区管理模式

建设与发展健康老龄化社会的战略中，很重要的内涵是将群体流行病学调查与预防及治疗相整合。结合目前医疗体制改革中已建立的"医联体"框架将是"医老"可应用的一种体制，在此总结整理复旦大学附属华山医院有关用区域医疗联合体(医联体)管理糖尿病的模式及初步结果，为相关单位制定老年医学学科建设提供参考。

5.3.1　管理模式背景及意义

1）糖尿病及其慢性并发症的流行病学特征

随着生活水平的升高和生活方式的改变，糖尿病发病呈明显增加的趋势，2013 年中国糖尿病及糖尿病前期患病率流行病学情况调查结果如图 5-1 所示。

糖尿病导致的并发症使患者的工作能力降低、生活质量恶化和预期寿命缩短，其中主要包括糖尿病眼病、糖尿病肾病和糖尿病神经病变以及心血管疾病(冠心病、脑卒中及外周血

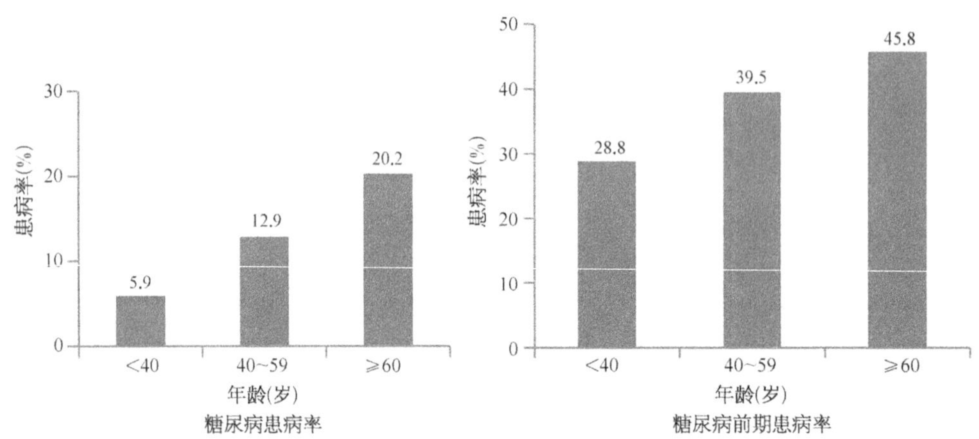

图 5-1　2013 年中国糖尿病及糖尿病前期患病率流行病学情况调查

管病）。上海社区糖尿病流行病调查结果显示，糖尿病患者有 60％存在慢性并发症，其中视网膜病变为 9.4％、肾脏病变 29.6％、周围血管病变 15.1％、周围神经病变 36.6％。到 2025 年中国用于 2 型糖尿病患者治疗的费用将占医疗总开支的 40％。由于糖尿病慢性并发症晚期损害的不可逆性，且起病比较隐蔽，患者难以自察，因此预防是最重要的一环，早期预防的花费要远远低于晚期治疗的费用。

2）老年糖尿病的流行病学特征和危害

老年糖尿病是指年龄≥60 岁的糖尿病患者，从发病时间可将其分为老年期起病的糖尿病及青壮年起病而延续至老年期者。年龄是影响糖尿病发展的重要因素之一，随着年龄增长，糖尿病风险显著升高。国际糖尿病联合会（international diabetes federation，IDF）统计 2015 全球糖尿病患者人数约 4.15 亿，其中 65～79 岁人群中的糖尿病患者比例约为 22.7％，且有逐年增高趋势，全球有 510 万人死于糖尿病相关疾病，占总死亡人数的 8.39％，其中近一半是 60 岁以上的老年人。

老年糖尿病及其并发症给家庭和社会带来了极大的危害。老年糖尿病所易导致或并存的衰弱、失明、致残、抑郁、智能障碍等危害不仅导致死亡率升高，而且使相当一部分老年患者生活质量大大下降。前瞻性队列研究显示糖尿病人群衰弱患病率为非糖尿病人群的 2.18 倍。衰弱与老年糖尿病，二者相互作用、相互影响，且病因重叠，包括肥胖、营养不良、骨骼肌肌量减少、内环境紊乱、炎症介质增加、神经内分泌失调及合并慢性疾病等。在医疗照护方面，28％的老年糖尿病病人需要日常生活照料，而非糖尿病病人则只有 16％。与能独立生活患者相比，日常起居活动受限的老年糖尿病患者相关医疗成本升高 3 倍，护理院住院的成本升高 9 倍。

3）老年糖尿病治疗的特殊性

老年糖尿病人与青壮年糖尿病人相比既有共性，更有其特殊性。老年人因代谢调节机能衰减更容易出现高血糖症状及血糖波动性，发生高糖高渗综合征及严重低血糖症，尤其是未感知的低血糖症患者更多。同时，除了心、眼、脑、肾等糖尿病并发症较青壮年发病率高且更为严重以外，又常伴有失禁、失动、失智等老年综合征和虚弱、乏力、移动性差、消瘦或低体力活动等衰弱综合征。老年糖尿病患者往往合并多种疾病，用药多且复杂，药物的相互作用和不良反应易增加。因此，对于老年糖尿病患者而言，治疗方案应更有针对性、更符合个体情况、更重视安全性。

中国卫生和计划生育委员会要求慢病管理的"关口前移、重点下沉"，但目前处于慢病管理最前沿的社区卫生服务中心的慢病管理和专业技术水平难以满足需要，在社区就诊的糖尿病患者因为得不到专业的指导，缺乏定期的随访和监测，导致控制达标率低和糖尿病相关的慢性并发症高发。同时，由于行政管理的原因，三级、二级医院没有共同参与、相互合作的可能。区域医疗联合体（医联体）是打破这一僵局的契机，在这个三级、二级和社区卫生服务中心共同参与的联合体中，依托三级和二级医院的专业指导，能在社区卫生服务中心建立一个慢病管理的长效机制。

5.3.2　管理模式具体内容

1）区域医疗联合体（医联体）的架构

医联体是将同一个区域内的医疗资源紧密整合在一起，由一所三级医院，联合若干所二级医院和社区卫生服务中心组成。静安区中心医院成为华山医院的分院后，华山医院、静安区中心医院和原静安区的五个社区卫生服务中心成为一个紧密结合的医疗联合体。在华山医院内分泌科牵头下，该医疗联合体进行了以糖尿病为重点的老年慢病管理新模式探索。

2）医联体框架下糖尿病社区管理模式各医疗机构职责

（1）社区卫生服务中心为项目的基础和核心，主要负责档案建立、电子档案录入、日常门诊随访、糖尿病及高危人群健康教育、血糖管理终端、糖尿病慢性并发症初步筛查等工作。

（2）二级医院为项目的重要保障，主要承担社区卫生服务中心不能进行的检查，配合三级医院医生进行医生带教、培训工作和患者指导工作，在双向转诊中起着承上启下的关键作用。

（3）三级医院为项目质量控制的核心，主要解决一些疑难、危重患者的诊断和治疗、培训和指导，制定双向转诊参考标准，在区卫生局支持下完成电子化档案网络开发。

3）医联体框架下糖尿病社区管理模式的管理流程

该项目最终形成三、二、一级共同参与，以三级医院为巡视指导，二级医院为保障，社区卫生服务中心为基础的纵向一体化的长效管理模式。通过制定明确的转诊参考标准确保双向转诊的有效运行，切实让患者在社区得到高质量的基本医疗服务。具体流程见图 5-2。

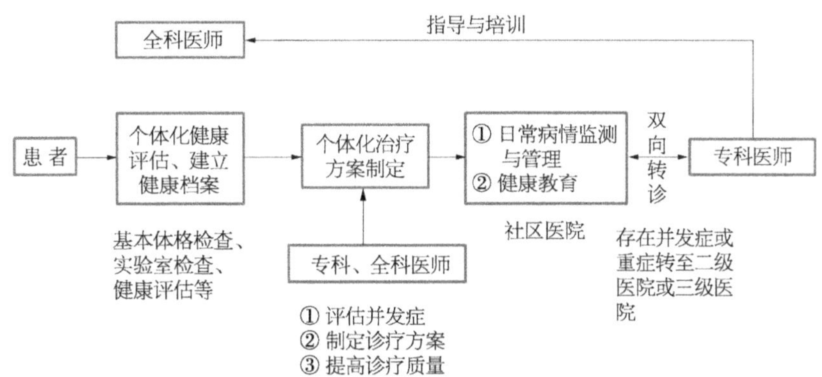

图 5-2　医联体框架下糖尿病社区管理模式的管理流程

5.3.3　医联体框架下老年糖尿病社区管理的成果

目前该项目管理老年糖尿病患者人数 3 132 名,基线显示 41.6%合并高血压病,44.6%合并高脂血症,21.7%合并冠心病,血压血脂基线数据不达标率分别为 65%和 67%,各社区糖化血红蛋白基线不达标率为 53.7%~75.6%。糖尿病大血管并发症的发生率为 61.3%,神经病变发生率为 19%~49%。随访至目前,项目管理的老年糖尿病患者总体控制达标率为 65.7%。通过临床带教、讲座、培训、病例讨论多种形式,项目组为五个社区卫生服务中心逐步各培养了一支糖尿病专科医护队伍,开发了较完善的老年糖尿病患者信息数据库,取得了良好的社会效益,并得到百姓和政府的一致认可。2015 年 5 月 27 日,上海市卫生和计划生育委员会在华山医院召开"上海市 2 型糖尿病社区诊疗和双向转诊"启动仪式,全市多家社区卫生服务中心参加。

医联体框架下糖尿病社区管理模式的探索、实施,充分利用现有的糖尿病诊治技术,加快社区专科医护队伍的培养,解决了社区糖尿病患者的日常教育、随访、监测、并发症和伴发疾病的预防和管理等迫在眉睫的问题,有效提高了糖尿病控制达标率,延缓糖尿病慢性并发症的发生和发展。

(李益明,鹿斌,闻杰,熊茜)

5.4　江苏省人民医院老年医学发展状况及体系建设的问题与建议

强化"医老",需要尽早地、有计划、有步骤地综合多方面的力量来建设老年医学学科。江苏省人民医院较早成立了老年医学科及老年医学教研室,并发展了诸多临床、诊断、康复及老年护理等学科,现将有关情况及建议报告整理如下。

5.4.1　江苏省人民医院老年医学发展状况

江苏省人民医院暨南京医科大学第一附属医院、江苏省临床医学研究院、江苏省红十字医院,是江苏省综合实力最强的三级甲等医院,担负着医疗、教学、科研、公益四项中心任务。医院为满足离退休干部的保健需求并解决老年人群的医疗问题,于 1987 年成立了老年医学科以及老年医学教研室、老年医学研究室。

随着人口老龄化进程加速、生活环境和方式转变加剧,导致疾病谱变化,社会对老年医学的需求日益提高,也对大型公立医院老年医学学科建设提出了更高的要求。经过不懈的努力与发展,江苏省人民医院老年医学科科室规模不断扩大,学科体系日趋完善,逐步建设成为了整体实力雄厚,服务能力突出,辐射范围广阔,集医疗、保健、教学、科研为一体,在国内处于领先地位的老年医学临床专科。

江苏省人民医院老年医学科目前拥有床位 322 张,医师 85 人,其中主任医师 23 名,副主任医师 21 名,教授 6 人,副教授 11 人。是全国为数不多的老年医学博士点,拥有博士生导师 10 名。科室除老年多脏器衰竭、老年心血管、老年内分泌、老年消化、老年呼吸、老年神经、老年肾脏、老年血液多个亚专科病区外,还设有独立功能检查室、康复治疗室。是国家临床重点专科建设单位、国家药品临床验证机构、江苏省重点学科、江苏省临床重点专科、江苏省医疗质量控制中心,在老年多脏器功能障碍、老年心脑血管疾病、老年营养与代谢性疾病、老年肿瘤、老年神经变性性疾病的诊疗上已形成诊疗优势技术和特色;主要科研指标和综合创新实力已跻身全国老年医学专科的第一方阵,近三年共获得国家级重大专项 2 项、863 项目子课题 1 项、国家自然科学基金 18 项、省级课题 6 项、教育部自然科学二等奖 1 项、省科技进步三等奖 2 项、省卫生厅新技术引进奖 2 项,SCI 论文 76 篇,2016 年获省卫计委颁发"老年医学重点学科"称号,获省教育厅颁发"老年医学重点实验室"称号;人才培养结取硕果,通过建高原、拔高峰,形成了一支结构合理、业务精湛、勇于拼搏、具有创新能力的优秀人才梯队,拥有省"333 工程"高层次人才培养对象 7 人、省"六大人才高峰"培养对象 10 人、省"科教兴卫工程"医学领军人才 1 人、省医学重点人才 4 人、省高校"青蓝工程"优秀学术带头人 3 人,领军人才和技术骨干分别在中华医学会相关专业委员会担任常委、学组组长等职务,在省医学会多个专业委员会任主任委员。

近年来,为了适应我国人口老龄化需要,探索适合我国国情的老年医学模式,江苏省人民医院在加强老年医学科内涵建设的同时,充分发挥康复医学科等相关专科的优势实力,积极拓展外延,加强对康复医院、二级医院和社区医院的指导、支持,建立了覆盖早期康复、稳定期康复、恢复期康复的防治康复体系:与钟山职业技术学院合作建立江苏钟山老年康复医院暨江苏省人民医院钟山康复分院,致力于脑卒中、心肌梗死后康复,跌倒、痴呆的预防和训练等老年康复医疗的发展;与南京市栖霞区人民政府合作将栖霞区第二医院改建为老年医院(200 张床位),每天派遣医疗、护理专家开展门诊、查房等工作,并计划逐步推进老年综合评估;托管吴江市乐龄护理院(138 张床位),为老年人提供医疗护理、生活护理、康复等工作;拟在苏州昆山合作建设集医疗、养老、老年预防保健于一体的全新模式的老年医院。

5.4.2　老年医学发展存在的问题

1) 被轻视的重点工作

政府和社会越来越重视老年健康问题,但缺乏对其发展的顶层设计和操作方案的配套。目前的工作主要侧重于易得民心、简单易做、回报丰厚的养老项目,而忽略了发展能够维持、提高老年功能的老年预防保健,以及加大投入、做专做强针对老年人这一特殊群体的临床专科,建设好治疗老年疾病的阵地。

2) 尚年轻的临床学科

老年医学是个相对年轻的临床学科,三级综合医院的老年医学科多由干部病房转型而来,实力普遍偏弱,向二级医院、社区卫生服务中心的辐射有限。此外,由于老年医学对人才的号召力、吸引力不足,培养标准和规范不完善,引进和培养手段匮乏,导致人才储备不足、结构不完善,无法带动学科进一步发展。

3) 待完善的残缺体系

目前老年健康体系中,老年医院和老年医学科的建设缺乏标准和规范;养老院和护理院的建设缺乏基本规范、基本护理力量和特色;老年预防保健还没有像儿童保健、妇女保健一样得到政府和卫生管理部门的重视；居家和社区老年健康、功能状况评估还是空白，因而无法预防和延缓老年人功能下降，更无法维持甚至提高老年人身体功能、改善老年人生活自理能力。

5.4.3　老年医学体系建设构想

江苏省人民医院经过长期以来的探索与实践，在依托大型公立医院的综合实力、构建老年医学体系方面做出了一定成绩的同时，也为老年医学今后的发展进行了细致地思考。

1）建立模式

在加强老年疾病诊治、抢救的高技术和高水平服务平台建设的同时，要更新理念，建立集老年疾病诊治、老年专业护理、老年综合评估三位一体的老年医学新型模式。针对目前老年护理、老年综合评估起步晚、进步缓的现状，要加快建设国家级的老年病专家、老年护理专家、老年综合评估团队培训基地，进而指导各地区相关人才队伍的建设培养。

2）建立体系

分层建设老年医学科或老年医院，建立适合我国国情的三级综合医院—社区医院、养老院—社区居家老人医疗、养老、保健的垂直辐射三级医疗体系。三级综合医院老年医学科加强亚专科建设，设置独立的老年综合评估团队，做强学科、提高能力、培养人才、加强辐射。二级医院按老年全科发展，即设立老年综合评估和管理病区；按特色建设养老院和护理院：根据自身医疗技术、条件和护理力量，建立不同特色、不同层次的养老院和护理院，如康复养老院、痴呆护理院、功能严重损害护理院、普通护理院。依经济水平，在有条件的社区设立老年预防保健体系，对社区居家老年人进行综合评估，并进行早期指导、干预，维持和提高老年人身体功能、生活自理能力，从而实现中国老年人"无病保健，有病医治，病后养生"，最大程度的主动老龄化与健康老龄化。通过提高老年人的生活质量（维持功能、生活自理能力），改变过去"头痛医头、脚痛医脚，病后长期卧床、生活依赖别人"的被动状况。

（王虹，尹占扬，杨志建，丁国宪，吴剑卿）

5.5　老年疾病的早期诊断网络与信息平台

当前我国慢性病防治工作不仅要降低糖尿病发病率，更现实的是通过综合干预，尽可能地减缓糖尿病患者病情的进展，减少慢性并发症，减轻随之伴随的医疗负担。同时，近年来国内外与 2 型糖尿病防治相关的大型临床试验，如大庆研究、UKPDS、UGDP、ACCORD、ADVANCE、VADT、Look AHEAD 等，除一些药物研究外，生活方式干预以及以多个临床指标达标为主要控制手段的干预，使对 2 型糖尿病综合干预的效果有了新的认识。当然，在被施行的对象中，年龄因素、治疗药物，以及诊断时的并发症情况等都可能对以生活方式干预和临床达标管理的效果产生影响。但这些研究也取得了积极的结论，即通过强化控制血压、血糖，减低胆固醇，减轻体重，增加运动，强化自我监测等，均可能有助于更好地帮助患者控制糖尿病的进程，减少和延缓各类相关并发症的发生。

另一方面,随着现代信息技术的发展,以互联网为基础的远程医疗和数字保健为慢性疾病防治工作更为个体化和高效率提供了全新契机。在美国、英国等已经启动了多个通过互联网、手机等实施糖尿病综合干预的小型短期临床研究项目。这些研究证实,依托现代信息技术手段,可以帮助患者提高糖尿病的管理效果,辅助医护人员更好地开展临床治疗,尤其是可以提高临床工作的效率。这对我国庞大的 2 型糖尿病人群而言,具有非常重要的价值。因此,如何有效依托现代信息技术手段,科学借鉴大型 2 型糖尿病国际临床研究的经验和方法,通过医疗保险政策的推动,在中国社区有效开展 2 型糖尿病人群的综合管理,具有一定的现实意义和社会价值。

2015 年 9 月 5 日国务院发布了《促进大数据发展行动纲要》(国发〔2015〕50 号)建设医疗健康管理和服务大数据应用体系,优化形成规范、共享、互信的诊疗流程。鼓励和规范相关企事业单位开展医疗健康大数据创新应用研究,构建综合健康服务应用。在健康医疗、养老服务、社会保障等领域全面推广大数据应用,利用大数据洞察民生需求,不断满足人民群众日益增长的个性化、多样化需求(图 5-3)。

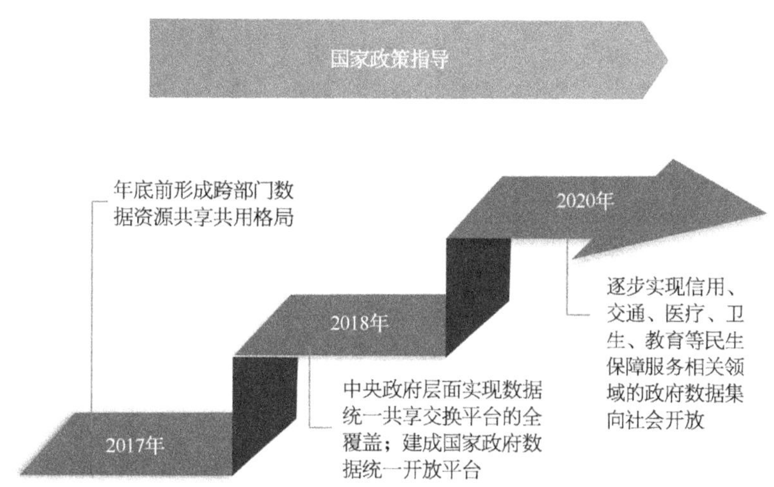

图 5-3　2015 年国务院《促进大数据发展行动纲要》相关内容

在国家政策的推动下,通过建立早期防治及适宜技术推广网络的基本信息平台,重点开展常见老年慢性病的综合防治体系、常见老年慢性病医院—社区无缝化管理模式及慢性并发症的筛查研究,推广常见老年慢性病早期生活方式干预及早期强化治疗;推广早期生活方式干预,尤其针对其中中重度常见老年慢性病患者推广早期干预治疗;提高群体常见老年慢性病预警能力,建立疾病诊断新技术的转化及标准化技术平台,通过新技术转化及适宜技术推广,优化内分泌系统疾病临床治疗路径,提升治疗效果,并在此基础上建立常见老年慢性病转化医学中心,优化疑难病诊治临床路径,形成以部分三级医院为主体的常见老年慢性病系统疑难疾病诊治中心;以部分二级医院为示范基地的转化模式,有效地整合三级医院的优质资源进行医疗扶贫,构建城乡一体化的医疗合作模式,促进上海乃至全国常见老年慢性病整体诊治水平的提高。

以上海交通大学医学院附属瑞金医院的实践为例,通过《上海市主要慢性非传染性疾病综合防治》二期课题,确立了将糖尿病早期生活方式干预、糖尿病医院—社区无缝化管理模式及慢性并发症的筛查推广确立为医联体服务模式下全科与专科第二阶段合作的重点工作目标。期望观察全专联合服务模式下各种干预手段的经济投入与健康产出的成本/效益比,以寻求具有更好卫生经济学效果的综合干预方式。

瑞金二路社区糖尿病健康行为干预小组初步建立:自上海黄浦区的五里桥模式取得积极成果后,糖尿病项目组将该模式在瑞金二路等卢湾社区进行了广泛推广。同时,在原瑞金二路万人调查的基础上,糖尿病组又于 2012—2013 年对于上述被调查居民进行了项目随访,累计随访了社区居民 6 800 余人,成功掌握了各类慢性疾病在社区的分布情况以及慢性病患者、高危人群的病情发展和管理现状。在针对糖尿病患者的调查中发现,除第一期全专服务模式重点关注的血糖血压控制的药物调整及自我监测之外,糖尿病患者在饮食、运动、睡眠、服药等健康行为方面,存在着有待改进的空间。比如,患者饮食结构不尽合理,社区医生无法及时指导患者家庭进行标准化营养配餐和热量估算;社区老年患者大量存在久坐现象,每日运动量没有达标,社区医生也无法及时对患者的运动情况进行个体化指导;社区糖尿病患者大都存在睡眠障碍现象,睡眠量表评估较差的患者占了相当大的比例,且这些患者在社区的血糖控制不尽如人意;对于该社区在管理糖尿病建档患者的随机调查显示,能按时服药的患者比例仅为六成。上述种种现象都限制了专科医生在全专合作模式下通过传统干预方式指导患者行为作用的发挥,进而对患者的血糖管理产生不利影响。为此,项目组联合瑞金二路社区的多支全科医生团队,成立了瑞金二路社区糖尿病健康行为干预小组。针对存在上述不良行为的糖尿病患者,借助现代信息设备,依托社区家庭医生和糖尿病志愿者,设计了不同的研究管理方案,目前正在有序推进之中。

嘉定区以激励政策为引导的家庭医师团队成立:在已成功搭建专科与全科"3-2-1"联动的医联体服务模式的地区,如何利用现有的卫生资源和技术手段,在允许政策试点的情况下,更进一步提升社区卫生的服务质量和服务动力,是摆在糖尿病项目组面前的现实问题。项目组注意到,目前在国际上,已有许多聚焦于薪酬支付这一旨在提高全科医生慢性疾病管理水平和服务质量的改革。发达国家的研究一致认为慢性病管理质量的提高需要改变医生的薪酬支付方式,即按绩效支付(pay for performance,P4P),意思是指国家或政府根据预定的评估标准、规则或者一定的卫生服务量,给予卫生服务提供者一定的经济激励,一般应用于对全科医生的考核和奖励。按绩效支付的目的为了提高医疗服务质量,保障患者安全,坚持以患者为中心,减少不必要的医疗费用而设计的一种支付方式,目前在世界范围内已被大量应用。比如美国、英国、澳大利亚、中国台湾等地区糖尿病的类似研究都取得了可喜的成果,有部分已经成功转化为国家的卫生政策。

项目组将目光投向了上海市嘉定区。作为大型三甲医院的瑞金医院嘉定分院在当地的落成并投入运营,为全科与专科联动下以绩效考核为管理重点的糖尿病综合防治项目提供了坚实的支撑。嘉定区卫生局为区域医疗资源整合的落实与项目组共同签署了"瑞金—嘉定"全专联合社区糖尿病防治项目合作协议,从技术面与政策面为项目二期的顺利实施支撑和保障。具体开展的工作大致为以下几项。

(1)郊区糖尿病三级综合防治网络组织框架初步建立。

项目启动初期,瑞金医院项目课题组与嘉定区卫生局共同签署了"瑞金—嘉定"全专联合社区糖尿病防治项目合作框架协议。在此基础上，嘉定区卫生局发文确定嘉定区马陆镇、外冈镇和菊园新区为项目第一批试点单位，成立了专项领导和工作小组，包含区卫生局、区卫生事务管理中心及试点中心主要负责人。瑞金医院也根据项目计划成立了由课题负责人领衔，包含总院及瑞金北院多位临床专家、护理专家、营养学专家及糖尿病教育专家的专科团队，具体推进工作由瑞金医院糖尿病中心负责实施。

项目组定期在试点社区召开"瑞金—嘉定"社区糖尿病优化管理项目例会。例会协调了社区网络数字化平台建设、社区糖尿病患者现况调查、社区慢性病患者视频随访及医务人员视频教育实施机制以及慢病管理项目质控汇报等多项重要议题，有效推动了慢病防治的项目实施和制度完善。

项目组成功开发了具有独立知识产权的远程健康支持系统。截至目前，已在上述试点社区完成了整合瑞金医院、瑞金医院嘉定北院、三个社区卫生中心以及下属 44 支家庭医生服务团队医疗资源的电子健康档案、视频会诊和健康教育、转诊预约申请平台以及各类无线设备的智能接入，并已开始规范开展网上疾病监控、医疗咨询、视频随访以及网络预约转诊等多项服务。

（2）制订一套适合社区医疗服务现况需要的慢性病综合防治分级管理指南、社区健康教育指南和控制效果综合评价方法。

项目组在慢病管理课题一期经验基础上，综合运用一系列权威指南及国际先进糖尿病管理方案，立足于上海城郊实际情况，结合社区中糖尿病的防控手段，开发了一套社区糖尿病管理教材，内容包括：① 编印了一套《享受健康人生—社区糖尿病优化管理项目》指导手册，上篇为社区医师掌握目标（达标目标、饮食管理、运动管理、代谢监测、规范治疗、会诊转诊），下篇为患者自我管理技巧（自我管理原则、认识糖尿病、健康饮食、坚持运动、自我监测、药物治疗、解决问题、健康应对和降低风险）；② 拍摄了一套《享受健康人生—细说糖尿病自我管理》视听教材，内含健康饮食、积极运动、合理用药、自我监测以及健康应对共五集教程。

项目组开发了远程健康支持系统（tele-health support system，THSS）中的各类工具包，极大地完善了社区中糖尿病的干预方案，初步形成具有切实可行的控制目标、用药和诊疗规范、双向会诊和转诊适应证等操作要素的临床实践指南。

（3）在嘉定区马陆镇、外冈镇、菊园新区开展了为期三个月的社区在管糖尿病患者以及现有社区糖尿病医护防治团队的情况调研。共对 52 个社区卫生站发放调查问卷，初步掌握了上述地区近 4 000 名糖尿病患者的地理分布、控制情况、患者就医习惯以及社区配套卫生资源。

（4）自 2013 年 8 月起，先后在嘉定区马陆、外冈、菊园社区卫生服务中心开展了基于管理指南的社区 2 型糖尿病教育与分级管理项目。通过对社区建档糖尿病患者的整体化干预，加强区域医疗资源和服务的整合，强化全科和专科的合作，为有效提升糖尿病血糖和血压达标率、健康知识知晓率、健康行为执行率、规范治疗率，降低糖尿病新并发症的发生率和相关卫生费用，探索有效的"糖尿病社区管理模式"，具体开展的工作如下：

① 以 44 支社区家庭医生团队为主体，瑞金总院及北院专科医疗团队为技术支撑，建立专科和社区糖尿病联合诊治团队，共同开展糖尿病患者的社区管理；

② 围绕指南，制订和发放工作手册，组织开展社区团队培训：对 44 位家庭医生开展为期 1 天的现场培训和为期半天的视频培训，内容包括社区糖尿病优化管理计划、糖尿病自我管理总论、糖尿病自我监测、糖尿病饮食自我管理、糖尿病运动自我管理、糖尿病健康应对、

糖尿病药物治疗路径以及糖尿病优化管理系统的实践操作，使之明确糖尿病的达标目标、诊治规范，指导及评价患者自我管理情况的方法；

③ 对社区建档 2 型糖尿病患者开展前期筛查，动员符合管理条件的患者，集中对社区患者进行了流行病学资料检查，内容包括患者一般情况、血压血糖血脂糖化及肝肾功能控制情况、日常健康行为、生活习惯、日常自我管理情况、生活质量情况、睡眠质量、临床用药和并发症情况等全方位的评估；

④ 建立医院和社区整合式糖尿病管理模式，社区医生团队将根据患者病情需要，向医院的专科团队申请技术支持。医院糖尿病专科小组通过远程健康支持系统，包含电子健康档案、视频会诊和健康教育、转诊预约申请等，给予社区医生团队在临床诊治和患者管理方面的支持；

⑤ 每月建议社区家庭医生团队至少对所辖患者开展一次随访（门诊、家访、电话），了解患者临床治疗和自我管理情况，并由专职质控员集中进行患者管理评估和质量控制。社区家庭医生根据实际管理情况提请视频会诊与转诊申请，专职质控员审核后进行预约管理。开展视频会诊的同时，专科医生对社区医师团队进行专病指导和带教工作。

瑞金医院在医疗联合体支撑下的专科与全科协作模式可作为一种有效的社区慢性病防治服务模式在不同水平的地区加以推广。在前期的摸索中还存在许多不足之处，需要在以后的推广中不断加以完善，现代信息技术的飞速发展也为此类服务模式的升级提供了多种可能。可以相信，在我国政府大力扶持下，在卫生改革和研究的推动下，慢性病防治政策体系的建立，以及老年疾病早期防治及适宜技术推广，网络的基本信息平台的建立，一定会为我国卫生事业的发展发挥重要的作用。

（宁光，毕宇芳，王天歌）

5.6　老年群体对数字化医学的需求

5.6.1　老年群体对数字化医学的需求分析

进入 21 世纪，中国的老龄化问题遇到了前所未有的严峻挑战，已经成为构建和谐社会必须妥善解决的重大问题。在浙江省省会杭州市，老年人口持续快速增长，人口老龄化日益显著。到 2016 年底，60 岁以上老年人口达 159.13 万人，占总户籍人口数的 21.55%，差不多每 5 个人中就有 1 个老年人。

现代社会的发展，使得老年医学模式和老年疾病谱发生了很大的变化，五大慢性病（高血压，糖尿病，肿瘤，冠心病与脑卒中）成为困扰老年人健康的主要问题。但目前大部分老年患者的就诊流程与普通患者一样，不论大病小病都到综合型医院，看病的模式是四多一少一长（多病，多陪，多诊，多药，做主的医生少，看病的时间长）。一些老年人因罹患多种疾病，需辗转多个科室，造成了老年人看病难、看病贵，给社会和家庭带来了沉重的经济负担和精神负担。同时，老年人的各种需求在不断增加，特别在健康教育和预防保健等方面，他们希望能得到更多的信息，由此实现健康长寿的目的。因此，结合我国国情的老龄化社会，探索新型老年医学发展模式，成为当务之急。

建立老年群体的数字化医疗体系，系统地规划和发展老年疾病防控模式，是目前飞速发展的信息产业与老年医学有机结合的产物。利用数字化医疗体系，建立老年健康档案与诊疗信息动态管理系统，为健康、亚健康和患病老人分别提供健康教育、预防保健、疾病诊治、康复护理和临终关怀等服务；建立老年健康教育平台，满足老年人对健康科普知识的需求；建立老年健康评估体系，专家预约挂号系统，规范和方便老年人就医；通过采集与分析老年健康档案与诊疗信息动态管理系统的数据，完善老年信息的收集、整理与分析功能，加深对老年群体生命和疾病现象的发生、发展规律的认识；为政府提供有关老年人的各种科学数据，为科学决策提供依据。图 5 - 4 所示为老年群体数字化医学管理模型图。

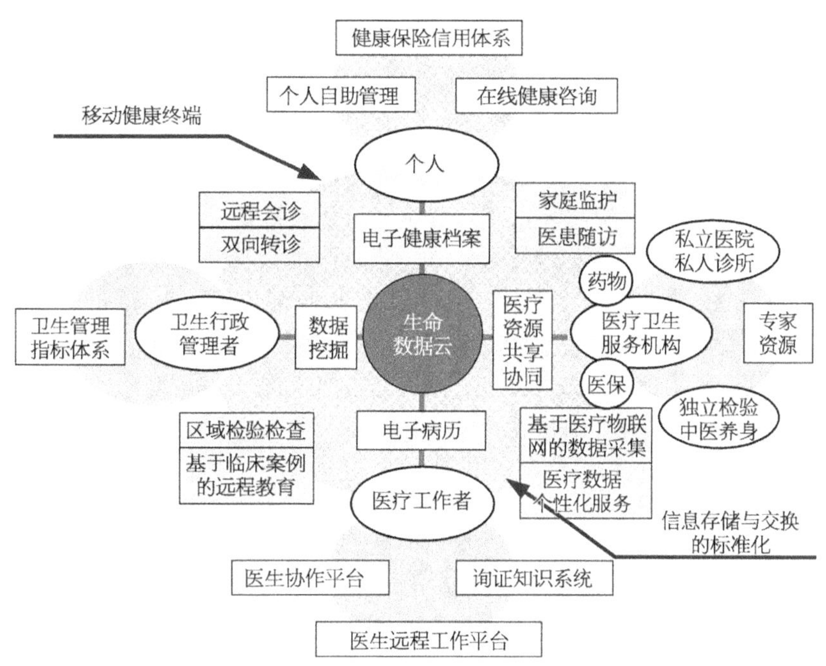

图 5 - 4　老年群体数字化医学管理模型图

5.6.2　浙江大学良渚门诊部"养、医、护"新模式

浙江大学附属第一医院依托万科房地产集团公司，在杭州良渚建立了全省一流的老年公寓，配备良渚门诊部，并与浙江省数字卫生研究院合作，新建"智慧养老"信息平台，推进"智慧养老"服务项目，建立养老公寓"养、医、护"新模式。

1）老年群体养老需求的分析

门诊部通过调研和意见征询等多种方式确定了老年群体对养老公寓的六大需求：

① 开通老年群体就医及转诊通道；

② 满足老年群体住院及专科专家诊治需求；

③ 开展园区内全科医师巡诊服务；

④ 完善良渚门诊部功能，满足常规医疗服务的要求；

⑤ 与浙江省数字研究院、浙江大学附属第一医院合作，研发适合老年群体的适宜技术；

⑥ 定期开展园区内健康宣传服务。

2）"养、医、护"新模式的具体流程

在确定老年群体的需求之后，门诊部医护人员即开展了养老公寓"养、医、护"新模式的探索。

（1）养。老年人最喜欢热闹，因此老年公寓的一项重要职责就是为老人们提供人际交往空间活动，让老人们"老有所乐，老有所为，老有所养"。养老公寓根据客源职业特征开展自助化教育和身心灵方面俱乐部，完善相关文化娱乐以及心灵禅修体验，营造老人健康自助氛围。

（2）医。浙江大学附属第一医院良渚门诊部与万科养老公寓只有一墙之隔。门诊部内设有全科门诊、心血管专家门诊、影像超声科、放射科、检验中心、理疗中心、心电图室、口腔科、挂号室、药房、观察室、输液室等；配有 3 个护士，3 个全科医师，1 个药师，1 个口腔科医师，1 个儿科医师，3 名技师。在良渚门诊部可进行普通检测，如三大常规、生化、心电图、B超等；提供常规医疗检查服务，并开设老年病、心血管病及儿科专家门诊，可进行老年病较疑难病例的诊治。

（3）护。包括生活护理、健康保健服务和精神慰藉服务，并按老年人分类护理（自理、半自理、全服务）。每层都设有一个护理团队，提供健康私人管家服务，24 h 照护公寓内的老年人，对失去自理能力的老年人，由全科医师和护士随带 B 超、心电图、血压计进行重点巡视。

以万科嘉木养老公寓为例，公寓设有 60 户，以 3～6 个月短租为主，新业主入户时，由良渚门诊部医护人员进行初步的健康评估，根据评估结果安排老人集中体检，再安排专科医生针对每个老人的健康情况给予指导。另外，提供 1 年 4 次大型健康专题讲座或义诊活动；在客户遇到疾病时发起远程专家会诊；公寓内有 24 h 救护车值班，一旦公寓内老人突发疾病，可立刻由救护车送上级医院治疗，病情稳定后再转回老年公寓进行康复治疗和休养，实现双向转诊。

5.6.3　建立全科化老年健康评估体系

依托浙江大学附属第一医院和浙江省数字研究院的强大技术力量，医护人员在完善健康信息平台网络，收集老年群体健康数据的基础上，对老年群体实行慢病管理，建立全科化老年健康评估体系。通过所收集的大量的老年人健康信息，分析建立生活方式、失能、认知、情绪、遗传等危险因素与老年健康状态之间的量化关系，预测老年人在一定时间内发生某种特定疾病或因为某种特定疾病导致死亡的可能性，即对老人的健康状况及未来患病或死亡危险性的量化评估。

5.6.4　成立随园长者服务培训学院

生命的本质是尊重与关怀，养老事业的完善，需要不断有爱心、杰出的人才投身其中。但是，目前我国养老护理行业人才缺口很大，养老护理员持证上岗率低，急需对他们加强职业道德和专业能力等方面的培训。为此，浙江大学附属第一医院和万科集团合作成立随园长者服务培训学院，为中国养老事业输送源源不断的人才。

随园长者服务培训学院依托知名医院、高校等优质资源，并聘请众多专家为顾问开展养老照护、养老护理的职业技能培训，助力养老机构管理人员进修，并致力于高素质的人才输出，推动中国养老事业的进程。

目前随园长者服务培训学院设有两个班，分别是高级管家班和高级护理班。目前有两批学员：一批是由湖州市吴兴区人力资源和社会保障局委托进行专业培训；另一批学员是树兰医院委托进行专业的护工培训。

（李兰娟，王占坤，郑杰，吴炜）

5.7　养老医老、助老器械与设备分析

面对我国日益严峻的老龄化社会形势，如何在"医老""助老"器械方面研发一批老年群体用得上、用得起的产品是可以拉动内需，开创新的产业化增长点的一个有价值的领域。根据我国特点，建议着力开发预防性与自立性的器械。

老年器械的产业化可以分为医疗性和预防性两个方面，前者主要涉及较高端的普遍应用性产品，如国产 X 射线机（包括手提式）、CT 机、心电图机、临床医学实验室诊断仪器等。这类产品虽可用于老年患者中，但并没有很强的针对性。因此，通过对我国不同地区老年流行病学的调研，将可凝练出有针对性的产品。如对长三角地区不同健康人疾病谱及排名的分析，发现高血压随年龄增长，在 65 岁以上人群中的发病率排第一位。针对这一情况，研发简易血压实时测定和报警器，并指导准老年与老年群体应用，将是符合我国新型老年医学体系的需求，达到将国内医疗重点下移、前移，预防及早诊、早治的目的。又例如，对已有心脑血管疾患的高危独居老人，推广开设床下用芯片监测心跳、呼吸等状态的仪器，已在上海部分区域证实其挽救生命的价值，可以作为典型案例宣传，以求获得更多老年人的认可。

另一方面，在研发预防性"医老"及助老器械的同时，还应提倡研发自立性的器械，尽可能发挥老年人本身的功能而少倚赖与其他人的协助，从而减少对家人或社会的负担。例如美国有些企业专注开发老人的辅助器械，成为"老人自立"的产品公司。

在政策方面，建议国家加大对自主研发企业的支持，促进养老医老与助老器械与设备开发和推广，并适当开放相关设备的引进与吸收，惠及大众。

5.7.1　为生活自理提供便利的助老设备

（1）辅助起身椅（图 5-5）：老年人在以坐的姿势起身时不稳，有时甚至可摔倒，需要他人帮助。这些辅助起身椅不用电源或电池，以弹性装置，可以用舒适的方式帮老年人起身，有安全保障及不同类型的产品可供选择，适用于有一定活动能力的老年人。

（2）起床与上床辅助设施（图 5-6）：包

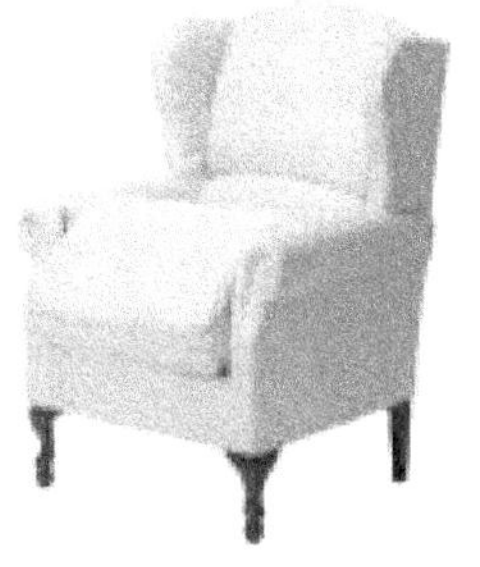
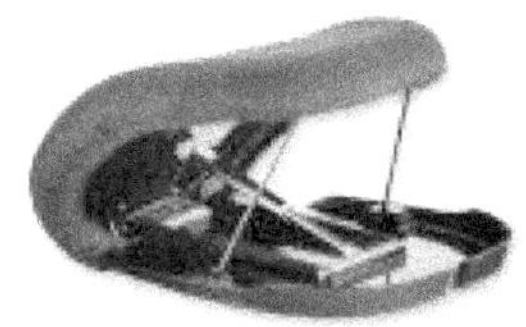

图 5-5　辅助起身椅

括安全床栏等,通过可以移动的设施,保证老人在睡眠中不致自床上滑下,但起身时又很方便地可将床栏移开。

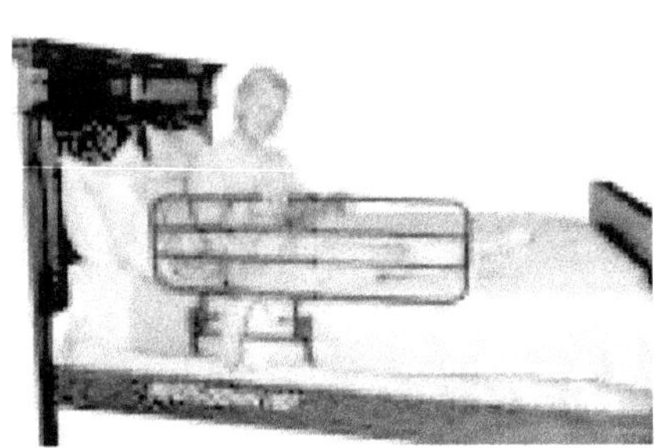

图 5-6　起床与上床辅助设施

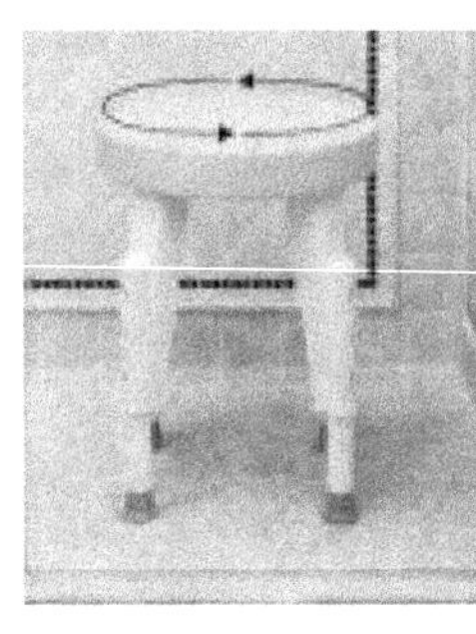
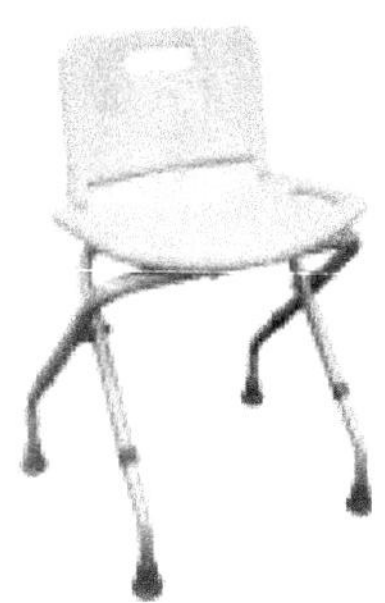

图 5-7　淋浴凳和椅

（3）淋浴凳和椅(图5-7)：由防水、防滑的材料建成,为老年人在坐式沐浴提供帮助,防止滑倒或站立不稳,可以舒适地进行沐浴。目前因无为老年人设计的该类产品,有些老年人只能到残联购买淋浴凳。

（4）老人取物器(图5-8)：当老人需要从较高或较远的地方取物时,不必等其他人协助,可用取物器自己取物。

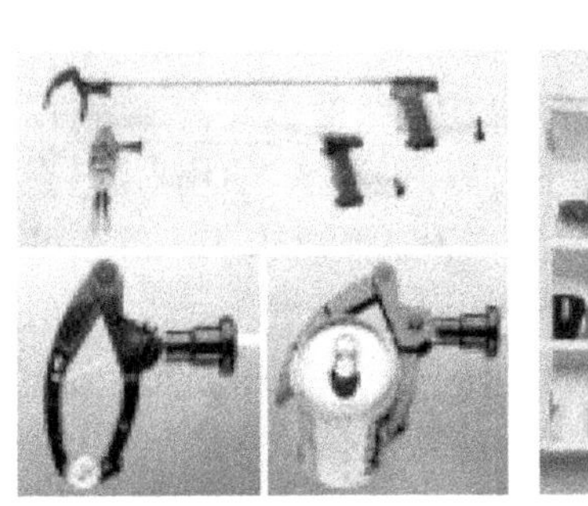

图 5-8　老人取物器

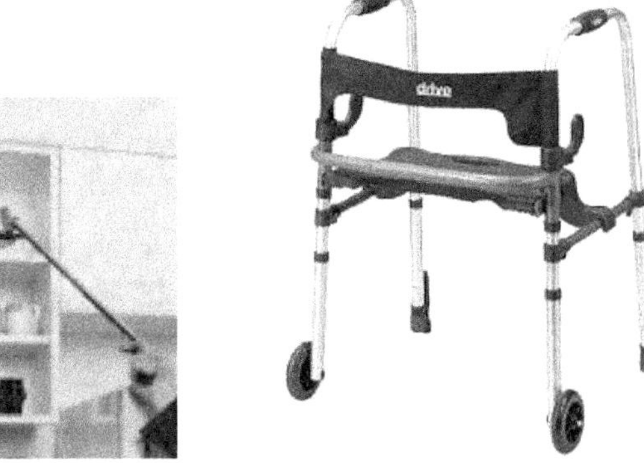

图 5-9　可坐助步器

（5）可坐助步器：老人不仅可用它来助步行走,在疲劳时还可以坐下来休息。尽量自己活动,减少他人的帮助。

5.7.2　老年智能穿戴设备

（1）老年智能远程照护设备：用以实时监测老年人行为识别及亲情关爱服务系统,以智能化、傻瓜式的智能提醒机和人性化的手机软件为工具,24 h 连续监测动作,360°分析行为活动。

系统自动识别安全、异常、健康、生活等状况,及时提醒通知家人和服务机构,帮助不在身边的儿女精准了解老年人的生活作息,替忙碌的儿女照看老年人的行为状态,督促老年人养成良好的生活方式。哈福智能远程照护设备具备以下八大功能特色功能:

① 实时动态,可识别人体行为,子女即使不在身边,也可以获知父母的日常生活状况;

② 安全警报,当老人遇到迷路等紧急情况,可一键触发 SOS,及时向家人呼救;

③ 异常提醒,可识别摔倒等异常状态,如有异常,将在第一时间自动通知指定联系人;

④ 电子围栏,通过微信即可为老人设置日常安全活动范围,一旦超过设置范围,立即报警;

⑤ 语音问候,对远方的老人多些问候,随时发送语音留言,为亲情加温;

⑥ 健康提醒,能识别佩戴者身体疲劳度和不良的生活习惯,将自动播报提醒;

⑦ 生活提醒,子女可通过微信,为老人设置吃药时间、休息时间等生活提醒;

⑧ 关爱提醒,可为父母设置提醒内容,设备会准时播报设置的内容,避免父母遗忘。

（2）老年智能床垫:针对老年人体睡眠习惯,整合多种优质、健康的睡眠原材料,记录老年人的睡眠信息、健康信息,用以分析老年人睡眠质量。根据每位老年人的不同情况、对应性设置老年人心率、呼吸率、离床范围等,记录老年人睡眠质量,发生异常时发生警报,提升老年人安全系数,降低急救风险。

智能床垫将睡眠相关数据上传至云系统,通过系统进行数据的实时管理、分析、回传给相关人员,如护工、子女等,以及时完成对老人的监护和照料。

（3）老年健康一体机:快速智能自助体检机,具有便捷、智能、高度集成、经济、用户体验良好的特点。老年人通过健康一体机能快速地进行血压、血糖、血氧、身高体重 BMI 指数、脂肪成分、体温等检测,通过手机/电脑随时随地查询历史个人健康记录,查看智能化的健康检测报告,依托网络系统获取健康知识推送、远程咨询沟通等服务。

（4）老年智能陪护机器人:一款打通空间距离的产品,让子女无论多忙都随时能陪在父母身边,在上班、等车等闲暇时间打开手机即可和家中长辈进行视频沟通,支持多方通话,人脸识别,通过声音和人脸来进行对焦,发现和找到老年人当下区域,记录生活轨迹。语音操作,一键呼叫,紧急呼叫,可自动识别老年人是否发生意外,可对子女相关手机进行拨通求救、手机短信等方式发出紧急呼救。

5.7.3　医疗相关的设备

在"养老""医老"和"助老"的需求范围下,还有一大类医疗相关的器械和设备,它们在促进老年人群生活质量,保障老年健康方面发挥着巨大作用,此类器械和设备设计面更广,几乎涵盖检测与诊断、临床治疗、康复与护理等多个方面,例如解决听力障碍的助听设备等。这类设备大部分适用于全体人群,只是由于老年人群对于特定设备的需求较多,对于此类设备,应该考虑到老年人群使用过程中的实际问题,充分考虑老年人的特点,设计研发有针对性的改进型号。其余一部分设备仅用于老年人群,在研发过程中必定会以便利于老年人为出发点。

综上所述,我国老龄社会的产业化发展具有很广阔的空间,不怕做不到,只怕想不到。要切实为了老年人设想,以人为本,从简单的器械做起,相信我国的企业在老龄化社会中会有辉煌的前程。

（赵超,蔡建靖）

5.8　基于智慧网络的"养老—医老"服务实践探索

——哈福网智慧健康养老报告及政策建议

5.8.1　社会意义及市场背景说明

在 21 世纪的中国，人口结构正在快速老龄化，2025 年人口抚养比将达到 1：1，2035 年之前将有一个超级老龄社会在这个世界上出现，每一个家庭都会为此承受巨大的压力和痛苦。如果不能妥善解决此问题，老年人群的生活质量将难以保障。子曰："夫孝，德之本也，教之所由生也。"孝亲敬老是中华民族传承上下五千年的美德，对于长者的赡养在我国社会生活中尤为重要。

作为一家企业，"哈福网"认为能投身于老年健康和服务产业，在国家政策指引下，做些惠及人民的事情，是历史机遇和社会责任。选择通过持续为中国的养老企业和家庭提供高性价比的老年产品、高素质的养老服务人才、相关 IT 软硬件一体化系统，为推动养老产业的发展尽最大的努力，实现"让天下的老人都能老有所医、老有所养、老有所乐，安享晚年"的历史使命。自 2013 年成立以来，"哈福网"专注于成为老年人生活及老年机构配套服务的"智慧养老综合运营商"，为所有的养老机构和老年家庭提供专业的老年人用品和服务，帮助"养老机构"实现更好地为老服务的标准，建立全方位的信息化的智慧养老服务 SAAS 云平台体系，实现老年人一站式养老生态服务圈。

5.8.2　服务模式探索及政策建议

在基于智慧网络的"养老—医老"服务实践中，"哈福网"努力探索适合中国国情、可以惠及大众的做法，以期待积累成功经验，推动产业共同发展。

1）智慧养老 SAAS 云系统

未来的十年是云计算和人工智能、数据智能的时代，大部分的劳动力将会被 AI 替代。智能化、数据化是企业发展的趋势，"哈福网"通过建立 SAAS 云系统，结合数据智能及云计算，逐步渗透养老服务，通过"老年物资电商系统""养老机构 ERP 系统""护工培训输出系统""老年智能穿戴""义工系统"等功能集合社会力量共同搭建出中国首创的互联网智慧养老综合服务，提高社会整体养老服务标准。通过多渠道、多维度了解老年人的生活及健康情况，建立完整的老年人专属数据模型，更为精准地了解养老需求服务。

2）老年物资电商系统

严格筛选国内外优质产品，在平台上进行垂直销售，目前已有国内外千余家品牌，千余家养老机构成为"哈福网"的合作伙伴，为养老机构提供新型便捷、更为实惠和透明的采购体验。

平台经过严格检验保证产品质量，采购环节流程化、去中间化、数据化、透明化，倾力打造养老院物资供应一站式采购门户。

电商相关政策建议如下：

① 打造专业级老年电商平台，将具备流程化、透明化、数据化等配备的企业或者平台纳入政府养老物资供应或者公共服务的采购平台。

② 老年器械、智能设备、辅助器械等进口产品的级别定义偏高，按照医疗级别定义很多产品流通受限，用户享受不到新时代的产品服务。对于养老、医老和助老政策，建议国家出台专门政策支持引进与自主研发并举，既可提升相关产业，又能惠及百姓。

3）养老机构 ERP 系统

"哈福网"的"机构养老、社区养老"智能管理系统，帮助养老机构进行智能化改造，从内部的运营管理、老年日常管理、老年健康管理等几个维度来进行升级，提升养老机构办公效率，提升护工效率及看管范围，通过哈福 SAAS 云系统进行大数据分析实现新标准化的智能养老机构服务。

4）老年护工培养

"哈福网"的"护工培训输出系统"主要针对市场对专业护工的需求，创办上海乐慧护理培训学校，依托哈福 SAAS 云共同打造专属于养老机构的护工培训、输出。提供更为专业的护理体验，多维度照顾老人生活起居。

护工相关政策建议：当前养老环境严峻，护工资源缺乏，可对意向从事护工工作的人员进行专业培训，配备专业护工智能工具，建议政府推出机构养老全面实现信息化智能化的相关支持政策，让护理人员大幅提高工作效率，从而增加护理人员的收入以及社会地位，并致力于提高百姓对从事老年护理工作人员的认知。

（蔡建靖）

5.9　老年疫苗的需求与研发

人类医学史中，疫苗是最有效预防疾病的干预技术，早在南宋时期，我国已有种鼻痘预防天花的历史。1798 年英国的 Jenner 医生发明了通过种牛痘预防天花疫苗，从而开创了消灭天花和疫苗兴起的纪元。天花是目前全球唯一被利用疫苗技术消灭的疾病。虽然疫苗的效果不容忽视，但伴随人的老龄化，疫苗的效果往往较健康青年人为差，这是由于人体老龄化时免疫系统会出现一些变化，主要表现为抗体产生能力的下降和整体免疫应答低下；其主要机制为免疫器官的生发中心功能障碍，导致 B 细胞的分化与成熟途径受阻，因此老年人最容易被病原体感染而发病，老年人对感染的易感程度和受到危害要远远大于年轻人。国内目前可以用于老年人的疫苗较少，仅有针对流感病毒、肺炎球菌的肺炎多价疫苗的疫苗。目前，国外已使用流感、肺炎以及带状疱疹等疫苗。国内在北京和上海已普遍给 60 岁以上老年人接种流感疫苗（北京是 3 价疫苗，上海是 23 价疫苗），这些老年人用的疫苗和儿童用的肺炎疫苗是有区别的。然而，除此以外多数疫苗在开发过程中，并不是针对老年人而设计的。这些疫苗在选择免疫剂量、确定免疫程序方面没有根据老年群体的特点而制定，对老年人的免疫效果不够理想。因此在重视推广和宣传现有疫苗在老年人群的合理使用外,还应该根据老年人的流行病的规律和免疫系统的特点,刻不容缓地开发针对老年人特点的新型疫苗。

目前,老年人呼吸系统感染是老年人死亡的主要病因之一。除了流感病毒和肺炎球菌以外,呼吸道合孢病毒、结核杆菌以及一些条件致病菌等引起老龄群体的疾病逐年增加,已经引起了医疗工作者的极大关注。此外,泌尿系统的细菌和真菌感染性疾病也不容忽视,这些感染往往极易并发菌血症、败血症及感染中毒性休克。随着卫生条件和生活质量的提高,以慢性、非感染性、代谢性和肿瘤为特点的疾病呈现出了爆发式的增长。据国际机构统计,这类别的疾病已经占到所有疾病的 $60\%\sim70\%$,而由此产生的疾病负担已经上升到了第一位,如阿尔茨海默病(老年痴呆)将占到 60 岁老年人人口的 10%,80 岁以上老年人的 35%;而关于阿尔茨海默病的经济负担,已经远远超过了心血管疾病和肿瘤疾病的总和。可见,今后非感染性疾病将成为老年人健康的第一杀手。

由于此类疾病危害极大,所以已经有一些国家行动起来,准备从几个方面入手解决这一问题。其中之一就是针对老年人的特点研究和开发相应有效的治疗方法和预防及治疗性疫苗。这一举措将可大大降低此类疾病造成的危害及国家、社会及家庭的经济负担。

为此,建议国家在关键技术和项目上提前介入,例如,首先针对老年人容易感染传染性疾病入手进行疫苗的研究和开发,尤其是应研发副作用低,应答速度快并作用持久的疫苗新品种。对于现有疫苗,也要加强对老年人适应证的再研发。如季节性流感的 3 价疫苗中,B 亚型病毒在老年人中的流行率可能很低,在国外只有 2.6%,而中国目前并不确定。所以应该配合流行病调查数据,有针对性地开发老年人流感疫苗。其次,要针对老年人群中多发的慢性疾病,如心血管疾病、高血压、糖尿病、哮喘、慢性支气管炎、神经退行性疾病等常见病和多发病,开发新型疫苗,不仅可全面提高老年人的生活质量,同时也可为降低国家、社会与家庭的负担做出贡献。

从生物技术发展的角度看,研发预防感染性的疫苗的技术难度,与一些其他制品的生物技术相比,相对比较简单,容易取得突破。但是,目前的状况是,科研单位和企业对此类技术并不十分感兴趣。主要问题在于与开发儿童用疫苗相比,尚缺乏对老年疫苗的评价系统,所以开发过程中存在一定的潜在风险,其市场前景并不确定。然而,研发老年疫苗在我国是刻不容缓的项目,建议可以优先作为突破口,由国家立项设题,大学、科研单位和企业联合攻关,以政策倾斜鼓励社会资本参与,并由审批机构尽早参与,给予指导,开发出的疫苗产品上市后再由国家进行价格引导。这些举措将可有效地解决问题并使我国的老年疫苗研发在国际上处于领先地位。

对于慢性病疫苗的研发,可能还需要更长时间,需要国家在此领域进行立项,以科研单位、大学为主,以企业和社会资本为辅,在技术层面,进行重点创新技术的突破和转化,国家引导项目的转化和提升,为新型疫苗技术和产品快速进入临床验证制定具体指导原则和给予绿色通道。这些技术的突破,不仅对开发老年疫苗起到重要的作用,也对其他年龄段人群疫苗的研发起到推动作用。

总之,目前开发老年疫苗虽然存在一些问题及困难,但是,一旦跨出第一步,就会出现宽广、有效的前景。研发老年疫苗不仅具有科学价值及经济价值,其社会价值是提高人民幸福感,减少国家负担,有利于尽早建成国强民富的小康社会。

(王宾)

5.10　预防老年痴呆,推进健康老龄

——上海市静安区老年失智社区非药物干预

痴呆(以下称失智)是老年人患病率较高的慢性病,病程长、不可逆,中晚期患者需要照护,给家庭和社会造成巨大经济负担,严重影响患者及其家人的生活质量。随着人口老龄化趋势的加剧,失智的患病率逐渐增加,WHO 估计,60 岁及以上人口的失智患病率约 5%～8%,目前全球约有失智患者 4 750 万,且每年有约 770 万新增病例。上海市静安区老年人口比例居全市首位,用失智患病率 5% 估算,静安区失智老人约达万人以上。2013 年,静安区卫计委根据区域人口老化和该病的特点,在街道和有关部门的参与和支持下,开展了"老年失智社区非医药干预项目"(以下简称失智干预),简要介绍如下:

5.10.1　项目基本情况

1) 通过筛查确定失智干预人群

失智干预开始之前,在社区开展了老年失智筛查,了解社区老年人认知功能现状以确定目标人群。采用蒙特利尔认知功能评估量表(MoCA)对社区 60 岁及以上老年人进行老年人认知功能筛查。在总分为 30 的 MoCA 量表中得分低于 26 分的老人判断为轻度认知功能障碍(mild cognitive impairment,MCI)。同时,根据筛查结果将筛查对象分为以下三类:一是 MoCA 量表得分高于 26 分,判断认知功能正常;二是 MoCA 量表得分低于 26 分,具有轻度认知损害的失智高危老年人,动员其参加每周 2 次、每次 1 小时、为期 3 个月的老年失智"社区预防"项目;三是 MoCA 量表得分低于 22 分,并经精神科医生诊断为早中期失智患者,动员其参加每周 3 天、朝 9 晚 5、为期 3 个月的老年失智社区集中康复项目,也称为"爱老家园"项目(表 5 - 3、图 5 - 10)。

表 5 - 3　静安区老年失智社区干预项目两种类型简介

干预类型	学员招收标准	基本课程	班　期	培训地点	师　资
社区预防	MoCA 量表得分低于 26 分的高危人群	认知训练、有氧锻炼和情绪管理等	每周 3 次、每次 1 小时、为期 3 个月	地点灵活,因地制宜在社区开展	精神卫生人员、社会工作者、健身教练等
爱老家园	MoCA 量表得分低于 22 分并经精神科医生诊断为早中期失智老人	除了社区预防课程外,还有琴棋书画等兴趣爱好、编织串珠等手工艺、老友往事等缅怀治疗等	每周 3 天、早晨 9 点到下午 5 点、为期 3 个月	固定场所,如陕西北路 919 号"爱老家园"	除了社区预防师资外,还有全科医生、康复医生、各种技能的志愿者以及学员互相传授

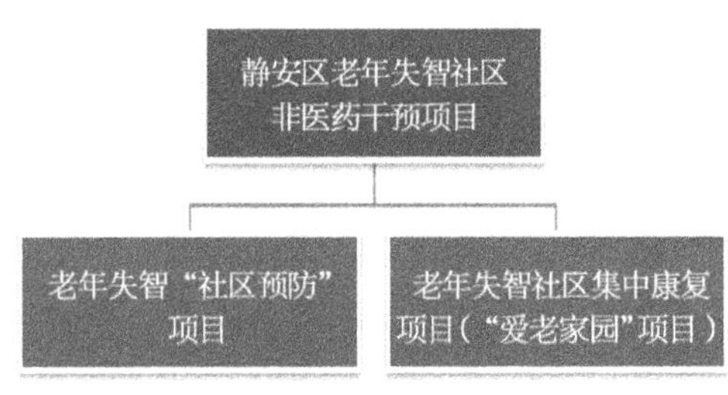

图 5-10　静安区老年失智社区非药物
干预项目构成图

2) 探索失智干预综合课程

国内外失智干预还处于学术研究范畴,文献也仅有散见报道,尚没有规范的服务模式。各地实施的具体方法、干预周期各不相同,效果评价指标也没有统一标准。项目团队在参考国内外科学研究成果基础上,编排了三大类课程:一是心理健康促进类的认知训练、情绪管理和缅怀治疗等;二是促进健康的行为生活方式和自我保健知识与技能类的健康讲座、中医养生和慢性病自我管理等;三是适应老年人特点的社交、文体艺术和生活技能等兴趣爱好类课程。实践中不断跟踪课程效果,逐步优化课程内容。截至 2017 年 8 月,共开设课程 30 门(表 5-4)。

表 5-4　静安区老年失智社区干预项目课程目录

类　别	课程名称	类　别	课程名称	类　别	课程名称
专业课程	认知训练	健康教育	健康讲座	兴趣培养	沪　剧
	情绪管理		中医养生		绘　画
	有氧锻炼		慢性病管理		卡拉 OK
技能训练	折　纸	兴趣培养	电脑应用		摄　影
	编　织		园艺讲座		声　乐
	串　珠		压图机作画		书　法
	点心制作		艺术欣赏		书　画
缅怀治疗	老友往事		读　书		舞　蹈
	上海回忆		电子琴教唱		室外拓展
	节日节令传统习俗		英语口语		绘本填色

授课采用志愿者服务模式。其中认知训练、情绪管理和康复训练由精神卫生专业人员承担;中医养生与自我保健由卫生系统专业人员承担;有氧锻炼由专业健身教练担任;点心制作、园艺、折纸、编织、太极拳、舞蹈、戏曲、串珠、电子琴、书法、绘画等由社会志愿者承担。

2016 年,"社区预防"项目服务 80 人,开展老年瑜伽课程 102 次,3 840 人次;认知训练课程 31 次,930 人次;"爱老家园"共开展专业训练课程 298 次,兴趣课程 513 次,累积服务 11 625 人次;主题活动 6 次。项目开展 4 年来,社区近 3.6 万人次老年人接受了老年失智社区干预项目服务。

3) 多部门支持失智干预逐步完善

静安区委区政府历来重视人口老龄化问题。拆二建一以来,新一届的区委区政府把"老年人家庭赡养、社会保障、社会服务、社会优待、社会参与等得到全面加强"列入《静安区老龄事业发展"十三五"规划》的总体目标。区政府有关职能部门也将为老服务陆续列入工作计划。街道为老年记忆力筛查与失智预防的集中训练提供场地、协助社区动员和招募学员。江宁街道提供房屋开设爱老家园,并给学员提供中餐补贴。区民政局给爱老家园学员送上有关用品;体育局提供健身设施、派专人参与项目服务;教育局对项目工作人员进行中西式点心制作培训,参与爱老家园的主题活动;区残联为项目提供人才培养和各类会议交流机会;宣传部门将失智干预项目作为电视台公益性节目播出。此外,上海市级相关部门和专家也对项目推进给予支持和指导。复旦大学闻玉梅院士和公共卫生学院众多专家亲临现场指导;上海市爱国卫生运动委员会办公室和市民政局给予政策倾斜支持。项目还得到华山医院和市精神卫生中心的专家技术指导,确保了科学性。

5.10.2　当前效果评估

失智干预项目从概念到实施、从由单一模式到双管齐下、从由课程探索到标准化示范的推进总体顺利,初步效果如下。

(1)接受干预服务老年人的身体、心理和社会适应等方面指标维持或改善显示了预防医学产出。2014 年底,复旦大学公共卫生学院对在爱老家园中接受了 3 个月干预性培训的 30 名学员进行评估,在问及"爱老家园是否能对你的失智有所改变时"时,被调查者中的 23.3％回答"改变非常多",60％回答"改变比较多",16.7％回答"改变一些";在问及"爱老家园是否能对你的记忆力有所改善"时,20％的回答"改善很多",66.7％回答"改善比较多",13.3％回答"没什么感觉"。评估结论为"项目有助于延缓和预防老年失智的发生发展"。

表 5-5 是 2015 年底对爱老家园和社区预防两组在干预前后 MoCA 量表相关指标分析结果:前者在视空间与执行、注意、延迟回忆、定向和总分 5 个指标有改善,其中视空间与执行、延迟回忆和总分差异显示有统计意义;后者在命名、注意、延迟回忆、定向和总分 5 个指标有改善,其中延迟回忆差异显示有统计意义。

表 5-5　老年失智社区非医药干预认知功能变化比较

指　标	爱老家园		社区干预	
	干预前	干预后	干预前	干预后
视空间与执行	2.71±1.38	3.71±0.49*	3.23±1.48	3.08±1.38
命　名	2.43±0.79	2.43±0.79	2.85±0.38	2.92±0.28
注　意	4.57±0.79	4.86±1.07	4.85±1.07	5.23±1.17
语　言	1.57±0.79	1.43±0.53	1.38±1.12	1.31±0.85
抽　象	1.14±0.38	1.14±0.69	1.31±0.75	1.31±0.63
延迟回忆	0.57±0.98	1.71±1.50*	2.08±1.55	3.31±1.89*
定　向	5.14±1.86	5.43±1.51	5.77±0.60	5.92±0.28
总　分	18.29±0.56	20.86±1.77*	22.62±5.58	23.92±4.82

注: * 表示统计学差异显著。

失智干预项目中的具体措施还包括让学员了解低脂低盐的合理膳食有益健康,接受健康行为生活方式指导。这方面虽没有主客观指标表达,但从老年人日常活动范围增加和孤寂感减少,进而保持较好的身体功能、社会参与和心理满足,可推论对老年人的长期健康有效益。项目还借助社区卫生服务中心和健康驿站等场所的服务设施,开展学员的体能监测、健康指标自测、心理健康咨询、健康自我管理等服务。此举拓展了社区卫生保健服务的内涵和范围,也引导老年人经常监测自身的健康指标变化,及时采取有效预防和治疗措施。

(2)社区参与率与服务满意率高,社会各方反映良好凸显外部效应。失智干预项目的目的不仅仅是预防失智。在"爱老家园"项目招募第一批学员时,一些学员虽然认知能力减退了,但在进入"爱老家园"之时还是不愿意"被人认为自己痴呆了"。4 年后的今天,"社区预防"招收学员约 1 390 人,老年瑜伽和读书小组等一席难求,有共同兴趣的老年人在学习中结下了友情。在参加"爱老家园"项目的 79 位学员中,参加一期以上的有 61 位,占比高达 77%。有些学员从忌讳疾病不愿前来参加培训到舍不得离开。还有 3 位学员由于家庭变故,很长时间走不出悲痛心绪,参加"爱老家园"后,由于课程的针对性、课外活动的趣味性和学员之间的友谊,走出了心理阴霾。不少学员把"爱老家园"当成自己家,有一种归属感。有的学员说"我们老实说真的很感恩,有这样一个地方,我们要像这花一样,要给它培土,给它浇水,让它好好成长,所以我们对这里的老师还有领导都很尊重,我们跟他们产生一种良性的互动"。有的学员向亲朋好友介绍老年失智干预项目、宣传老年失智预防知识;有的学员主动参与其他为学员、为社区服务的志愿者活动。

对学员满意度调查显示:两组总体的满意度均在 9 分以上。特别是固定处所的"爱老家园"学员对设施设备、课程内容、课外活动、老师教学和服务人员的满意度均在 9.5 以上(表 5-6)。

表 5-6　老年失智社区干预服务满意度比较(总分 10 分)

指　　标	爱老家园	社区预防
总体的满意度	9.61	9.14
设施设备满意	9.69	9.00
课程内容满意	9.55	8.73
课程外的活动满意	9.65	8.06
对授课老师总体满意	9.63	8.42
对服务人员总体满意	9.90	8.66

2014 年 9 月,上海市人大常委会主任殷一璀来到"爱老家园",详细了解了"爱老家园"的课程设置和适老改造情况,勉励社工进一步为老人提供高质量的服务。2014 年 10 月,中共静安区委书记孙建平在静安区卫计委调研时指出,"静安不仅要做成事,更要做成一种模式",他强调,为了使静安居民更健康、更幸福,要进一步细分市场、细分服务,把像"爱老家园"这样的项目做成模式,在区内复制、区外推广,这是静安的使命和责任。

(3)项目带来老年失智社区干预的技术发展和工作团队的学术收获等社会效益。

一是尝试了政府领导、多部门合作、社会团体参与的老年失智社区干预的工作模式,"失智可预防"的观点在社区居民中初步建立,老年人自助互助的沟通交流平台发挥了一定作用,"爱老家园"因其"以人为本"的服务理念和"老年友好"的服务环境得到国内外专家学者的肯定。

二是失智干预项目在 2015 年获上海市质量技术监督局的标准化试点立项,2017 年

6 月，以 95.2 的高分通过市质量技术监督局的结题验收。验收意见认为：本项目落实中共中央国务院《"健康中国 2030"规划纲要》的精神……通过静安区"老年失智社区干预"的运行实践，使社区老年人受益，满意度稳中有升，取得良好的社会效益。

三是围绕老年失智开展科学研究，相关研究成果得到学术界关注，与老年失智社区干预相关的 7 项科研课题顺利推进，已发表论文论著 9 篇，接待国内外参观 137 批次、累计 2 266 人次。项目相关人员应邀参加了"世界卫生组织（WHO）老年友好会议""第十六届国际认知功能障碍症协会亚太地区学术会议""中国—瑞典都市社会老龄化研讨会""哥伦比亚大学与复旦大学联合举办的老龄人群国际峰会""全球公共卫生面临的形势及对策——中日学术交流会"等学术交流活动。《中国上海老龄化对策——老年友好静安　健康幸福家园》在全球著名互联网综合新闻《郝芬顿邮报》（日文版）刊登，并因广受关注、读者点击量居前而刊登在《日本医疗监督杂志》。失智干预项目接待过多批日本考察团，其中有 2 位日本医护人员分别于 2016 年和 2017 年在日本发表文章，介绍该项目的基本做法和他们的考察感受。

5.10.3　讨论

老年失智社区非医药干预项目开展至今，国内外有关老年失智的规划和研究进展加速，其中有一些给我们项目带来许多思考和帮助。

（1）国家和国际社会有关规划为老年失智社区非医药干预项目确立为长远发展目标。2016 年中共中央和国务院发布《"健康中国 2030"规划纲要》，在促进健康老龄化章节中要求"推动开展老年心理健康与关怀服务，加强老年痴呆症等的有效干预"。世界卫生组织 2012 年将痴呆症确定为公共卫生重点，2015 年又召开抗痴呆症全球行动首届部长级会议，强调政府在应对痴呆症挑战方面的首要作用和责任，并强调采取协调有序的全球和国家行动的必要性。国内外的政策背景提示老年失智防治已经是全球共识，失智干预可以汇入全社会的健康共同行动。

（2）融入健康老龄化工程，完善老年失智社区非医药干预模式是该项目的当前任务。为了推进老年病防控技术突破，2016 年国家科技部和卫计委等部门认定了"国家老年疾病临床医学研究中心"成立，项目集聚了一批"两院"院士和顶级科学家，揭开了国内健康老龄化工程的攻坚序幕。2017 年 6 月份，该项目得到以中国工程院院士、"国家老年疾病临床医学研究中心"闻玉梅教授为组长的专家亲临指导。专家们在充分认可失智干预项目的同时，希望在现有干预模式上进一步拓展为多个具体服务方案，以便在不同的社会经济条件的社区推广。据此现已制定了下面三个服务方案：① 针对早中期患者的日间集中康复方案；② 针对轻度认知受损的社区预防方案；③ 采用健康自我管理技术开展认知自我管理方案（图 5-11）。计划在区域内二、三级医疗机构和市精神卫生中心技术支持下，通过社区卫生服务中心和家庭医生服务，让老年人在社区内获得科学、系统、规范的失智干预服务。

（3）克服专业人员缺乏服务体系缺失困难，通过社会团体为社区老人增添健康服务和福祉。现有的公共卫生系统专业技术人力不足，特别是老年失智预防尚未列入公共卫生服务范畴，要开展社区老年失智非医药干预的资金来源和技术服务任何一个公立医疗卫生机构难以解决。当前，上海市和静安区都在推行社会团体和民间非企业组织参与社区公益性服务。失智干预项目 2017 年开始尝试民间非企业组织这个平台，基本想法是：① 借助上海优越的高校和综合性医疗机构的学术和技术优势，融入静安区的三、二、一医疗服务模式与

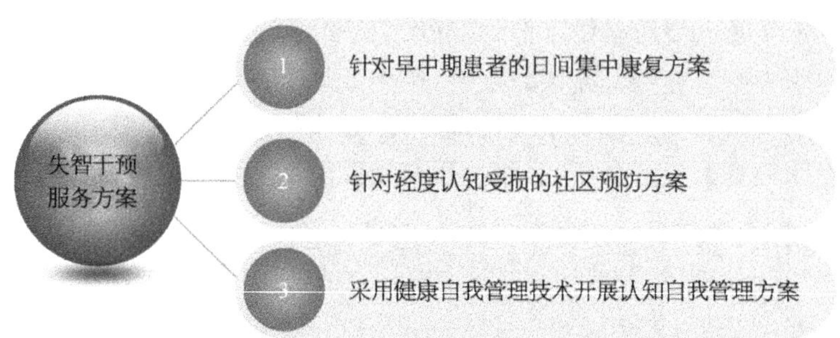

图 5 - 11　老年失智社区非医药干预 ABC 方案

协作机制，提升服务团队技术能力，为社区老年人建立连续性的综合服务；② 在学员和专业人员中培育项目志愿者，克服失智干预技术队伍缺乏的困难，巩固和推广疾病筛查、健康监测、心理健康促进、精神卫生咨询等非医药社区干预为一体的老年失智社区预防保健服务模式；③ 健康老龄化要求老年预防保健服务要贯穿终生，适时探索社区老年人虚弱管理，建立包含家庭、社区和照护机构在内的虚弱筛查、报告和非医药干预，降低老年人机体功能下降导致的不良健康结局，保障老年人的身心健康和福祉。

（吴学勇，丁晓沧）

参 考 文 献

[1] PRB 2013 World Population Data Sheet.

[2] PRB 2014 World Population Data Sheet.

[3] PRB 2015 World Population Data Sheet.

[4] 2016 World Population Data Sheet.

[5] United Nations，Department of Economic and Social Affairs. Population division，population facts，population ageing and sustainable development，2015.

[6] United Nations，Department of Economic and Social Affairs. World population ageing，2015.

[7] 中华人民共和国国家统计局.2012 年国民经济和社会发展统计公报[R].2013.

[8] 中华人民共和国国家统计局.2013 年国民经济和社会发展统计公报[R].2014.

[9] 中华人民共和国国家统计局.2014 年国民经济和社会发展统计公报[R].2015.

[10] 中华人民共和国国家统计局.2015 年国民经济和社会发展统计公报[R].2016.

[11] 中华人民共和国国家统计局.2016 年国民经济和社会发展统计公报[R].2017.

[12] 马永兴,郑松柏,竺越,等.近年世界、中国及上海市人口老龄化的动态改变简述[M]//马永兴,俞卓伟.衰老、痴呆与预防医学新进展[M].北京：科学技术文献出版社,2013：309-317.

[13] 马永兴,阮清伟,保志军.中国人口出生预期寿命的增长及其意义//马永兴,俞卓伟.衰老、痴呆与预防医学新进展[M].北京：科学技术文献出版社,2013：318-320.

[14] 俞卓伟,李瑾,马永兴,等.保健策略与衰老/脑衰老干预——某些中国文化元素在干预中的作用[J].中国老年学,2014,34：4709-4712.

[15] 俞卓伟,马永兴.老年预防保健研究进展[J].老年医学与保健,2014,20：16-19.

[16] 保志军,俞卓伟,马永兴.正视老龄化未来发展的严峻现实[J].中国老年学,2016,36：6298-6301.

[17] 姜向群,杜鹏.中国人口老龄化和老龄事业发展报告（2014）[M].北京：中国人民大学出版社,2014.

[18] 李立明,饶克勤,孔灵芝,等.中国居民 2002 年营养与健康状况调查[J].中华医学杂志,2005,70(2)：424-428.

[19] 中国疾病预防控制中心.中国慢性病及其危险因素监测报告[J].2001,22(6)：446-448. 北京：人民卫生出版社,2001.

[20] 王薇.女性心血管病流行病学研究[J].临床荟萃,2015,30(12)：1326-1329.

[21] 黄河浪,徐艳,闫骥,等.中国老年病的流行特点及防控对策[J].中国老年学,2015,35：

248 - 251.

[22] 顾秀英,胡一河.慢性非传染性疾病预防与控制[J].2003,28. 北京:中国协和医科大学出版社,2003.

[23] 全国高血压抽样调查协作组.中国高血压的患病率、知晓率及治疗和控制状况:1991 年抽样调查结果[J].中华高血压杂志,1995,3:14 - 18.

[24] 钱军和,陈育德,徐玲,等.中国老年人口主要慢性疾病患病率变化与突发增长的分析[J].中国卫生信息管理杂志,2011,(3):70 - 74.

[25] 刘国栋,王桦,汪琦,等.四大类主要慢性病流行现状与应对策略[J].中国社会医学杂志,2017,34(1):53 - 56.

[26] 翟慧晶.早期康复护理对老年心血管病患者的疗效观察[J].护士进修杂志,2012,27(21):1994 - 1996.

[27] 郑晖.早期康复护理对老年心血管疾病患者的效果观察[J].河南医学研究,2017,(12):2291 - 2292.

[28] 陈伟伟,高润霖,刘力生,等.《中国心血管病报告 2016》概要[J].中国循环杂志,2017,32(6):521 - 530.

[29] 中华医学会老年医学分会,高龄老年冠心病诊治中国专家共识写作组.高龄老年冠心病诊治中国专家共识[J].中华老年医学杂志,2106,35(7):683 - 691.

[30] 邓应梅,唐哲,吴晓光.北京市社区老年患者疾病谱的变化研究[J].中华老年医学杂志,2009,29(7):867 - 870.

[31] WANG H, FANG F, CHAI K, et al. Pathological characteristics of coronary artery disease in elderly patients aged 80 years and over[J]. 中华心血管病杂志(英文版),2015,43(11):948 - 953.

[32] 李小鹰,王林,于普林,等.老年人冠心病治疗与二级预防现状调查[J].中华老年医学杂志,2012,31(10):909 - 914.

[33] 吕宪玉,刘淼,李嘉琦,等.80 岁以上高龄老年人主要慢性病的疾病谱调查与分析[J].中华老年心脑血管病杂志,2016,18(9):917 - 919.

[34] 黄凤珍,庞栋,刘军.济南市老年人慢性病流行病学调查及相关因素分析[J].中国实用医药,2010,5(36):271 - 272.

[35] 王姣锋,张紫欢,崔月,等.上海部分社区老年人共病患病模式及其影响因素分析[J].老年医学与保健,2017,23(2):97 - 101.

[36] 中国医师协会高血压专业委员会,中国高血压联盟,中华医学会心血管病学分会.家庭血压监测中国专家共识[J].中国医学前沿杂志,2012,4(4):43 - 47.

[37] 中国高血压防治指南修订委员会.中国高血压防治指南 2010[J].中华心血管病杂志,2011,39(7):579 - 615.

[38] 刘梅林.老年心血管病学[M].北京:中华医学电子音像出版社,2010.

[39] 李小鹰,叶平.老年心血管病急症[M].北京:北京医科大学,中国协和医科大学联合出版社,1999.

[40] ROBERT O B, DOUGLAS L M, DOUGLAS P Z, et al. Braunwald's heart disease: a textbook of cardiovascular medicine. 9th ed. Amsterdam: Elsevier Pte

Ltd，2013.

[41] 曹宾，孙育民，丁玎，等.上海某中心城区 50 岁及以上人群高血压调查情况结果分析[J].老年医学与保健，2016，22(4)：249－252.

[42] 周自强，胡大一，陈捷，等.中国心房颤动现状的流行病学研究[J].中华内科杂志，2004，43：491－494.

[43] ZHANG S. Atrial fibrillation in mainland China：epidemiology and current management[J]. Heart，2009，95：1052－1055.

[44] 中华医学会心血管病学分会，中华心血管病杂志编辑委员会.中国心力衰竭诊断和治疗指南 2014[J].中华心血管病杂志，2014，42(2)：98－122.

[45] 李亢，余正.脑卒中疾病负担研究进展[J].上海医药，2011，32(3)：130－132.

[46] 王陇德，王金环，彭斌，等.《中国脑卒中防治报告 2016》概要[J].中国脑血管病杂志，2017，14(4)：217－224.

[47] 吴亚哲，陈伟伟.中国脑卒中流行概况[J].心脑血管病防治，2016，16(6)：410－414.

[48] WANG Y，XU J，ZHAO X，et al. Association of hypertension with stroke recurrence depends on ischemic stroke subtype[J]. Stroke，2013，44(5)：1232－1237.

[49] JOHNSTON S C，MENDIS S，MATHERS C D. Global variation in stroke burden and mortality：estimates from monitoring，surveillance，and modelling[J]. Lancet Neurol，2009，8(4)：345－354.

[50] QU Y，ZHUO L，LI N，et al. Prevalence of post-stroke cognitive impairment in china：a community-based，cross-sectional study[J]. PLos One，2015，10(4)：e122864.

[51] ZHANG Y，ZHANG Z，YANG B，et al. Incidence and risk factors of cognitive impairment 3 months after first-ever stroke：a cross-sectional study of 5 geographic areas of China[J].华中科技大学学报(医学英德文版)，2012，32(6)：906－911.

[52] ZHANG Y，SHI Z，LIU M，et al. Prevalence of cognitive impairment no dementia in a rural area of Northern China[J]. Neuroepidemiology，2014，42(4)：197－203.

[53] 王拥军.雾里看花[J].中国卒中杂志，2013(6)：419－421.

[54] TENG Z，DONG Y，ZHANG D，et al. Cerebral small vessel disease and post-stroke cognitive impairment [J]. International Journal of Neuroscience，2017，127(9)：824－830.

[55] THOMPSON C S，HAKIM A M. Living beyond our physiological means：small vessel disease of the brain is an expression of a systemic failure in arteriolar function：a unifying hypothesis[J]. Stroke，2009，40(5)：e322－e330.

[56] MESCHIA J F，BUSHNELL C，BODEN-ALBALA B，et al. Guidelines for the primary prevention of stroke：a statement for healthcare professionals from the American Heart Association/American Stroke Association [J]. Stroke，2014，45(12)：3754－3832.

[57] 许予明，李亚鹏，宋波.中国卒中高危人群筛查管理现状及对策[J].中国卒中杂志，2016，11(1)：15－18.

[58] WANG Y，ZHAO X，JIANG Y，et al. Prevalence，knowledge，and treatment of

transient ischemic attacks in China[J]. Neurology, 2015, 84(23)：2354 - 2361.

［59］ 叶玉泉,薛红元,高丽,等.颈动脉斑块内新生血管的超微血管显像：与超声造影对比[J].中国医学影像技术,2015(05)：651 - 654.

［60］ 勇强,张蕾,袁嘉,等.超微血流成像技术诊断颈动脉斑块新生血管的价值[J].中国超声医学杂志,2014,30(12)：1060 - 1063.

［61］ XIA Z, YANG H, YUAN X, et al. High-resolution magnetic resonance imaging of carotid atherosclerotic plaques — a correlation study with histopathology[J]. Vasa, 2017, 46(4)：283 - 290.

［62］ LIN R, CHEN S, LIU G, et al. Association between carotid atherosclerotic plaque calcification and intraplaque hemorrhage：a magnetic resonance imaging study [J]. Arterioscler Thromb Vasc Biol, 2017, 37(6)：1228 - 1233.

［63］ BROUWERS H B, GOLDSTEIN J N, ROMERO J M, et al. Clinical applications of the computed tomography angiography spot sign in acute intracerebral hemorrhage：a review[J]. Stroke, 2012, 43(12)：3427 - 3432.

［64］ BENJAMIN P, VIESSMANN O, MACKINNON A D, et al. 7 Tesla MRI in cerebral small vessel disease[J]. International Journal of Stroke, 2015, 10(5)：659 - 664.

［65］ 中华医学会神经病学分会,中华医学会神经病学分会脑血管病学组.中国急性缺血性脑卒中诊治指南 2014[J].中华神经科杂志,2015,48(4)：246 - 257.

［66］ 中华医学会神经病学分会,中华医学会神经病学分会神经血管介入协作组,急性缺血性脑卒中介入诊疗指南撰写组.中国急性缺血性脑卒中早期血管内介入诊疗指南[J].中华神经科杂志,2015,48(5)：356 - 361.

［67］ 中华医学会神经病学分会,中华医学会神经病学分会脑血管病学组.中国缺血性脑卒中和短暂性脑缺血发作二级预防指南 2014[J].中华神经科杂志,2015,48(4)：258 - 273.

［68］ 邹兴军.脑出血微创手术联合置管吸引手术对老年脑出血患者神经功能和生活质量的影响[J].临床和实验医学杂志,2014,13(22)：1868 - 1870.

［69］ ELBAZ A, VICENTE-VYTOPILOVA P, TAVERNIER B, et al. Motor function in the elderly：evidence for the reserve hypothesis[J]. Neurology, 2013, 81(5)：417 - 426.

［70］ STERN Y. Cognitive reserve in ageing and Alzheimer's disease[J]. Lancet Neurol, 2012, 11(11)：1006 - 1012.

［71］ COLOSIMO C, BAK T H, BOLOGNA M, et al. Fifty years of progressive supranuclear palsy [J]. Journal of Neurology Neurosurg & Psychiatry, 2013, 85(8)：938 - 944.

［72］ DORSEY E R, CONSTANTINESCU R, THOMPSON J P, et al. Projected number of people with Parkinson disease in the most populous nations, 2005 through 2030[J]. Neurology, 2007, 68(5)：384 - 386.

［73］ FAHN S, POEWE W. Levodopa：50 years of a revolutionary drug for Parkinson disease[J]. Mov Disord, 2015, 30(1): 1 - 3.

[74] HELY M A, REID W G, ADENA M A, et al. The sydney multicenter study of Parkinson's disease: the inevitability of dementia at 20 years. Mov Disord, 2008, 23(6): 837 - 844.

[75] HIRSCH L, JETTE N, FROLKIS A, et al. The incidence of parkinson's disease: a systematic review and meta-analysis. Neuroepidemiology, 2016, 46(4): 292 - 300.

[76] KO J H, LEE C S, EIDELBERG D. Metabolic network expression in parkinsonism: Clinical and dopaminergic correlations. J Cereb Blood Flow Metab, 2017, 37(2): 683 - 693.

[77] KOGA S, DICKSON D W. Recent advances in neuropathology, biomarkers and therapeutic approach of multiple system atrophy. Journal of Neurology Neurosurg & Psychiatry, 2017; jnnp - 2017 - 315813.

[78] LIX L M, HOBSON D E, AZIMAEE M, LESLIE W D, et al. Socioeconomic variations in the prevalence and incidence of Parkinson's disease: a population-based analysis. J Epidemiol Community Health, 2010, 64(4): 335 - 340.

[79] MALEK N, LAWTON M A, GROSSET K A, BAJAJ N, et al. Utility of the new Movement Disorder Society clinical diagnostic criteria for Parkinson's disease applied retrospectively in a large cohort study of recent onset cases. Parkinsonism Relat Disord, 2017, 40: 40 - 46.

[80] OOSTERVELD L P, ALLEN J C, REINOSO J G, SEAH S H, et al. Prognostic factors for early mortality in Parkinson's disease. Parkinsonism Relat Disord, 2017, 21(3): 226 - 230.

[81] POSTUMA R B, BERG D, STERN M, et al. MDS clinical diagnostic criteria for Parkinson's disease. Mov Disord, 2015, 30(12): 1591 - 1601.

[82] SAVICA R, GROSSARDT B R, BOWER J H, et al. Survival and causes of death among people with clinically diagnosed synucleinopathies with parkinsonism: a population-based study[J]. Jama Neurdogy, 2017, 74(7): 839 - 846.

[83] TURCANO P, MIELKE M M, JOSEPHS K A, et al. Clinicopathologic discrepancies in a population-based incidence study of parkinsonism in olmsted county: 1991 - 2010[J]. Movement Disorders, 2017, 32(5).

[84] BIDDLE D J, NAISMITH S L, GRIFFITHS K M, et al. Associations of objective and subjective sleep disturbance with cognitive function in older men with comorbid depression and insomnia[J]. Sleep Health, 2017, 3(3): 178 - 183.

[85] CAO X L, WANG S B, ZHONG B L, et al. The prevalence of insomnia in the general population in China: a meta-analysis[J]. 2017, 12(2): e0170772.

[86] KLEISIARIS C F, KRITSOTAKIS E I, DANIIL Z, et al. Assessing the risk of obstructive sleep apnoea-hypopnoea syndrome in elderly home care patients with chronic multimorbidity: a cross-sectional screening study[J]. SpringerPlus, 2016, 5: 34.

［87］ KLEISIARIS C F，KRITSOTAKIS E I，DANIIL Z，et al. The prevalence of obstructive sleep apnea-hypopnea syndrome-related symptoms and their relation to airflow limitation in an elderly population receiving home care［J］. International Journal of Chronic Obstructive Pulmonary Disease，2014，9：1111-1117.

［88］ VIDENOVIC A，KLERMAN E B，WANG W，et al. Timed light therapy for sleep and daytime sleepiness associated with parkinson disease：a randomized clinical trial［J］. Jama Neurology，2017，74（4）：411-418.

［89］《中国卫生年鉴》委员会.2012 中国卫生年鉴［M］.北京：人民卫生出版社，2013.

［90］ National Diabetes Research Group. A mass survey of diabetes mellitus in a population of 300，000 in 14 provinces and municipalities in China［J］. Zhonghua Nei Ke Za Zhi，1981，20：678-683.

［91］ YANG W，LU J，WENG J，et al. Prevalence of diabetes among men and women in China［J］. New England Journal of Medicine，2010，362：1090-1101.

［92］ XU Y，WANG L，HE J，et al. 2010 China Noncommunicable Disease Surveillance Group. Prevalence and control of diabetes in Chinese adults［J］. Jama. 2013，310：948-959.

［93］ 李宁华，区品中，朱汉民，等.中国中老年人群骨折患病率调查（英文）［J］.中国临床康复，2003，7（8）：1284-1285.

［94］ HERNLUND E，SVEDBOM A，IVERGARD M，et al. Osteoporosis in the European Union：medical management，epidemiology and economic burden［J］. Archives of Osteoporosis，2013，8（1-2）：136.

［95］ MELTON L J，KALLMES D F. Epidemiology of vertebral fractures：implications for vertebral augmentation［J］. Academic Radiology，2006，13（5）：538-545.

［96］ 李石伦，鞠林林，陈伟，等.老年脊柱骨折的流行病学特征分析［J］.中华老年骨科与康复电子杂志，2015，1（1）：50-54.

［97］ DINESH K D，DENNISON E M，HARVEY N C，et al. Epidemiology of hip fracture：Worldwide geographic variation［J］. Indian Journal of Orthopaedics，2011，45（1）：15-22.

［98］ CUMMINGS S R，MELTON L J. Epidemiology and outcomes of osteoporotic fractures［J］. Lancet，2002，359（9319）：1761-1767.

［99］ WHO. Global Health Observatory（GHO）data.［EB/OL］. http：//www. who. int/gho/mortality_burden_disease/causes_death/top_10/en/.

［100］ CASTELO-BRANCO C，SOVERAL I. The immune system and aging：a review［J］. Gynecological Endocrinology，2014，30（1）：16-22.

［101］ BORASCHI D，AGUADO M T，DUTEL C，et al. The gracefully aging immune system［J］. Science Translational Medicine，2013，5（185）：185-188.

［102］ BRUNNER S，HERNDLER-BRANDSTETTER D，WEINBERGER B，et al. Persistent viral infections and immune aging［J］. Ageing Research Reviews，2011，10（3）：362-369.

[103] PANGRAZZI L，NAISMITH E，MERYK A，et al. Increased IL－15 production and accumulation of highly differentiated CD8＋ effector/memory T Cells in the bone marrow of persons with cytomegalovirus[J]. Frontiers in Immunology，2017，8：715.

[104] PANGRAZZI L，MERYK A，NAISMITH E，et al. "Inflamm-aging" influences immune cell survival factors in human bone marrow[J]. European Journal of Immunology，2017，47(3)：481－492.

[105] GUIDI N，SACMA M，STÄNDKER L，et al. Osteopontin attenuates aging-associated phenotypes of hematopoietic stem cells[J]. Embo Journal，2017，36(10)：1463.

[106] 胡向阳,郑晓瑛,马芙蓉,等.我国四省听力障碍流行现状调查[J].中华耳鼻咽喉头颈外科杂志,2016,51(11)：819－825.

[107] WHO. 10 Facts on Deafness [EB/OL]. (2017－04)[2017－06]. http://www.who.int/features/factfiles/deafness/en/.

[108] 于丽玫,孙喜斌,魏志云,等.全国老年听力残疾人群现状调查研究[J].中国听力语言康复科学杂志,2008,3：63－65.

[109] 陈振声,于丽玫.老年听觉康复[J].中国医学文摘耳鼻咽喉科学,2011,26(2)：156－158.

[110] KATZ J.临床听力学[M].韩德民译.北京：人民卫生出版社,2006.

[111] JOHNSON K R，ZHENG Q Y. Ahl2,a second locus affecting age-related hearing loss in mice[J]. Genomics，2002,80：461－464.

[112] NEMOTO M，MORITA Y，MISHIMA Y，et al. Ahl3,a third locus on mouse chromosome 17 affecting age-related hearing loss[J]. Biochem Biophys Res Commun，2004,324：1283－1288.

[113] 陈振声,段吉茸.老年人听觉康复[M].北京：北京出版社,2010.

[114] JIANG D,邹凌.试用世界卫生组织的干预模式解析老年听力康复策略[J].中国听力语言康复科学杂志,2006,17：59－62.

[115] 刘宸箐,侯晓丰,翟所强,等.老年性耳聋的防治进展[J].中华耳科学杂志,2015,13(1)：166－170.

[116] LUETJE C M,BRACKMAN D,BALKANY T J,et al.Phase Ⅲ clinical trialsults with the Vibrant Soundbridge implantable middle ear hear device：a prospective controlled multicenter study[J]. Otolaryngol-Head and Neck Surgery，2002,126(2)：97－107.

[117] UZIEL A，MONDAIN M，HAGEN P，et al. Rehabilitation for high-frequency sensorineural hearing impairment in adults with the Sympho Vibrant Soundbridge：a comparative study[J]. OtolNeurotol,2003,24(5)：775－783.

[118] 孟照莉,王恺,郑芸.国内听力学发展中的学历教育与继续教育现状[J].听力学及言语疾病杂志,2011,19：109.

[119] 王永华,陈小燕.我国民营助听器验配机构现状及存在的问题与发展对策[J].听力学

及言语疾病杂志,2013,21(4)：398－400.

[120]　卜行宽.世界防聋工作的一些动态[J].听力学及言语疾病杂志,2013,21(1)：4－6.

[121]　JONAS J B, BOURNE R R, WHITE R A, et al. Visual impairment and blindness due to macular diseases globally：a systematic review and meta-analysis. American Journal of Ophthalmology, 2014, 158(4)：808－815.

[122]　赵家良.防盲治盲依然是我国眼科界面临的巨大挑战[J].中华眼科杂志,2009,45：769－771.

[123]　姚克.我国白内障研究发展方向及面临的问题[J].中华眼科杂志,2015,51(4)：241－244.

[124]　MITCHELL P, CUMMING R G, ATTEBO K, et al. Prevalence of cataract in Australia：the Blue Mountains eye study[J]. Ophthalmology, 1997, 104(4)：581－588.

[125]　FUKUOKA H, AFSHARI N A. The impact of age-related cataract on measures of frailty in an aging global population[J]. Current Opinion in Ophthalmology, 2017, 28(1)：93－97.

[126]　赵家良.我国防盲治盲工作仍然任重而道远[J].中华眼科杂志,2012,48(3)：193－195.

[127]　LEE C M, AFSHARI N A. The global state of cataract blindness[J]. Current Opinion in Ophthalmology, 2017, 28(1)：98－103.

[128]　LIM L S, MITCHELL P, SEDDON J M, et al. Age-related macular degeneration [J]. Lancet, 2012, 379：1728－1738.

[129]　EHRLICH R, HARRIS A, KHERADIYA N S, et al. Age-related macular degeneration and the aging eye[J]. Clinical Interventions in Aging, 2008, 3：473－482.

[130]　KAWASAKI R, YASUDA M, SONG S J, et al. The prevalence of age-related macular degeneration in Asians：a systematic review and meta-analysis[J]. Ophthalmology, 2010, 117(5)：921－927.

[131]　WONG W L, SU X, LI X, et al. Global prevalence of age — related macular degeneration and disease burden projection for 2020 and 2040：a systematic review and meta-analysis[J]. Lancet Glob Health, 2014, 2(2)：e106－116.

[132]　YE H, ZHANG Q, LIU X, et al. Prevalence of age-related macular degeneration in an elderly urban chinese population in China：the Jiangning Eye Study[J]. Investigative Ophthalmology & Visual Science, 2014, 55(10)：6374－6480.

[133]　WONG C W, YANAGI Y, LEE W K, et al. Age-related macular degeneration and polypoidal choroidal vasculopathy in Asians[J]. Prog Retin Eye Res, 2016, 53(7)：107－139.

[134]　LAMBERT N G, ELSHELMANI H, SINGH M K, et al. Risk factors and biomarkers of age-related macular degeneration[J]. Progress in Retinal & Eye Research, 2016, 54(9)：64－102.

[135]　ZHAO L，CHEN X J，ZHU J，et al. Lanosterol reverses protein aggregation in cataracts[J]. Nature，2015，526(7574)：595.

[136]　LIN H，OUYANG H，ZHU J，et al. Lens regeneration using endogenous stem cells with gain of visual function[J]. Nature，2016，531(7594)：323 - 328.

[137]　YANG Z，CAMP N J，SUN H，et al. A variant of the HTRA1 gene increases susceptibility to age -related macular degeneration[J]. Science，2006，314：992 - 993.

[138]　李鸿儒.从供需角度分析我国长期护理保险的构建和发展[J].现代营销(学苑版)，2011,5：151 - 152.

[139]　杨佳,张婷,董碧蓉,等.老年人失能的研究现状[J].中华老年医学杂志,2016,35(12)：1355 - 1358.

[140]　GRIDDLE D R. Changes in cognitive function in human aging — brain aging：models，methods，and mechanisms. Boca Raton，FL：CRC Press，2007，298(23)：2798 - 2799.

[141]　MUHAMMAD A，MICHAEL F V. Dysphagia in the elderly[J]. Gastroenterology & Hepatology，2013，9(12)：784 - 795.

[142]　SURA L，MADHAVAN A，CARNABY G，et al. Dysphagia in the elderly：management and nutritional considerations[J]. Clinical Interventions in Aging，2012，7：287 - 298.

[143]　陈丽霞.老年人的康复治疗与功能维持[J].中国老年医学杂志,2012,7(31)：634 - 635.

[144]　WEBB E，BLANE D，MCMUNN A，et al. Proximal predictors of change in quality of life at older ages[J]. Journal of Epidemiology & Community Health，2011，65(6)：542 - 547.

[145]　龚震晔,陈玮,费健,等.新医改下医联体三级康复医疗服务可行性探讨[J].中国医院管理,2017,37(1)：31 - 33.

[146]　McCLOSKEY R. Functional and self-efficacy changes of patients admitted to a Geriatric Rehabilitation Unit[J]. Journal of Advanced Nursing，2004，46(2)：186 - 193.

[147]　于健君,胡永善.从上海市社区康复的经验谈社区层面康复治疗服务模式的建立[J].中国康复医学杂志,2009,24(1)：72 - 73.

[148]　方定华,钮竹.脑血管病与废用、过用及误用综合征[J].中国康复理论与实践,2011,7(1)：44.

[149]　HAEUBER E，SHAUG HNESSY M，FORRESTER L W，et al. Accelerometer monitoring of home- and community- based ambulatory activity after stroke[J]. Archives of Physical Medicine & Rehabilitation，2004，85(12)：1997 - 2001.

[150]　中华人民共和国国家统计局.2010 年第六次全国人口普查主要数据公报[R].中国计划生育学杂志,2011,54(8)：511 - 512.

[151]　United Nations. World population prospect：the 2006 revision. Population division

[J/OL]. Department of Economic and Social Affairs，2006. http：//esa.un.org/urpp/.

[152] 2014 年上海市人口和老龄事业监测统计信息[R/OL].2015.12.11. http：//www.shrca.org.cn/sub02_1.html.

[153] 武佳琳,王君俏,陆美玲,等.上海市凌云街道居家老人养老服务现状及需求的调查研究[D].上海：复旦大学,2014.

[154] 余央央,蔡江南.中国人口老龄化对医疗卫生支出的影响——基于城乡差异的视角[D].上海：复旦大学,2012.

[155] 武佳琳,王君俏,陆美玲,等.居家高龄老年人照护需求及满足情况调查[J].护理学杂志,2013,28(12)：89-91.

[156] LAWTON M P, BRODY E M. Assessment of older people：self-maintaining and instrumental activities of daily living[J]. Gerontologist, 1969, 9(3)：179-186.

[157] 潘金洪,帅友良,孙唐水,等.中国老年人口失能率及失能规模分析——基于第六次全国人口普查数据[J].南京人口管理干部学院学报,2010(4)：3-7.

[158] 中国老龄科学研究中心课堂组.全国城乡失能老年人状况研究[J].残疾人研究,2011(2)：11-16.

[159] 景跃军,李元.中国失能老年人构成及长期护理需求分析[J].人口学刊,2014,36：55-63.

[160] 海龙.我国高龄老人长期护理需求测度及保障模式选择[J].西北人口,2014,35：40-49.

[161] 胡宏伟,李延宇,张澜.中国老年长期护理服务需求评估与预测[J].中国人口科学,2015,3：79-89.

[162] 刘婕,楼玮群.完善上海拒绝高龄失能老人亲属照顾者的社会支持系统[J].华东师范大学学报(哲学社会科学版),2012,44(1)：19-25.

[163] 钟彩英,吴翠平,黄树琴,等.深圳市社区失能老人现状及其家庭病床服务需求调查[J].黑龙江医学,2016,(05)：457-459.

[164] 李晔,皮红英,王玉玲,等.北京市失能老年人社区照护现状调查[J].中国临床保健杂志,2015,(06)：578-580.

[165] 姚远.老年残障对我国家庭养老功能变化的影响[J].人口研究,2009,(02)：58-68.

[166] 侯志强.城市居家失能老人长期照护服务保障完善研究[D].上海：华东理工大学,2015.

[167] 杨光辉.中国城市失能老人社区居家照护服务工作优化研究[D].重庆：重庆大学,2014.

[168] 赵秋利,杨丽,徐博汉,等.社区护士社区护理知识掌握情况及需求的调查[J].中国护理管理,2008,8(2)：44-46.

[169] 吴子敬,李小寒.沈阳市社区护士对社区护理知识掌握情况调查[J].中国误诊学杂志,2011,11(33)：8186-8187.

[170] 刘明婷,廖淑梅.岗位培训对社区护士知识、态度的效果研究[D].湖南：中南大学,2011.

[171] 王静,王君俏,曹育龄,等.上海市徐汇区非营利性养老机构服务现状与老年人生活

质量的研究[D].上海：复旦大学,2013.

[172] 史薇.城市老年人健康对居家养老服务需求的影响[J].老龄科学研究,2014,2(8)：68-77.

[173] 苏群,彭斌霞.我国失能老人的长期照料需求与供给分析[J].社会保障研究,2014,(05)：17-23.

[174] 安娜.我国城市失能老人社区长期照料人才队伍建设研究[D].西安：西北大学,2015.

[175] 傅华,高俊岭.健康是一种状态,更是一种资源[J].中国健康教育,2013,29：3-4.

[176] WHO. World report on ageing and health. 2015[R]. Geneva：WHO,2015.

[177] 上海市卫生发展研究中心.老龄化对上海市医疗费用影响研究[R].2017.

[178] 李芬,周文滔,钱泽慧,等.老龄化与距离死亡时间对医疗费用影响的验证方法[J].卫生经济研究,2017,(6)：24-27.

[179] 魏宁,周绿林,张磊.中老年人口去世前一年医疗费用支出影响因素研究[J].卫生经济研究,2017,(6)：27-29.

[180] 复旦大学公共卫生学院.哥伦比亚——复旦老龄化与健康高峰论坛资料[J].2016,10.

[181] 叶博,傅华.健康老龄化的潜在挑战——年龄歧视[J].健康教育与健康促进,2017,12：7-10.

[182] WHO. Global action plan for the prevention and control of noncommunicable diseases 2013-2020[R]. Geneva：WHO,2013.

[183] WHO. Global age-friendly cities：a guide[R]. Geneva：WHO,2007.

[184] 吴玉韶.中国老龄事业发展报告[M].北京：社会科学文献出版社,2013：5.

[185] 刘岁丰,蹇在金,贺达仁.我国老龄化与老年医疗保障[J].医学与哲学,2006,27(1)：61-62.

[186] 李力,毕鸿雁,白俊云.浅谈在医学本科教育中开设老年医学课程的必要性[J].中华老年保健医学,2009,7(6)：79.

[187] 陆惠华,俞卓伟.立足核心能力提升做好老年医学专科医师规范化培训[J].中华老年医学杂志,2014,33(5),449-450.

[188] 冷晓.美国老年医学理念与实践[J].中国实用内科杂志,2011,31(1)：31-33.

[189] LENG SX. 美国老年医学专科医生的培训和资格认证[J].中华老年医学杂志,2012,31(1)：14-17.

[190] BESDINE R,BOULT C,BRANGMAN S,et al. Caring for older Americans：the future of geriatric medicine[J]. Journal of the American Geriatrics Society,2005,53(6)：245-256.

[191] 杜文津,陈晋文,徐巍.美国老年医学教育对我国老年医学教育的启示[J].医学与社会,2012,25(1)：94-96.

[192] 于普林.加拿大老年医学科医生培训情况[J].中华老年医学杂志,2009,28(6)：441-444.

[193] 张艳,耿军霞,王姣锋,等.我国老年医学专科医师培训的现状及思考[J].老年医学与保健,2015,21(5),316-318.

［194］　张强,高向东.老年人口长期护理需求及影响因素分析——基于上海调查数据的实证分析［J］.西北人口,2016,37(2)：87－90.

［195］　林宝.中国不能自理老年人口的现状及趋势分析［J］.人口与经济,2015,4：77－84.

［196］　朱铭来,贾清显.我国老年长期护理需求测算及保障模式选择［J］.中国卫生政策研究,2009,2(7)：32－38.

［197］　胡宏伟,李延宇,张澜.中国老年长期护理服务需求评估与预测［J］.中国人口科学,2015,3：79－89.

［198］　社会养老服务体系建设"十二五"规划(征求意见稿)［Z］.2011.

［199］　上海市人民政府.上海市老龄事业发展十二五规划［EB/OL］.http：//www.shanghai.gov.cn/shanghai/node2314/node25307/node25455/node25459/u21ai597381.html.

［200］　World Health Organization. Key policy issues in long-term care［J］. Chronic Diseases & Health Promotion, 2003.

［201］　裴晓梅,房莉杰.老年长期照护导论［M］.北京：社会科学文献出版社,2010.

［202］　梁燕,梁鸿,马志恒.我国老年长期照护保障的模式选择和制度设计［J］. 中国民政,2016,17：16－18.

［203］　GOSPEL H, NISHIKAWA M, GOLDMANN M. Varieties of training, qualifications, and skills in long-term care：a German, Japanese, and UK comparison［J］. SKOPE Research Paper, 2011, 104：1－47.

［204］　IOM — Institute of Medicine. Retooling for an aging America：building the Health Care Workforce［OL］. 2008. www. iom. edu/agingamerica.

［205］　AAHSA and IFAS. The long-term care workforce：can the crisis be fixed? Problems, causes and options［R］. Washington DC, The American Association of Homes and Services for the Aging and the Institute for the Future of Aging Services for National Commission for Quality Long-term Care, 2007.

［206］　VERKAIK R, FRANCKE A, MEIJEL B, et al. The introduction of a nursing guideline on depression at psychogeriatric nursing home wards：effects on certified nurse assistants［J］. International Journal of Nursing Studies, 2011, 48 (6)：710－719.

［207］　COLOMBO F, LLENA-NOZAL A, MERCIER J, et al. Help wanted? Providing and paying for long-term care［M］. Paris：OECD Publishing, 2011.

［208］　OECD. Female labour force participation：past trends and main determinants in OECD countries［J］. OECD Economic Department Working Paper, 2003, 37：195－216.

［209］　程杰.美、德、日长期护理保险的发展及对中国的启示［J］.对外贸易,2012,221(11)：111－113.

［210］　厚生劳动省.要介護認定認定調査員テキスト2009改訂版［EB/OL］. http：//www.mhlw.go.jp/file/06-Seisakujouhou－12300000－Roukenkyoku/0000077237. pdf.

［211］　郝君富,李心愉.德国长期护理保险：制度设计、经济影响与启示［J］.人口学刊,2014,204(36)：104－112.

［212］　德国联邦政府卫生部.长期护理［EB/OL］.http：//www. bundesgesundheitsministerium.

de/en/en/long-term-care.html.

[213]　美国健康与社会服务部.Long-Term Care Facility Resident Assessment Instrument 3. 0 User's Manual［EB/OL］.http：//www.aanac.org/Portals/0/docs/RAI％20User％27s％20Manual/11111％20MDS％203.0％20Title％20Page％20v1. 13. pdf.

[214]　李虹.澳大利亚的家庭老年护理服务与我国养老服务体系的建立和完善[J].医院管理论坛，2004，94(8)：52－56.

[215]　澳大利亚社会服务部.Aged Care Funding Instrument［EB/OL］.https：//www.humanservices.gov.au/organisations/health-professionals/services/aged-care-funding-instrument.

[216]　上海市人民政府办公厅.上海市人民政府办公厅转发市人力资源保障局等八部门《关于本市开展高龄老人医疗护理计划试点工作》的通知[S].2013.

[217]　上海市民政局.上海市民政局关于印发《关于调整本市社区居家养老服务相关政策实施意见》的通知［EB/OL］.［2014－8－8］.http：//www. shmzj. gov. cn/gb/shmzj/node8/node15/node55/node231/node279/u1ai37587. html.

[218]　上海市民政局.上海市养老机构管理办法(2010 年修订版)［EB/OL］.［2014－8－8］.http：//www.shmzj.gov.cn/gb/shmzj/node8/node15/node55/node230/node246/userobject1ai7906. html.

[219]　上海市人力资源和社会保障局等八部门.关于本市开展高龄老人医疗护理计划试点工作的意见［S］.2013.

[220]　丁汉升，杜丽侠，赵薇，等.上海市老年护理需求、费用及存在问题研究[J].老龄科学研究，2014,2(2)：47－53.

[221]　上海市人民政府.市政府关于印发上海市长期护理保险试点办法的通知(沪府发〔2016〕110 号)［R］.2016－12－29.

[222]　上海市民政局.关于印发长期护理保险服务项目清单和相关服务标准、规范(试行)的通知(沪民福发〔2016〕46 号)［R］.2017－01－26.

[223]　OGURTSOVA K，DA R F，HUANG Y，et al. IDF Diabetes Atlas：Global estimates for the prevalence of diabetes for 2015 and 2040[J]. Diabetes Research and Clinical Practice，2017，128：40－50.

[224]　WANG L，GAO P，ZHANG M，et al. Prevalence and ethnic pattern of diabetes and prediabetes in China in 2013[J]. JAMA，2017，317(24)：2515.

[225]　IDA Group. Update of mortality attributable to diabetes for the IDF Diabetes Atlas：Estimates for the year 2013［J］. Diabetes Research ＆ Clinical Practice，2015，109(3)：461－465.

[226]　FARAG Y M，GABALLA M R. Diabesity：an overview of a rising epidemic［J]. Nephrol Dial Transplant，2011，26(1)：28－35.

[227]　IUGA A O，McGUIRE M J. Adherence and health care costs[J]. Risk Management ＆ Healthcare Policy，2014，7：35－44.

[228]　中华人民共和国卫生部.中国卫生和计划生育统计年鉴[M]. 北京：中国协和医科大学出版社，2016.